これは、主に整体の中にある事のお話です。二〇一三年十一月、整体指導者・川崎智子から鶴崎いづみへ、整体の本を一緒につくらないかと呼びかけがありました。そこから三年間、本をつくる事を目標に、毎月第二日曜日に冊子を発行して来ました。この本は、その三年分を再編集してまとめたものです。

整体対話読本　ある

話し手　川﨑智子（と整体）
聞き手　鶴崎いづみ（観察と編集）

はじめに

整体のことを綴る、その先にいつか本をつくりたい、と思うようになったのは、私自身が本を通してすでにいない人々の言葉を聞くことで助けられたからです。今は出会えなくとも、会いたい人には必ず会えるものです。その形はどのようなものかわかりません。

私は、現在に私を呼んだ、未だ出会えていないある人、（それとも人以外？）を探しているのです。

そのような背景なので、三年間の経過の末の出来事としての創造されうる本は、事実であったり、そうでなかったり、物語であったりそうでなかったり、本当であったりそうでなかったり、ゆきつもどりつ生きてゆく、そのもののことを記してあるだけかもしれません。

それでもこれを出会いの機会として、
少しでも元気に過ごして頂ける時間が皆さんに訪れましたら幸いです。

二〇一四年四月十九日　穀雨の前に　川﨑智子

もくじ

人

虚

仕事

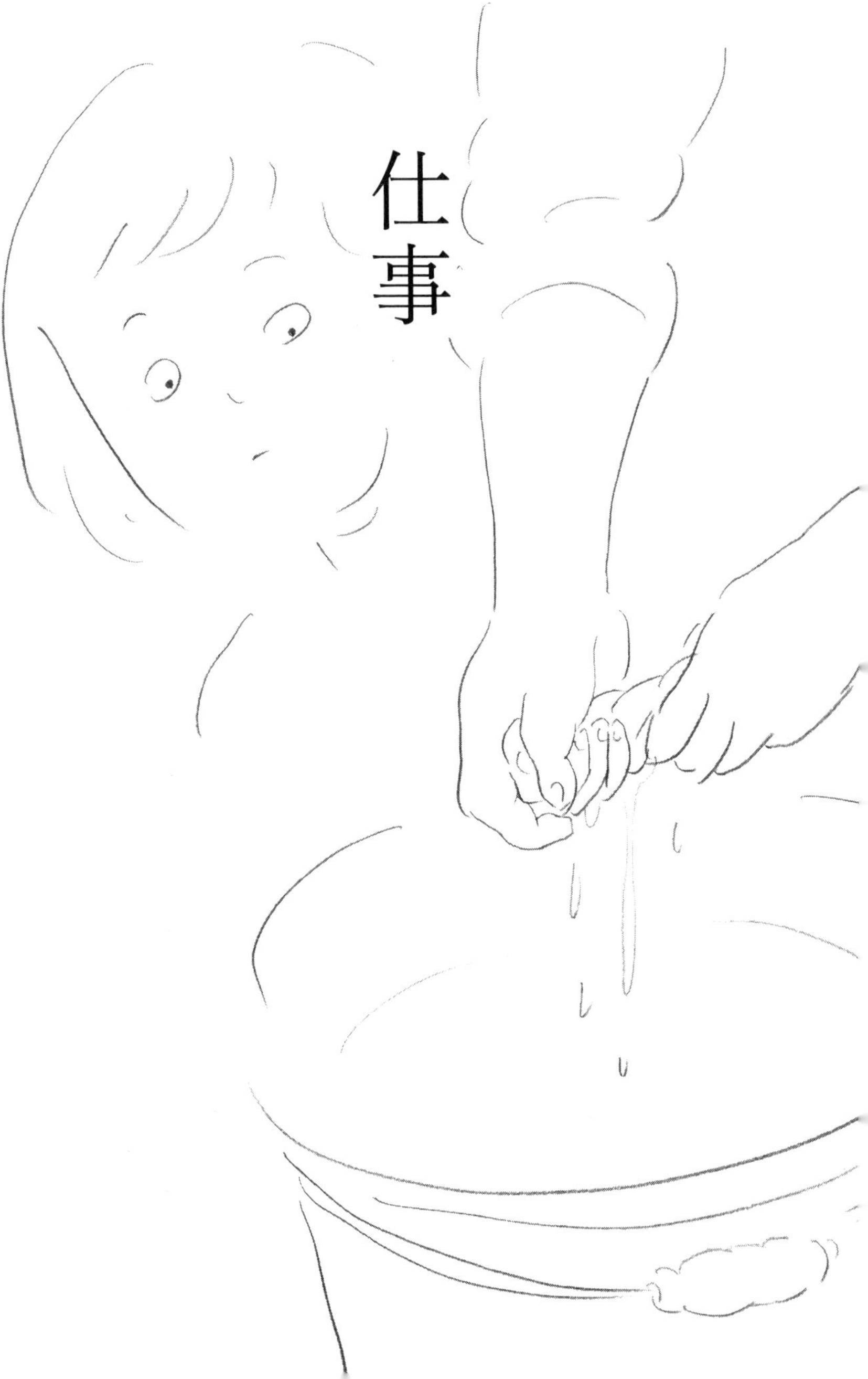

働かない人

2014・4

川崎　「ある」って、例えば哲学っていう世界があるじゃないですか。そうすると、ある事をみるのに、ない事もみるっていう見方があるから、私にとっては「ある」って状態の事かなと思うんですよね。「整体である」っていう言い方があって、それは、あなたそれ整体である状態ですね、整体ですね、っていう言い方なんですけど。

鶴崎　はあ

川崎　「整体」っていう言葉だと、整った体っていう、名詞なんですよ。だけどそうじゃなくて、野口整体といわれる世界では、君それは整体だね、不整体だねっていう言い方をします。整体である状態と、不・整体、整体でない状態。整っている状態と、そうでない状態。整体だねというのは、あなたは生きてる人ですね、体を生かしきれてる人ですね、という事です。それに対して不整体っていうのは、不という状態は不明とか、あらず、そうでないっていう事だから、生きてる状態ではないという事。つまり、「ある」という事の中には生きてるという事があると思うんですよね。生きてる状態が機能している状態。生きてる状態が機能していない状態に、いろんな問題があるという事かなあ。

鶴崎　整体・不整体で言えば、ですよね？

川崎　そうです。例えば、働かない人がたくさんいますよね。私の事を言うと、この年齢になっ

ある

整体である

野口整体
野口整体とは野口晴哉により提唱された整体法。活元運動、愉気法、体癖論から構成される。

働かない人

て、働くというのがとても大事だと実感してます。働けるならたくさん働いて欲しい。みんな働きたがらないんですね。働くっていうのは「人が動く」って書きますけれども、目的を考えてしまうから働く事が億劫になることが多いんです。だけどそれを運動と考えて働いて頂ければなあと思うんですね。「働かなければ食べられない」っていうのは、自然であると私は思います。動物がみんなそうなので。そうしないと飢えてしまうから。働きかけとしてどんな形であれ働く、自分の体を使って働いた上で食べて行く事ですね。これをしっかりとおこなえる体力を持つ事です。それがどうしても人間は社会的な生き物なので、お父さんお母さんが働いてくれる、食べて行けるとなると、なかなか子供が大人になっても働かないなんていう事は今ではいくらでもあるので。実家にいて、三十になっても四十になっても家から出ない人はいくらでもいますから、

鶴崎　パチンコで食べてるという話をよく聞きます。

川崎　一人暮らしで食べてるならパチンコで食べてると言いますけど、実家にいてパチンコで食べてるのは食べてるとは言いません。食べさせて貰っていて、遊んでいてある程度お金が入るだけですから、働くとは言わないんです。

鶴崎　遊んでますね。でも飽きないのかなって思いますけどね。

運動として働こう

川崎　飽きないから遊んでいられるんでしょうね。そうではなくて、運動として働こうと。ここにひとつ問題があって、働きたくないと考えてる人が多いって事だから。じゃあなぜ働きたくないんだろうっていう事ですよね。鶴崎さんもたぶん働きたくないと思っていると思うんですけど、

鶴崎　そんな事ないですね、たぶん。

川崎　そんな事ないですか？　じゃあそうなると、働く事が嫌なのか、何が嫌なのかの問題だから

ね。でも働きたくない人いるからね。お金があるんだったら働かないという人いますから。実際に働かなくてもいいお家に生まれているとか、年金で生活してても働く事はないじゃないですか。

鶴崎　いいなあと思ったりもしますけど、でもなんか、ボケそうです。家にいると体も鈍るし、頭もぼんやりして来るし、飽きるし、なんか、何もする事がなくて、散歩ぐらいしようと思って散歩してるとおじいさんとか散歩してて、気持ちわかる～、ボケるよね、って思います。

川﨑　（笑）たまにこの前の大雪みたいな事があると、みんなキラキラするんですよね、やる事があるから。しかも体動かして、目の前の雪が減って行くでしょ。大変ながらも汗かいて生き生きとしてるんです。だから、お金じゃないんですよね、働くって。

鶴崎　ただ頭が先行するんですよ、自分はこういう仕事したいのに、違う事をやってるっていうところで、精神的ジレンマみたいなのを感じたりして。

川﨑　そこですねー。じゃあ、こういう仕事がしたいっていう事と、働くっていう事が直結してるところがあるっていう事だから。だけどさっき言ったみたいに働くのが運動であるとするならば、仕事自体も、もっと見直さないといけないと思うんです。やりたい仕事は大事だけど、仕事は動作なんだから。

鶴崎　仕事は動作だっていう考え方があんまりないと思います。

川﨑　うん、そうでしょうね。だから働かないで済むようになんとかやりくりしようと思ったりして、その発想はどうしても運動機能を制限してるんですね。わかる気はするんです。私自身もそれまで自分が働くのを働かされてると思っていたから。どこかにお勤めするとそういう意識になっちゃうんですよね。なぜなら会社がそれを求めて来るからです。要は雇う側の人への扱い方

仕事は動作

をこう感じるとね、これぐらい働いて貰わないと困るとか、そんな風に圧力をかけて来ますから。そういう所で、自分が働いてるんじゃなくて働かされてる意識が強いと、働くこと自体に意欲が湧かなくなる訳ですね。いや、それはそうじゃなくて自分が働いて一時間八百円だか九百円だかを頂いてるんだという風な方向で、ものが考えられるようになれればいいんですよね。

鶴崎　うーん。

川崎　そもそも私がそうだったんですけど、自分のやりたい事のためには時間がいるって考えてたんです。絵を描きながらアルバイトしてた時にね、まず働く時間を減らそうと思っちゃう。それまでは週六フルで働いてたんです。ウェイトレスの仕事を朝八時から夕方の五時六時ぐらいまで。まだ十九から二十歳ぐらいの時ですね。そうすると週六だから夜しか絵が描けないし、日曜日しか描けないから、それで出来ないんだと思ってたんだよね。で、他のバイトに変えたんです。今度は一日減らして週五で、週二日休みがあると。ところがそのバイトの方もなかなか忙しくなって来て、ほんとは九時から夕方五時六時ぐらいまでの仕事だったんだけど、デパートで働いてたので、七時とか七時半ぐらいまでになって来て、一人だと一人でしょ、みたいな感じでまた働くから。働いたらお金が貰えると思うから、最終的には朝九時から夜八時九時まで働くようになって、一生懸命になっちゃって、絵が描けなくなって来て、もう仕事が面白くなって来て、

鶴崎　はー

川崎　いい事はいい事なんですよ。だけど自分が何やってるかわかんなくなって来るんですね。これはいけないと、それでまた考えて週四に減らしたんです。二日働いて一日休んで絵を描いて、また二日行って、まあ生活や食べ物は何とかすればいいだろうと……。うまくいかないんですよ。

つまり時間があるから絵が描けるとか、時間があるから自分のやりたい事が出来るかと言ったら、時間は仕事においては関係がないんですね、いま考えると。その事に気づくまでとても時間がかかりました。やりたい事をやりきれてるかどうかの方が問題で、それに集中できてるかどうか。その時はそういうものを見つけられてなかったんですね。絵を描く事が楽しければ、別に仕事が週六だろうが出来てたはずなんですね。それで言うと、アルバイトが面白ければ絵も面白く描けてたはずなんです。だけど、それがわからなかった。今はわかりますけれど、その年代はわからない。今度は結婚して、自分以外の方のお食事をつくったり、あとは、ここからは主婦の人が多く抱えている悩みなんですけど、自分の時間がないって言うんですよ。誰かの世話をしていて、朝ご飯、夜ご飯、子供とかご主人とかのために料理つくったり、家事をしたりする事が大変だと。自分の時間ていうのは後回しになると悩んでる人はとっても多いんです。だけど本来は、そのこと自体もお給料な訳ですよね。つまりご主人が働きに出てお給料を得ている訳だけれど、半分は奥さんがそういう協力をしているから出来る。でもなぜか専業主婦っていう職種は社会的には認められていないんです。評価がない。昔はそんな事なかったんだけどね。子供を立派に育て上げるっていうのは専業主婦のプライドでもあったんですけど、今はそういうのはちょっと薄れてしまいましたので、全部がめんどくさいって言う人が多いんですね。家事がめんどくさいし子育てがめんどくさいし、自分のやりたい事じゃないからって言うんですけど、でも一人の人が生きて行くためには働かなきゃなんなくて、それをご主人が働いてくれてるという事、ここの意識が希薄になっちゃう。やりたい事が一番だっていう発想もおかしいなって疑わなきゃいけないんですね。

鶴崎　うーん。

やりたい事をやりきれてるかどうかの方が問題

川﨑　で、専業主婦になったっていう事もやりたい事のはずなんです。子供をつくって産んでる事もやりたい事なんですけど、なぜかそういう発想になってしまう。自分の時間がないとか言い出しちゃうのがわからないなあと。

鶴崎　気持ちはすごくわかる気がするんですけど、その発想はどこからやって来るんだろうなあと。

川﨑　やっぱりね、自己犠牲的に考えちゃうんですね。あと、申し訳ないとかね。

鶴崎　申し訳ない？

川﨑　うん、つまり私はお金を生み出すような仕事をしてないと勘違いしちゃうんです。そんな事ないんですよ、人間を育てるっていうのはもの凄い事してるんです。次の世代の人を育ててる訳だから、凄い事なんだけど、そういう事にあまり自信がないという事ですね。

鶴崎　それはあれですかね、教育とか、社会的な風潮とか。

川﨑　そうです。ほとんどがそういう思い込みが多いです。

鶴崎　うんうん。

川﨑　女の人たちがおこなってる仕事は本当に大変な事なのに、当たり前のように思われてるって事ですね。実際はその、子供の時にどう躾けられたかっていうのが、大人になって社会的な生き物になった時にとても重要であるんだけど、そういう所がとても単純に思われていて、大切にされなかった子供が大人になってどうなるかっていう所まで行って、今は大人になりたくない子供ばかりの社会ですから。大人になる事はかっこ良かったり素晴しかったりっていう事を実感できているならば、こういう事はないんだろうけれど。なので自分で動きたがらない人がとても多いんです。全て言い訳が先行してしまう事が多い。自分が働くより働いて貰いたい人が多い。そうなっちゃいますね。でも、何かを見つけてる人はどんどん働くし忙しいんですよ。働いてない人は働く人に対してすごく妬みが出て来ます。これもとても問題があって、働いてない人ほど働いてないっていう自分の中の欲求に気がつかないので、働いてる人に対して憧れだったり羨ましさもとってもあるんですけど、それだけならいいんですね。邪魔します。これがいろんな問題を引き起こしてるので。しかも邪魔をしてる意識がないんですね。

邪魔します

鶴崎　最近思うんですけど、例えば自分が実現したい事があったとして、けっこう動かし出すまでが大変な感じがします。なんか動き出すと動くものなんじゃないかなあと思うんですけど、その運動を起こす、みたいな部分が。

川崎　そうですね。実際私もそこまで気づくのに体も二回ぐらい壊しましたし、頭も二回ぐらい壊しましたから。

鶴崎　頭を壊すってどういう事ですか？

川崎　鬱みたいになって動けなくなったんですね。だから、やり方が間違っていてつまずいてる事に気がつかないんです。それでどうしようもないから自分を壊すっていうやり方が出て来る。半年ぐらい動けなくて寝てましたね。一緒にいた方にはとても迷惑をかけたんですけど、でも一緒にいた方も動けない方だったので。自分では動けない人間だと、他の人が動いてるっていうのを見るとそれに対してとても特殊な感覚が湧くんですね。邪魔するんです（笑）だからこれは夫婦でもそういう事があるし、家族でもそういう事があります。

鶴崎　はー。

川崎　整体ではあくまでも気が問題なので、気がよく動いてるものに対してその気を奪いたくなるというのが、気が弱くなっていたり気が停滞してる人の特徴なんです。その事に本人も気がつかない。自分は正しい事をしている、間違った事はしていないという事が起こるので。理屈が勝つ人達は行動力が弱いんですね、頭が勝つ人達です。整体だと気がどこにあるかというのがとても重要なので、上半身に気が集まる人達は、やはり行動力が弱いです。で、下半身に気が集まる人達は、行動力はあるんだけど頭が働かない事が多いです。どっちがよく働くかによってどっちかの力がわからなくて、その力を奪おうとしちゃうんですね。だから今の時代は頭が働く人が多くて、行動力がある人に対してとても否定的だったり批判的だったりする人が多いです。だけど行動力がある人達もちゃんと言語を持たないといけないんですね。なぜそう行動したのか、そういう人達に言えるようにならないと。行動力が欠如していてもなんとかなるのが頭のほうに気を集める人達の特徴で、自分が動かない分、人を動かすのがとても上手な人が多いんです。つまり、おじいちゃんおばあちゃん達なんですね。年齢関係なくみんなおじいちゃんおばあちゃんになっています。人に動いて貰う事ばかり、して貰う事ばっかり考える。で、してくれないって言うんですね。何々をやって貰えない、その発想自体が働かない事と繋がってるので。体を動かすっていう事は頭も働かせるっていう事だから、その中に、して貰う事よりは自分が動く事、自分が動かそうとしている事、動けない自覚を持つ事、もうちょっと言うと自分が働いてない自覚を持つ事。あと働きたくないのか、そうじゃない問題で働こうとしてないのかをちゃんと見極める事です。ほんとに働きたくない人達もいるので(笑)

鶴崎　はあー

上半身に気が集まる人達と、下半身に気が集まる人達

川崎　うん、働くこと自体、嫌ーっていう人いるから、そういう人達からは離れる事です。ほんとに働きたくないっていう人達は、周りに人がいるとやっぱりその人達の邪魔をするようになって来るので、ほっとかないと駄目なんです。ひとりぼっちにさせてあげないと、自分で動かないと何も変わらない事を自覚して貰わないと。なんか可哀想だと思って手を出してしまう人が多いんですけど、ひきこもりの人とか、みんなほら、ご飯差し入れたりするでしょ。それで生き延びちゃうから。ひとりぼっちにして、ご飯もあげないで、そうしてあげないといけないんですよ、ほんとは。それがその人が生き延びるためには必要な優しさだと思います。可哀想だって思われるのが一番気の毒です。可哀想っていうのはこちらの気持ちであって、その人が自立するかどうかとは関係がない事なので。でも今は子供を育てるのにしても、動物もそうですけど、甘やかして育てられる人、甘やかして育てる人が多いので、愛情とは別のものでね、育てられてますから。そこもちょっとね、自発性というものが欠如しちゃうっていうところがあるのかなと。

鶴崎　うんー

川崎　やりたい事に対して自分の体が動くまでにどうして時間がかかるかって言うと、本当に困らないとそれが動かないからだと思うんですね。それは野口整体を始めた野口さんも言っていて、いくら周りで騒いでも、やはり自分で自分のうんちをしなきゃならない。周りの人がトイレに行ってくれる訳じゃないので、自分で苦労しなきゃなんない。自分の実感からでしか動けないというのが体の事なんですね。で、やっぱりそれがいつなのかはその人にしかわからないから、困ったり失敗しないとわからないかもしれないし、普段では見られない自分の状態、整体では咄嗟というのがとても重要だと考えます。咄嗟にその人がどうするかでわかっちゃう。大人になると、な

ほっとく

自分で自分のうんちをしなきゃならない

咄嗟に出る

んだかんだでその人自身を隠す事が出来るのでその人らしさが見えて来ないんですけど、咄嗟に出るから。で、咄嗟に、困った時にどう行動するかっていう事からその人の行動力がわかります。私自身はそうやって体を壊した時にわかりましたね。なんか間違ってたんだなって（笑）思い込みだけだったんだなとか、頑張り過ぎてただけだとか我慢し過ぎてたんだなとかね。あとは我慢してる事に気づかない人もいるんですよ。自分の事は自分一人ではわからない事もあるので、自分から他の人に働きかけるって事をしないといけないかな、とも思います。

鶴崎　はあ。

働ける体

川崎　働くっていう事はお金も関係あるけれど、お金が関係ある以前に働けるようになるかっていう問題なので、働きたいうんぬんより働ける体があるかっていう事だと思いますね。

認める、褒めると叱る

2014・5

川崎　で、鶴崎さんの中の「ある」っていうのは?

鶴崎　なんとなく思うのは、対象をきちんと捉えないとうまく触《さわ》れないというか、働きかけもきちんと出来ないと思うんですよ。対象がどういうものであるのかまず認めるのが大事だなあと。だから私は認めるという事をして行きたいというのがあって、それと同時に、批判的で認めない態度とか、決めつけるみたいな態度が気になるっていうのもあります。

認める

川崎　認めるっていう事は、昨日も他の方とお話してたんですけど、その時は子供さんの教育の話で褒めるとか叱るとかの話をしてて、そういう褒め方の本とか叱り方の本とかがたくさん出てるんですって。で、日本だと注意する事とか、駄目よっていう事は言うけど、褒めるっていう事をなかなかしないから、子供を褒めていきましょうみたいな話をしてたんですけど、褒めるっていう事は、すごくその、難しいんですよね。先ほど言ってた認めるっていう事の方が大事だとは思うんだけど、そこの中でも、動作に対して注意を集めるっていうのが整体の中の認め方なんですね。ですから認知させるっていう意味で、その行為を、そういう事をやっているねって言語化する事によって所定の所にその動作を置くっていう言い方でいいのかなあ。例えばある子供がティッシュで遊んでいると。箱からこう出して。一般的には大人は、ティッシュの箱から紙を出しているっていう認識であるから子供を叱る訳じゃないですか。何やってるのあんたティッシュいっぱい

動作に対して
注意を集める

出してって。子供はある所から紙が出ててそれを引っ張ると抜けるっていうのが面白くて、そしてまた次も出せる、次も出せる、これが連続して起こる事が楽しいからやっていて、ティッシュの概念もないし、使う物である事も知らない訳ですね、動作に集中してる訳だから。その場合は叱るっていう必要はない訳です、実は。好奇心があっておこなっている事の運動はとても重要だったりします。その動作自体の中に集中する力があれば。それが運動であって、特に子供の場合はその運動を促してあげないと、体が大きくならないんですよ。

鶴崎　ふーん。

川崎　頭の発達も。だから子供にとっての遊びっていうのは全部ちゃんと充足させて終わらせてあげないといけないんです。悪戯《いたずら》と言われるのは大人達が見ての悪戯なので、子供にとっては悪戯ではない場合が多いですから、そうするとどうやってそれを促してあげるか。シュッとなると楽しいねって、そう言葉をかけてみると。まだ言葉がわからない年齢かもしれないけれど、手でティッシュをひゅって引っ張ってる時に合わせて、シュッて言ってあげる訳です。あ、取れたね、と、動作を一個ずつ認知して行くように後づけして、確認させてあげるという事です。あ、こうやってる事を認めてくれたんだな、と思うと、それで終わる場合が多いんですね、その動作を。

鶴崎　へえ

川崎　ですからある程度充足させて集中させている時には声をかけない事。それが終わりかけたのを観察して、楽しかったね、って言う事。この動作は認められますよ、ティッシュを引き抜く面白さがありますね、という事を認めた上で、そういう遊びを他に移し替えてあげる事です。それに類するような他の運動で、例えば引っ張るような動作が彼女、彼にとって重要であれば、

充足させて終わらせてあげる

移し替えてあげる

ちょっと物をつまんで貰って引っ張り合いっこをして遊ぶ行為にかえてあげる事。こういう風に運動の一個の動作を認めて、それがそういうものだよ、遊びだよ、という認知が相手に伝わると、ここでやはり気がそがれて他の物にちゃんと移って行くんですね。それが発育発達には大事で、欲求があったらそれを充足させて確実に終わらせる必要があるんです。多くはそれを途中でやめさせるもんだから、その後ひどく体の中に残ってもっとよけいにやりたくなっちゃう。とっ散らかる事になっちゃうので。これをマメにマメにどれだけその子と付き合ってあげられるかっていうのが愛情の問題なんですね。それを早くにやってしまうというのもまたひとつあって、より幼い時に充足させて、どんどんどんどん満足感があると、子供は自分達がやっている事は全てある程度社会に認められていく運動だっていう風に認識します。それは甘やかされるっていう事じゃなくて、自分達はここで生きていけるっていう認識を持って大人になっていくんですね。イコール社会を肯定的にみて育つ人になります。だけど小さい時に否定から入ると世界は否定的な世界になるんですよ。これは一生残るので、なかなかこの感覚を大人になってから拭い去るのは本当に大変です。それを丹念にみて行って、自分が世界を肯定的にみてた時代までずっとずっと丹念に体の中から洗い出して行って、そこから始めなきゃいけない。

鶴崎　うーん。

川﨑　だからやはり褒めるというよりも認知して認めてあげるという事ですね。それが大事で、しかもそれは動作だという事です。一個一個の動作、これは莫大にあるっていう事ですね。そして人間はいっぱいある動作を引っつけてものを考えるようになるので、より複雑化しちゃうと。だけど基本は単純に一つの動作への興味と満足感で成り立っているという事ですね。ですから例

なんかいっぱいくっついてる

えば働くっていう事の中のやりたい事やりたくない事っていうのも、なんかいっぱいくっついてるんですよ。どっかにひとつ自分の不都合があるはずなんです。それが不都合じゃなくなれば全部繋がって働きかけとしてやれるようになる事が多いと思います。そのエラーを探すのもすごく大変なんだけど、多くはそのエラーも記憶から来ていて、自分の中に抑制がある場合はその抑制をちゃんと認識すればそのエラーがなくなる場合もある。でも多くの抑制は小さい時の親の抑制が大きいです、教育として。やっぱりそこは社会を肯定的にみて育って来ている子供なのか、否定的にみて育ってしまったかにもよるので。認めるっていうのはそれぐらい重要だっていう事ですね、その人の行動を認めるっていう事は。

鶴崎　はあ、図にしたいですね。追いつかない。

褒める

川崎　（笑）ですから褒めるっていうのもすごく難しいんですけど、こういう事を言えば褒められたと実感するかと言ったら言葉の問題じゃないんですね。どちらかというと間合いとか、タイミングで何か言えるかどうかの方が重要です。あとは、その人自身の特徴に対して褒めるっていう事はあまり効果がありません。先ほど言ったようなお子さんの発達発育の事での認知と関係があるので。その人の動作を認める事。その人の一部と関係する所から褒めて、認めて行く事。その人が何か意図的に選んだもの、特徴的なものを選んだ所をポイントにする事。そういうものがあなたの存在をちゃんと認知しているよという安心感に繋がるので、それによって関係性が緩んだりホッとしたり、その人自身が安心したりします。そういう効果を与えるのが褒めるという事。

叱る

それと同時に叱るっていうのがあるんですけど、これは相手を怒る事じゃないんですね。大体みんなお母さん達は怒るんですけど、怒るのは自分が怒りたくて怒ってるだけで子供とは関係がない。子供を叱るっていうのは子供のやっている事を叱らなきゃいけないので、これもまた難しいんですよ。している事は間違っていますよって注意喚起しなきゃいけない事であって、その子自身を否定する事じゃないんですね。その子がそこでやってる事は動作的には違いますよ、そういう事をしてもどうにもなりませんよ、っていう事もまた認めて貰わなきゃいけない。で、叱る事は一貫していないと通じないんですね。一貫するっていうのは、一定で同じに何度も繰り返し、これはこういう事ですよ、変わりませんよ、と伝え続ける事です。つまり冷静じゃないと叱れないって事です。だから叱るのももっと難しい。相手がぎゃあぎゃあわあわあ騒いでるのに聞いて貰わないとならないから。なので褒めるのも叱るのも、ほんとはもの凄く難しいんです。人間が人間を教育するとなると、褒めるのと叱るっていう事が出来ればいいけれども、イコール自分に対して褒めたり叱ったり出来るかっていう自分への問いでもあるんですね。だから自分に対して褒めたり叱る事が出来る人であれば、他の人に対しても褒めたり叱る事が出来ると思います。

鶴崎　イコール自分に対して出来るかっていうのは、どういう事ですか?

川崎　うん、ここはちょっと難しいんですけど、これは主体とか客体の問題があって、例えば人に優しくしましょうっていう表現があったとして、人にって言う時の「人」は誰かが誰かに対して人と呼んでいると。そういう関係性が相互的にあるという構造がまず出来ないとならない訳です。だけどこの他の人と自分っていう区別は、ちっちゃい時にはないんですよ。なぜそれがわかるかと言うと私自身の観察からなんですけれども、子供がちっちゃい時に自分以外の人を意識する、一番最初の人はお母さんとかお父さんですね。自分が遊びたいと思ったら同じ事を親にもさせたがるんです。お人形を抱っこしたら、お母さんにもお人形を抱っこするように言う。同じ事をして欲しい。これは自分とお母さんが同じものだっていう所から始まってるんです。それには安心がある。もっと言うと人と自分の区別はないと思ってもいいかもしれないんです。これはもう少し哲学的な話になってしまうんだけれど、でも気ではそういう感覚は、エネルギーとしてもね、感じ方としても、私にとってはとてもわかりやすいんです。私は私以外の人と私の区別はあまりしていなくて、私以外の人も私だと感じています。そうした上で、人に優しくしましょうと言う時の「人」は私を含んでますから、私もが優しくする対象な訳です。そう思って頂くと、人を認めると言った時にはまず自分を認める。で、相手も認めるという事が同時に感じられる事。認める事、褒める事、叱る事も同時ですから、自分を叱る事も人を叱る事も同じであるという事です。

人と自分の区別はないかもしれない

鶴崎　はあ

川崎　それがいつからか自分の事を私と呼ぶんですよと教えられて私になり、幼稚園ぐらいだったら自分のこと名前で呼んだりしますよね。自分をひとつ横に置いて名前で呼ぶっていうね、これはやはりまだ幼児性が抜けてないのと、人との区別がつきづらいっていう、共感を持ちたいという時にそういう使い方をする。あとはまあ思春期前ですね、十歳十一歳ぐらいからかな、女の子は自分を僕と言ったり、そういうのもひとつの表現です。自分ていうのを見直す時に客観的にするために、私っていう言葉以外を使おうとします。そういう表現によって自己は何かなって考える時期なんですね。なのでこれは発達とも関係があるという事。自己認知というのはどこかに自分をしっかりと置いて確認したい作業なんですよね。これは別に自分に対してだけじゃなくて物に対してもそうなんです。だからやはり子供さんなんかを観察してると、一歳半ぐらいになると色んなものに興味があるから触り出します。で、これなあに？って鉛筆ひとつ持ったとしてもお母さんに聞く訳です。ただ、なあに？って事まだわかりません。言葉はあんまり出ない。これがこう長いよ、っていう事を目でお母さんに言う訳ですね。それでお母さんがわかる人だったら、あ、そうね、それ長いのね。そうすると、あ、これは長いっていう事なのかと。そこに承認があった上で確認が出来る訳です。物に対しても確認をしている、と同時に確認してる自分も確認が出来る。そしてそれを認めてくれる親がいる。これがやはり学習っていう意味では大事で、まず一緒にやって、やらせて、一緒にそれをそうだねって言わないと、人は覚えないしあと学ぶ意欲がね、出ないよって事があります。だからものを覚えるっていう作業の中では認める事が第一にあるという事です。他者に認めて貰うという事。そこをしっかりと小さい時に経験していると、大きくなってからも、一番いいのは世界を肯定的にみる、認めるっていうこと自体を嫌がらないっていう事です。だけど批判をいっぱい受けるようなお子さん時代を過ごしちゃうと、まず否定から入るんですね。

鶴崎　うーん。それでひとつずっと気になっていた事があって、最初に戻るんですけど、認めないって事が気になっている自分も認めない事が大いにあって、それが気になるんです。

川﨑　うん、それはですね、認めないっていう事と認めるっていう事は全く違うからなんですよ。基本的に認めないっていう事は閉鎖性と関係あるんですけど、体で言うならば閉じてる状態があるんですね。閉じやすい人、パターン！って元々の建て付けからドアが閉まりやすい人達なんですよ。そういう人達っていうのは、受け入れません。まず受け入れないっていう姿勢から身の安全を守るんですね。だから認めないっていう事が気になるとするならば、その意見はどうかなとか、受け入れられないよっていうような指摘をする人がいるとして、なぜそんな言い方するんだ

閉じやすい人

ろうという所に自分の同じポイントがあるっていう事だから、

鶴崎　はい、それをいつも感じるんです。気になるなあと思いながら、気になるなあと思ってる自分が気になるんです。例えば人の仕事に対してあれは駄目だっていう話があったとして、その人がどれだけ一生懸命やってると思ってるんだろう、って思うんですけど、ただ私もそういう事を時々していると。っていうのがふっとよぎって気になるっていう事ですかね、なんか。

川﨑　それで言うならそこら辺は、苦労って事じゃないですか。それをやるにはどれだけたくさんの事があるか。だけどそれは駄目だっていう駄目出しは、そこしか見てないからだと思うんですね。仕事しか見てないっていう事は、そこしか見られないっていうような、それこそ閉じた視野の狭さがあるんですよ。で、これ自体は実はいい悪いはないっていう風にみてください。というのは閉じてる人達にとってそこしか見えないからこそ出来る事があるんですね。体の傾向で閉じてる人達の事をもうちょっと説明すると、集中し過ぎてしまうっていうのがあるんです。ポイントのみに目が行ってしまう。だから指摘してる訳じゃなくて、そこしか見えない人達なんですね。それ以外が見えない。そして常にそこだけを見てる人達なので距離感が近いという事です。何かそういう望遠鏡とかで気になる所一点だけをずっと見ているような視点があって、それがどうしようもないんですよ。動かせない、つまり俯瞰になれない。で、利点はどういう所かと言うと、こういう方々の特徴として奥行きが見えないから、例えばですね、そういう人に多い職業なんですけど、鳶の人とか、職人さんに多いんです。近距離のものは凄くよく見てしまう。だけどそういう奥行きとか高さの認識が薄いから、高いとこ平気。あと怖いとこ平気。見てないから。

鶴崎　ふーん！

集中し過ぎる

川崎　そういう特徴があります。それで平気なんですね。それで方向音痴だったりします、必要がないから。それによってその人は守られてるんです。それがちょっと俯瞰でものを見ようものなら、鳶の人なんか高い所まで行っちゃった人がサッとそういう現実を想像しちゃえたら怖くなります。でも、あーあの三階の樋が壊れてるなーと言ったらその樋だけを見るから、登る事を一切怖いと思わないんですね。これが能力なんですよ。ですからそれが今言った、誰かに対して気がついてしまう点が一点なので、そのこと自体の行為はいい訳です。だけど、鶴崎さんは要は見てない、見えてないって事にイラッとする訳です。

鶴崎　はい。

川崎　ていうのは、自分の中にも見えてない所があるんじゃないかなという不安があるからなんですね。見え過ぎてる人と見えてない人の差もあるんだけど、集中してる時っていうのは他の事が目に入らないんですね。指摘されない限りそれはわからないんだけど、本人としても何かおかしいなって思う事があるんです。あまりにもしっかり集中して見過ぎていて前後がわからなくなるって事ですね。自分の背後やサイドで何かが起きてても全くもう目に入らなくなっちゃってる。つまり、ポイントに集まり過ぎる事による色んな他の情報の遮断が起きているんです。この事に無意識的に不安になるんですよ。どこかポツンと自分だけ孤立したような感じが出て来ます。で、不安として感じる人もいますけど多くはそれに気づかない。とてもその集中が高い人っていうのは見えてないこと自体も意識してない人も多いので。もうちょっと具体的に言うと、例えば音楽が流れて来て色んな楽器が音の中に入ってるとして、ある音だけ気になるっていう人がいるんですね。どうしてもあのバイオリンの音が気になると。で、お店なんかに入って喫茶店に入ってもお茶がゆっくり飲めないんです、バイオリンの音だけが気になっちゃって。そうすると、食べたり飲んだりしても、味もわからなくなっちゃう。そういう状況が起きちゃう、集中し過ぎると。

鶴崎　あー、そういう状況はたまにあります。

川﨑　うん、もうありますっていう実感がある所から、そういう意味では集中し過ぎる所の相反する色んな欠落が起きるっていう事だから、そういう欠落に対してだと思うんですね。

鶴崎　自分の欠落を感じ取っていてそれを人に見た時に同じものが見えるから、気になる？

川﨑　そうですね。

鶴崎　その話とイコール自分に対して褒めたり叱ったり出来るかっていうのはなんだか繋がりそうですね。

川﨑　そういう事ですね。自分の事、褒めたり叱ったりしてますか？

鶴崎　うーん、たまに。

川﨑　(笑) 自分に対して駄目出ししてませんか？　駄目出しは全く効果がないですからね。

駄目出し

鶴崎　ああそうですか。もうちょっとこうしたら良くなるのに惜しいね、ってよく思います。

川﨑　(笑) それは駄目出しじゃなくて励ましですね。それぐらい難しいっていうのは、やった事がないっていう事なんです、褒めるも叱るも。それよりも一番多いのは批判です。ていうのは社会がそうだからなんですよね。自分達が人に対して批判的な社会に生きてるので、批判するのが当たり前になってしまっていて、評価するのが当たり前になってしまっていて、経済主義の中の国に生きてるので、価値でその人をみるっていう事。使えねえなとかね、人に対して使っちゃいますから。そんな優しくない世界に生きてます。だからやっぱりそういうものっていうのが自分

批判

達の考えとか価値基準の中に入ってってると思って、人をみる見方、イコール自分への見方をもう少し枠組みを変えてみないと。ほんとに自分の事を役立たずだと思っている人多いので、結果働くっていう事は役立たずが働くっていう事になるから、大した働きにならないよね。

鶴崎　はあー、全員が役立たずなんですか?

川崎　全員が役立たずですよ、ほんとに、役立たずだって発想する人にはね。ほんとに働いてる人はそんな発想しません。何か活かせないか、ここでどうにかならないかって常に考えてますから。物、人、何に対してもです。これがやはりほんとに今言えば働いてる人達とか、仕事をしてる人達の話ですね、今度は。

働く人

2014・6

働いている人達

川崎　実はそっちだけ見ていて欲しいんですけど、働いている人達、仕事をしている人達を見て頂いて、そういう人達の運動を観察して頂きたいと。そうしている間にその特徴がつかめて来れば、最初はそこから真似ればいいと思うんです。そういう方々の生き方とか働き方とか、素晴しいなと思える所を素直に。

上手な人を見る

鶴崎　上手な人を見るっていう事ですか？

川崎　そうです。上手な人から覚えていけばいいと思います。で、聞ける機会があったらそういう人に聞く、これも大事な事です。どうしてそういう風に出来るんですか？という事を、出来るだけ具体的に聞く事です。わからないから教えてくださいっていうのが一番乱暴な聞き方ですからね、勝手な。

鶴崎　それは教えて貰えなそうですね。

川崎　（笑）そうじゃなくてそういう事が出来るようになったのを自分は尊敬してると、自分もこういう風にやっていきたい、そこの中で、なぜそういう風に考えるようになったんですか？とか、どうしてそこはそういう風にものをみるんですか？とか、質問の仕方でわかっちゃいますから。で、きちんとそれが伝われば、相手も答えてくれます。でも質問の仕方が間違っていれば答えてくれません。だからやはりそこら辺も含めて、仕事をしている人、あと自分から見て働いてるなと思う人をとにかく観察してください。もういっぱいいますから。ハッと目に入る中でも、ああこのレジの人凄いなとか、このホテルのフロントの女性素晴しいなとかね。仕事において徹底してる人の動きっていうのは、やはり美しいんです。

鶴崎　やっぱりそうやって上手に動いてる人を見るっていうのが、なんだろう、自分の動きに繋がっていくというか、運動？

川崎　運動に繋がっていきます。だから、運動してないと思ったら運動してる人の動きを見るっていうのがまず一歩かもしれません。日本人はとっても真似するのが上手いので、真似していけばいいと思うんですよ。どんどんどんどん真似しているうちにわかって来る事があるから、真似をするとか、観察するという行為から始めれば。あと、見様見真似っていう言い方もいいと思うんですよね、様を見てるので。様っていうのが、様子の事です。様子を見ているだけでも覚えるんですよ、生き物って。ミーアキャットっていう、猫じゃないんですけど、鼠がいるんですよ。ミーアキャットは砂漠に生きていて、二本足で立ってぴょこぴょこしてるんです。ミーアキャットのお母さんはミーアキャットの子供に狩りを教えるんですけど、ミーアキャットの食べ物、何だか知ってます？

鶴崎　知らないです。

川崎　サソリです。サソリに刺されたら死んじゃいますよね。だけどサソリが食べ物なんですね。だからミーアキャットのお母さんは、子供の目の前でサソリを半分ぐらい弱らせてポイッと置くんですね。で、子供に戯れさせる所からやるんだけど、でも最後は仕留める所を見せるんですよ。つまり見せて覚えて貰うっていうのが重要で、見て覚えるくらいの能力がないといけないんです

見様見真似

ね。あともうひとつどなたかの言葉で有名なのがあって、やってみて、やらせてみて、褒めてやらねばっていう言葉があるんですけど、人は覚えないっていうね。やってみて見て貰う事、あとやらせてみて出来たねって褒める事。ここまでの動作だけである程度までは覚えられると。でもそこで認めるって事をしないと人間は覚えないっていう事があるので、考える以前に見て覚えられるかどうかが能力的な問題です。だからキャベツでも何でもいいんですけど、キャベツここで切ります。で、見せて、ハイやってくださいと、やって貰えばいいんです。見ただけじゃ出来ません、じゃなくて、見たのを元にやって貰うっていうのがまず一歩。

鶴崎　本能の問題っていう事ですか？

川崎　そうです。やっぱりそこら辺が大切で、一回見ただけでも人間覚えるので、実は。上手く出来るようになる事と別なんですよ。まず、パッと見て覚えられるかどうかっていう事。で、必ず真似をするっていうのが重要です。あとは見てしまうっていうのがあるんですよ。気になる動作をずうっと見てしまうっていう事。私はいまだに覚えてるのが、自分が出来なくて何でだろうってずうっと考えていた事があるんですけど、それは母親が雑巾を絞るっていう事だったんですね。私は左利きで、母親のを見ても雑巾をうまく絞れなかった。当たり前です、母親は右利きなので。どういう仕組みで絞れてるのかさっぱりわからなかったんです。

鶴崎　へえ〜

川崎　同じように母親から教わったって絞れないんです。絞ったのは逆になってほぐれるだけだからね。だからその時は自分は雑巾が絞れない人間だと思ってました。あとは包丁もね、母親が左利きの私に教えるのが怖くて教えて貰えなかったんです、母親が怖いという理由で。そうする

見てしまう

と見様見真似で覚えて、使って覚えるしかないですから、そしたら使えるようになりますからね。しかも使ってる包丁は両方をメンテナンスしたような洋風の両刃の包丁ならいいんですけど、右利き用に研いであるものだったら左利きでは使えないからね。だからそんな風な所もあって、見て覚えるっていうのはやはり大事な事ですね。となると、どういう動作に関心があるかっていうのもとても大きいと思います。普段の動作でどういう所に目が行っているのかとか、どういうものを見てしまうのかっていう事ですね。あとは自分がそれに惹かれるかどうかっていうのがポイントなので、好きか嫌いか以前に惹かれるかっていうのがとっても自分と関係があります。好き嫌い問題もいいんだけど、難しいんですよね、好きなものっていうのは嫌いになる可能性があるので。嫌いなものも好きになる可能性があるので。だから好き嫌いじゃなく惹かれるもの。自分がどうしても気になるものですね。これは意外と自分と関係があるものかもしれません。

鶴崎　うーん。

惹かれる

川崎　あとはね、働くという事で言えば、まずは自分が働きたい人間かどうかって事からです。働きたくない人間だったら、やっぱり働きたくないように生きて行かなくちゃいけない。でも自分が働きたくて、働く事で、なんかこう元気になっていくような人間であれば、働かなきゃいけないです、精一杯。そこからかな。私は自分は働きたくない人間だと思っていたんですけど、働きたい人間でした。

働きたい人間かどうか

鶴崎　私も働きたい人間だと思います。動いていると気持ちいいです。

川崎　そうですね、だからまずここがひとつ。

鶴崎　働きたくない人は働いてないと生き生きして来るんですか？

川崎　……いやあ。（笑）つまり働きたくないっていう風に抵抗している人達なので、その思い込みが外れれば違うかもしれないけど、基本それに気がつくためには自分で何とかするしかないっていう事があると思います。常に働きたくないので、自分が動きたくないぶん自分以外の人が動くように常に考えているので、まず自分がやりたいとか自分がやってしまう人達はそんな発想は湧かないんですけど、働きたくない人達はなんせそういう所で誰かにこうして貰おうとか、その時には自分はやらないでおこうとか、この時には何も言わないでおこうとか、とにかく自分の消費を嫌うので、つまりケチなんです。自己消費に対してケチな人達。そうすると世界が小さいんですね。運動の範囲も小さい。許容も小さい。その代わり間違いも少ないんですよ。だから意外と完璧主義な人ほど働きたくない人は多いです。

ケチ

鶴崎　うーん。

川崎　行き届きますから。見えてる範囲でしかものを言わないから。だから周りの人で正確にものが言えて理屈が立つ人で、失敗がない人がいたら、まずはあまり働きたくない人なんだなって私は思っちゃう。別にそれに対して批判的にはなりたくないですけど、失敗しないんですって言える人は、失敗自体もしない範囲でしか動いてないんで。

鶴崎　でもその人がこう、自分の中で充足できている間はなんかいい気がします。そこに飽きて来ると、自分が苦しくなって来るのかなと。

川崎　そうですね。それが何でかって言うとやっぱり自分が生きてるとキャパが変わって来るからだと思う。なのでやはりなんせ生きてたり動いてたりするとそこに変動が起きて来て、変化を求めるというのが体だから、この際、働きたくない人はもう置いときましょう（笑）

鶴崎　それは誰の事を言ってるんですか？

川崎　いやもう全部です。以前私は働きたくない人を勿体ぶってるという言い方をしてたんです。そんなに勿体ぶらないでくださいね、いえ私なんて、いえ僕なんてどうせこれぐらいの事しか出来ませんからって自分を低くみる見方っていうのは同時に自分を高く見積もってる、見積もって欲しいという事。つまり優越感も劣等感も一緒なんですけど、自分に対しての正当な見方が出来ない人達なので。だから働くっていう事の中にその関係がとっても強く出て来るんですよね。なのでまずは単純に働きたい欲求の中の運動だけをみていけばいいと思うんですよ。少なくとも整体はそうです。整体はこの働きたい前向きな人達、前向きという言い方も変ですけど、働く人達は意欲的なので、あと働きかけが色々と自分から出発していて元気な人が多いので、そうですね、元気な人が多いからかもしれないです。

鶴崎　ふーん。

川崎　働きたい人達は元気なんですよね。だからかもしれない。だから私はこれをこんなに強く言ってるのかもしれない。いま気がつきました。

鶴崎　働きたくない人を置いとくっていうのは、気を自分で前に向けるっていう流れが起きないとどうにも出来ないっていう事ですか？

川崎　そうですね。で、そういう人達をどうにかしたいっていう活動は、色んな人がやってくれてると思います。それでいいと思うんです。だけど私は整体の仕事は前向きな方々に活用して頂きたいな、と今は思ってます。以前はそうじゃなかったんです。何かそういう働きが必要であるな、っていう人のために整体はあるんだなと思ってたんです、本当は。だけど自分の経験からそ

働きたい人達は元気

うでなかった事に気がついたので。私は何とかしなきゃいけないと思った時に元気になったんですよ、自分自身で。だから、ああそうか、と。自発性を持った人にしか効果がないんです、整体。自発性を持たない人にとって整体はどういう効果があるか、今はわかりません。自発性を持って何かしたいっていう人にしか効果がないだけ。

鶴崎　何となくわかります。自分もひきこもってた時があって、あ、私は甘えてただけなんだって気づいて、外に出なきゃと思ったんですけど、たぶん自分で気づくみたいな所がないと駄目なんですよね。

川﨑　そうなんです。自分で気がついた人から動かなきゃならないんです、何でも。これが何か不思議なんですけど、自分で気がついた人が自分で動くと、周りも変わるんですよ。自分で気がついて自分で動かない人っていうのは、あんまりいないんですよね。自分で気がついちゃうと動かざるを得なくなる事が多くて、不思議だけど、そうやって動いてると、周りとか環境が全部変わってっちゃう。見てる景色も全部変わっちゃう。だから何とかしなきゃいけないなってふっと思った所から、ものが全部変わっちゃう。

鶴崎　自発の話ですか。

川﨑　自発の話ですね、どうして自発が起こるのか。自発と働きたいは関係がある。自発と働きたいも関係がある。自発と仕事をするは関係があると思います。自発と自分の仕事をするも関係があると思います。今はとにかくキラキラしている人達を見る事。キラキラした人達の中にその要素を見てください。そういう人達のためにお手伝いが出来る事が大事です。実はそうやっている人達は忙しいし、自分の時間がありませんから、そういう方々のお手伝いをするという事が何

自発性を持った人にしか整体は効果がない

自分で気づく

自発

かしら出来たら、もっと違う事が出来るんです。考えただけでも、ものは変わりますから。そうやって忙しく働いてる人達は、多くは自分を意識してない人が多いです。何かのために働いてて何かのために運動してるから、自分なんてって、あまり意識はしないんですね。だからって別に自分を忘れてる訳じゃないんです。自分の充足感はその働きの中にあるから、自分とその働いてる事の区別がないくらいに一体化してるって事なんです。これが整体だと陶酔っていう言い方をします。

陶酔

鶴崎　陶酔……

川崎　そう、自己陶酔していくと、もの凄く気持ちがいいんです。だから、働ききるともの凄く充足感がある。自分がやりきれてる事、これが大事なんですね。だからもっと働きたくなるんです。この時間を惜しんででも、もうちょっと時間つくってでも、これに資金がいるならバイトしようになる。そういう事ですね。やっぱりそうやって自分を使い尽くしてる人は、伸びていくし成長していくし元気だし、あと協力者がたくさん出て来ます。協力したくなっちゃう、そういう魅力を持ってる人です。いらっしゃいますか？ 周りにそういう人。

鶴崎　いますいます。

川崎　じゃあ、やはりそういう所に自分も関わって行く事だと思います。元気な人で忙しいようであれば、少しでもそこにね、お手伝い出来るようにしてみてください。そうすると自分もまたやりがいって何かわかって来ると思うので。私もやはり一生懸命頑張ってる人を見て励まされるので、もっと頑張ろうと。自分がやれること全然やれてないので、もっともっと頑張らないといけないなと本当に思いますから。

鶴崎　川崎さんはすごく働いてるイメージです。
川崎　いや〜、全然働いてないですね。全く働いてないですね。
鶴崎　全くですか？
川崎　そうですね、ぼーっとしてますから、だって。だからぼーっとしてる間は全く働いてないと思ってます。つまり働ききるって事が出来ないといけないなと思ってるんですよね。
鶴崎　ぼーっとしてるってどういう事ですか？
川崎　あのね、ぼーっとしてるんですよ（爆笑）何にも考えてないって事です。
鶴崎　それは時間があってぼーっとしてる訳じゃなくて？
川崎　時間もあります。これも良くないです。
鶴崎　絵を描いたりしないんですか？
川崎　その時間に絵を描いたりはしないですね。ぼーっとしてますね。
鶴崎　私、今日すごくぼーっとしてます。
川崎　そうですね、ぼーっとしてます。

自分で職業は決められない

2016・7

鶴崎　私は最近、水道検針のアルバイトを辞めたんですが、飽きやすいっていう自覚がありまして、でも飽きてるのを感じてるんだけど自分からなかなか動かない、じっとしてる癖もあるんですけど、じいっと二年間、水道検針を毎日毎日やった結果、もう、やーめたって（笑）何かそういう感じにようやくなれた感じがあって、飽きるって一見イメージ良くないですけど、自分にとっては結構大事な感覚かなあと思って、次の変化のきっかけになるから、肯定的にもみられるんじゃないかなって思いました。

飽きる

川崎　そうですね、飽きるって、私もそれこそあの、アルバイトたくさんして来たので。一緒にいた方はあんまり飽きない人だったんですね。ちょっとは我慢したらどうだとか、飽きない人間は言う訳です。でも自分は飽きた事がないんだから我慢も何もない。じゃあ何で飽きるのかって言ったら、その、いくつかタイプがあると思うんですよ。常に外に対して刺激を求めてるっていう状態が起きてる人、これがまずありますね。好奇心が旺盛であるっていう事は十分考えられます。だけれどここの中でも、探し続けてる人と、行って何かを求めてそれが充足すればそれで済む人がいて、子供で言うと、おもちゃで遊ぶっていうのが当り前のように思ってる人が多くてね、お母さんとかお父さんはこう、うちのおもちゃで遊ばない、とか言う訳です。だけど、もっともっと観察してみると、好奇心が強い子は何でもおもちゃにしてしまえるんですね。そこに何かその、

探し続けてる人

飽きるっていう事のヒントがあって、常に探し求めてる方は飽きてるんではなくて探してるんじゃないかなって思います。自分に適応するものを探し続けていると。そしたらこれは傍から見たらあれもやってこれもやってって思われても、本人としてはそのつもりがないかもしれない。つまりオーダーメイドっていう考え方があります、あと既製服っていう考え方があります。あるものでは満足できないっていう事ですね。一般的に供給されてるものでは満足できない。で、その、なぜかがわからないっていう事があるかもしれない。

鶴崎　うん、そんな気がして来ました。

川崎　こら（笑）それでもう一つの飽きるっていうのは、これだっていう期待がまずあるんですね。これにはこれぐらいのものを自分に与えて欲しい。つまり受け身で、それに満足しないっていう意味での飽きる。自分の中に条件みたいなものがあって、それに合う合わないで飽きちゃうって事があると思います。だからこれはまたちょっと違うもの。とするならば、ここで大事な言葉が出て来るんです。商い、つまり商売って事です。

鶴崎　はあ

川崎　商売の事、あきないって言うんですね。あきない、つまり、飽きなくさせるっていうのが商売なんですね。例えばおばちゃん達に多いんですけど、百円ショップとかでね、あ、このお弁当箱いい、でもこの薄さがちょっとね、とかね（笑）なんせとにかくあの、買い物に関してはみんなどんどんどんどん自分の要求を言って来ます。あるもので満足しないって事ですね。そしてそれに応えるっていうのが商売になってく訳です。一個で買うとこの値段だけど十個だったらこれぐらい安くなりますよ、どうですか。え〜でも五個も十個もいらないんだけど、だけどどうしよ

オーダーメイド

既製服

商い

うかな〜、ここで考えて、買うか買わないか決めると。これを供給する側が色々刺激して来る。で、商いっていうのは売り物って事ですね。もうずーっと常に新しい事を探してるし、あと色んな人に要求を聞きます。それによって回転させて動かしてる事なんですよね。動いてる状態が商いなんです。だから飽きてるっていうのはどういう状態でしょうか。

動いてる状態が商い

鶴崎　供給が追いついてない、か、自分から探してない。

川﨑　そうですね、つまり飽きるっていうのは、止まってる状態な訳です、ピタッとね。だから子供なんかは夏休みとか最初はいいんですけど、半ば後半ぐらいになって来ると飽きて来ちゃって、畳の上にただ、だらだらだらだらね、ごろごろしてる時間ていうのがあるんですよ。ご飯も食べちゃって暑いし外行きたくない。友達もどっか行っちゃってもう何にもする事がない。どっか連れてって貰うにもお金がかかるし親も連れてってくんないし、どうしようもない。もうこういう状態が本当に飽きちゃった状態。つまり、飽きるイコールつまらないって事です。で、つまらないって事が体においては停滞を起こす事なんだから、本来人間にとってはない方がいい訳ですよね。そう考えると飽きる事はどうしてもマイナスの方に囚われちゃいますが、飽きた時に初めて自分がどういう欲求があるかもわかる。最近で何か飽きちゃったって事があれば。

止まってる

鶴崎　いっぱいありますよ。家と職場の往復にも飽きたし、この作業を来年度以降もやるのかと思ったらぞっとしたし、ずっと同じ所に同じ事をやりながらいるっていうのは苦しい。だから家にも飽きて、死ぬ！って思いました。

川﨑　（笑）今の死ぬ！って言った所が実感があったね、凄くね。そうすると、商いは要望に常に応えるって事で商いとして成り立つ。だけど、今言ったようにルーティンてやつですね、繰り返

ルーティン

しに飽きちゃう訳です。同じって事、またか！って思う事ですね。だけど、よーくよーく考えると、今日は一日しかないんですね、毎日。だから同じ日ではないはずなんだけど、また、と考えてるのは人間だけですね。つまり、またって考えなければそれは同じにならないはずなんですけど、

鶴崎　それ難しいですね。

川崎　だけど、一生は一回きりでしょ？もう今日は二度と来ません。明日がやって来て、もう今日は昨日になっちゃいますから、そう思うと今日は今日一日だけなんだけれど、なぜかまた今日っていう風に考えてしまうこの頭の働きですね。ここに何か飽きるって事と関係ある運動があるんじゃないかと。それで、また、が大事な人もいるんですね。今日もこれがある。つまり飽きない人達の特徴としては同じである事によって安心がある訳です。同じがあると飽きちゃう人と、同じがある事によって安定する人がいると。また、と思う人ばかりじゃない訳だから。

鶴崎　またって思う人は、またって思ってるのに辞めなかったら、やっぱり生きてる事に飽きちゃうんじゃないですかね。

川崎　生きてる事に飽きるとは何ぞや、ですよね。確かに生きてるのはつまらないっていうような事を言っちゃう人もいますから。て事は、整体の中では自発性ってものがとっても大切なんですけど、飽きたと感じたら、飽きないようにするにはどうすればいいかを考える人になるって事ですね。だから、それを本当にひっくり返したいんだったら、とんでもなく自分の予測できない刺激を自分で与えられるかどうかっていう問題がありますね。で、意外とこれはみんなやっちゃっていて、一番わかりやすいものは何かっていうと、怪我とか病気です。変化を求めるっていうのが体の運動の中にはあります。じゃあ安心してる人達はどうかって言うと、元々不安定。体の運動

同じがあると飽きる人と同じがあると安定する人

が不安定な人は安定を求めます。まあ、具体的に言うと思考が散漫だったりとか、一つの事に集中できない人とかね。そういう人の場合はかえって同じ場所に行く事によって安心する。つまり常に不安定であるって事ですね。だけど、体がそういう経験則にすぐこうね、馴染みやすい人の場合は、体の方がちょっと変化を求めたくて、硬直から逃れたくて色んな事を起こす。病気、怪我、そういうものが一番その、びっくりする事ですから。あとは、同じこと繰り返してると死んじゃうんじゃないかとかね、そんな運動が起きて来ます。だからお勤めしてる所に嫌な人がいたとして、また今日もこの人とって思うのを、出来れば毎日知らない人として会う。記憶に逆らうって事をやれるかどうかなんですよ。本来生き物は変化し続けるものだから、適応として飽きないように出来てる。だけど、社会の中でやってくって意味での適応は、安定を求めて来ますね。

鶴崎　うん

川崎　つまらないとか飽きやすく出来てる訳です。一定の事を求められちゃう訳だからさ。九時から五時までとか、月曜日から金曜日までとか、同じ事を求めて来る訳です。つまり、それによって安定した何かを得るためだから、まあ、安定収入であったりとか、安定した労働供給だったりとか、需要だったりって事があります。つまり経済活動って、そういう規則性を求めるっていう事ですよね。で、それを求めてる人と、それに合わない人もいる訳で、これはもうあの、適応の問題。もしくはその環境の問題が大きくあると思う。日本だったら経済主義を取り入れてる国だから、商売でみんなやって行きましょう、お勤めして自分を安定供給のために捧げるっていうのが今まであったんです。毎日の生活は飽きる感じがあるけど、保証はある。九時五時を何十年か通うっていう約束をすると、会社から安定するっていう保証を貰えて、大きいお金が借りられる訳

体の運動が不安定な人は安定を求める

社会安定

経済活動

ですよ。それで家を建てたり車が買えたりします。ところが個人でそれをやろうとすると不安定な訳ですね。個人に対しては国からの保証はあまりありませんから、まあ生き延びてくださいっていう（笑）で、自分はどちらが向いてるのかなって事です。やはり安定がいいなあと思えば安定の方に行けばいいし、いやもう生きるか死ぬかわからないけどそっちの方が飽きないしいいと思えばそういう生き方をすればいい。それが選べるのがまあ今の日本だっていう事ですね。元々は農業とか林業とか漁業の国だったんだから、飢饉とかもあったし、あと、天候に左右されて生活してる人達の方が多かったはずなんですけど、今はもう経済主義の方で会社にお勤めする人達が主となってますね。それで難しいのは、自分の生まれた家が農家なのか、サラリーマンの家なのか、商いの家なのかによって、飽きる飽きないが違うんですよ。だからさっきの話に戻ると、自分の飽きやすさの元になってるのは、おうちの生計に関係してると思います。

自分の生まれた家

鶴崎　家が安定してると飽きやすくなるんですか？

川崎　そうですね。つまりもう決まってる訳です。死ぬまで安定収入があって、定年後は年金生活が待ってるっていうのを最初に決めちゃう。それが実は向いてるんですね。おうちとしては出来る。なぜ向いてるっていう言い方をするかと言うと、もうサラリーマンの世代が戦後からだから、六十年七十年ぐらい経って二世代ぐらいになってると、サラリーマンの子供もサラリーマンの体質が体に出来てるんですよ。だからそれが本当は向いてるはずなんですね。

サラリーマン

鶴崎　でも何で飽きやすくなるんですか？

川崎　それは、やはり子供っていうのは前の世代を乗り越えるからじゃないですかね。だからお父さんお母さん達の生活を見てつまらないって思う訳でしょうね。

鶴崎　でも向いてるなんて、大変ですね。

川崎　大変です。だから一方で例えば、旅回りで芸能を売るっていう職業があります。一定の場所にいないでずうっとこう、移動しながらお芝居したりして見て貰う。そういう所にもし自分が生まれたとしよう。お父さんお母さんについて回ってずうっと色んな国とか色んな町とかで生活するっていうのが子供の時の環境だとする。そうすると大体その子供は就職したいって言うんです。それでそういう勉強をして、いざ就職するんですよ。さあ大変。体がもう気持ちが悪くなって来る。じっとしていられない。ずうっとここにいるのかと思うと怖くなって来る。つまりちっちゃい時からお父さんお母さんの生計の関係でずうっと移動して育ってるから、どっかに定住するっていうこと自体が不自然な訳です。で、結果的にどうなるかって言ったら就職先辞めちゃって、ずっと転々とする仕事やるかもしれない。その方が向いてる訳です。つまり、その子供はその家庭通りの子供になる訳ですね。だから、飽きる飽きないっていう問題をちょっと社会的にみると、自分はどうかと。ただ好奇心だけで済む問題じゃないし、何に抵抗してるかっていうのも含めて、みる必要があるんです。飽きるって事ひとつでも、そんな所は隠れてますから。

鶴崎　何か今の話で言うと、私の場合、家が両親とも教師で、サラリーマンでじっとしてるのが向いてる体をしてるのに、反発して飽きっぽいから、フラフラしようとするんだけど、葛藤が生まれてる。何か常にこれでいいんだろうかって思ってるんですけど、親の教育が効いてて。安定して年金貰ってって、求められるので。

川崎　そうですね。つまり元々はそういう学校の先生とか、ある程度決まった仕事の方が体としては向いてるって事です。で、それに逆らってるつもりが、かえってそういう風な思考にもう一回舞い戻っちゃって、安定したくなって来る。あの、逆らって素直に育たないのが、だいたい子供の世代なんだから。だけど、体はやっぱり向いてるもんだから（笑）それを受け入れるかどうかなんですよね。体に無理がないっていうのはそういう意味ではそうです。ただ体が親の世代でそうあっても、今度、自分の体の指向が違ったり、もしくはお父さんお母さんに育てられなくておじいちゃんおばあちゃんに育てられた子とかになると、もっとそこは複雑になる訳です。これは本当に、最終的には自分がやりたいんだっていう職業は、ないよって言えちゃいます（笑）もうあの、あなたが選んでるのか、お父さんお母さんの影響が選ばせてるのか、おじいちゃんおばあちゃんの影響でそれをやってるのか、それぐらいのもんだよっていう事ですね。そういう事を考え始めるっていうのが大人になってからなんですよ。色々とその職業の事とか働く事とか働きたくないっていう事とかっていうのもずうっと今まで話を聞いて来て、そこが一番最初にあるなあって思いますね。何か、飽きるっていう話からね、内容が変わって来ちゃったけど。

鶴崎　私はいつでも母の声が、ふうって聞こえて来ます。

川崎　（笑）あの、そういう影響はもの凄く一生の中で強い訳だから、あなたのお母さんもまたそうやって育てられてる訳だから、

鶴崎　自分の時は選択肢がなかったって言ってましたけど。あと、子育て失敗したかなって言われます（笑）

川崎　いや選択肢を考えるようには育てられてないって事だけです。選択肢がないんじゃなくて、選択肢がないんだよって育てられてるんですね。それから子育ては成功する、失敗するっていうもうこの成果主義ですからね。これもやはりその時代だから。やったらやっただけ貰えるってい

母の声

う時代です。だから、もう私たちの親の世代、そういうこと平気で言います。失敗だ成功だって子供を育てる事に関して言う訳です。ところが、教育を意識して育ててる人達の子供は全然違うんですね。だから、環境適応で捉える方が良くて、その人が生き抜く方法として飽きる飽きないって考える方がわかりやすいと思うんですよ。じゃあ自分が飽きずに続けてる事があるかどうか。続けてる所から物事をみて行く方が大切な事なんじゃないかなあと思います。飽きやすいんですよって言っちゃうと、その事に対して考えないからね。だけどじゃあ飽きないで続けてる事は何だろうかってのはその人自身の運動だと思います。影響を受けてる事とか、そういう事じゃない事だと思うんですね。お父さんやお母さんとも関係ないし、経済主義とも関係ない、教育も関係ない事だと思うんです。

鶴崎　ふーん。

川崎　あと、すぐ仕事を辞めちゃうんですけど、どうすればいいですかって相談を受けた事があるんですね。それは、あなたは続かないんじゃないのって言われた結果かもしれないんだから、だったら、やってみて辞めてみてっていう運動を続ける方がいいですね。つまり色んな事をやるってこと自体に飽きて貫いたいですね。そしたらあの、何なら続くかなっていうのがまた出て来ますから。だからその方には、色んな仕事をしてみてくださいねって言います。色んな仕事をするっていう経験が出来ます。私は最初、絵を描きながら他の仕事で収入を得ようっていう発想だったから、仕事自体に対しての気持ちが薄かった。だからこれをやる、と決めたらそれをやってみて、駄目だったら辞める、で次はこれをやる、そっちの方が自分にとってはね、あの、駄目になるまでやる方が（笑）色々と勉強できたので、どんな仕事も面白いっていう印象だけは残って

飽きずに続けてる事

ます。じゃあ何で辞めたか。大体は人間関係で飽きちゃってましたね。人間関係に対して自分は耐性がなかった、って事になりますから、最終的にはそこが残った訳ですね。でもなぜか不思議と今その人間関係で仕事をしてますから（笑）あの、その数だけ必要だったのかなあと思います。自分が苦手だなあと思ってた事です。やだなあ〜と思って、色々と考えてた事が最終的に仕事になりましたから。どんな仕事も面白いです。つまり面白さは見つけようと思えば見つけて行けるものです。何もやってくれないなあって周りに環境依存してたらずっとつまらないまま。だけど、面白くしようと思えば面白くなって行くものだと思うんですけど。

鶴崎　うーん

川崎　先ほど言った、サラリーマンのお家とか、そういう事で言うならば、私の家は父方が元々は商売をしていたお家ですからサラリーマンではない。母も元は商売のお家の子供だから、どちらも商いっていう所から出てる人達ですね。なのに父はサラリーマンになったんです。とっても楽しそうにやってました。で、ボロボロになるまで働いて、会社から捨てられました。ですから（笑）向いてなかったんです。サラリーマンは一生懸命やるものじゃなくて、真面目にやる事です。これが本当に向いてる人には素晴しい職業だと思います。みんなで考えられるかとか、会社っていう単位でものがみられるかという事。これはサラリーマンに向いてる人には必要な感覚だから、それもやはり才能です。もう私の父は全くそういうのはない人で、やりたい事をやりたいだけやり尽くす人ですから。会社からしたら多分、危なっかしくて置いとけない。まあ時代が高度経済成長の頃だから、会社も働きたい人は働かせてくれた会社でしたけれど、ある所から協調していかなきゃいけないでしょ？　だからやっぱり向いてなかったんだと思うけどね（笑）まあ結果的には父はお家が自営だから自営が向いてたんでしょう。母の方も最終的には自分で店を持ちましたからやっぱり自営ですよね。で、私もやっぱり自営ですから(笑)それが体には合っていた、向いていたって事になりますね。どんなに特殊な仕事だと思われてても負担がないっていう事。例えばあの、アイドル歌手とかだって、大体お父さんがそういうテレビ会社の関係の人だったり、お母さんが女優さんだったりとかね、あるんですよね、素地としてはね。

負担がない

鶴崎　うちの祖父祖母は、父方は職人だし母方は農家で、両方とも自営業なんです。だから向いてるとは言え革命を起こした世代がある訳じゃないですか、逆の事やったり。

川﨑　(笑)そうですそうです。そうやってやはり兄弟がいてもみんな違うでしょ。こういう事が可能性なんだから、親はこうなって欲しいって育てて、素直にそう育つか、反対に行ったままの人もいれば反対から戻る人もあったり、それは色々です。だから学者の人だったら子供を学者に育てたいと思えば向いてる訳だから、そう育つ。職人も職人の子の方が向いてる訳だから、育つ人は育つ。みんなどこでも一緒、どんな職業でも一緒です。反抗しても反抗しなくても、なんですよ(笑)面白い。だから自分で職業は決められない。自分で決めてるつもりでいてもそうじゃないかもしれないし、自分で決められないと思っても決まって来るかもしれない。やっぱりそこもその人の必要性から生まれて続けて行ってる事が基礎になるとは思う。

可能性

鶴崎　丁度転職の時期にこういう話が出来て良かったです。なんか、奥深い話でしたね。

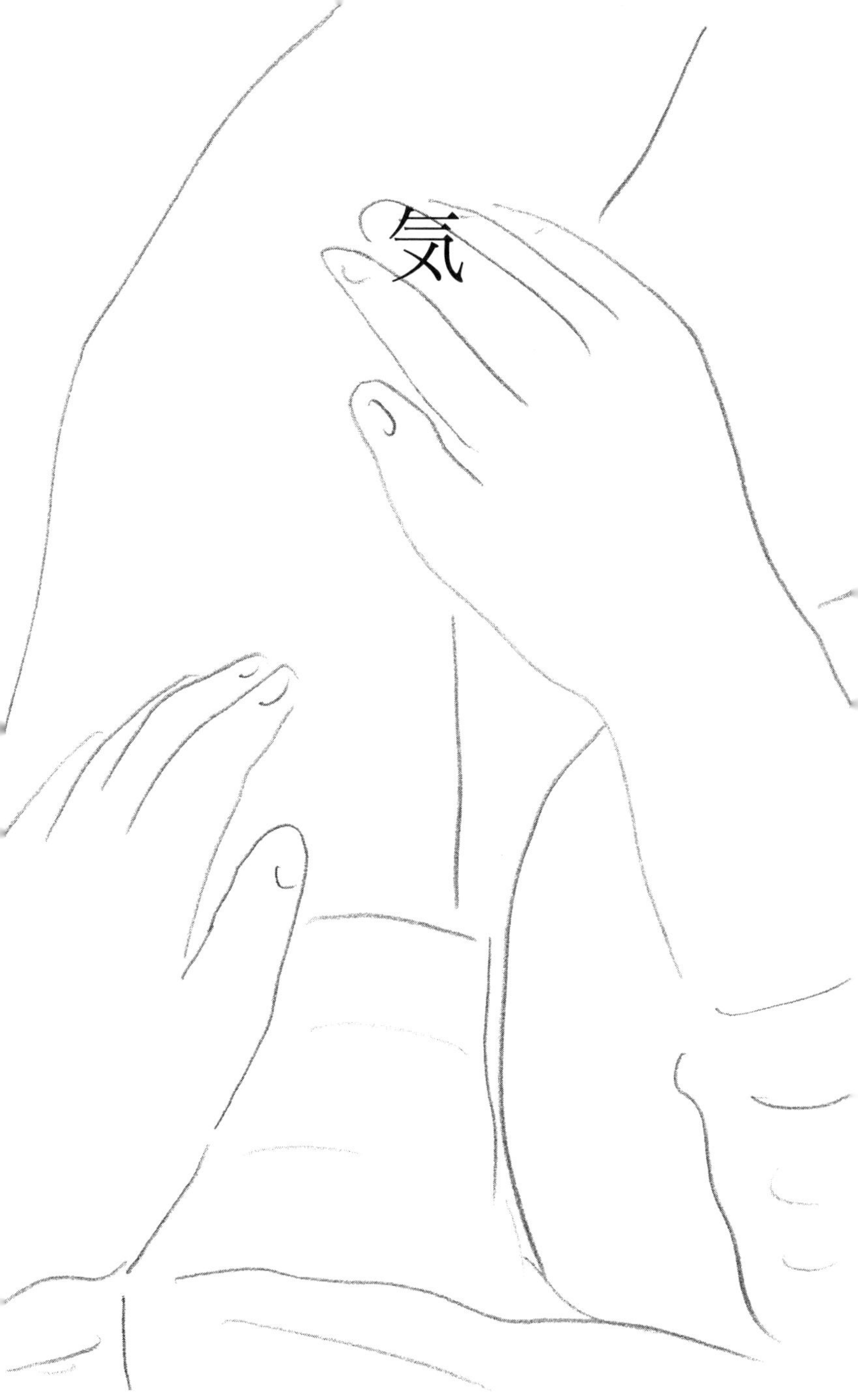
気

気を実感する

2014・12

鶴崎　ここへ向かう途中電車に乗っていて、そろそろ気の話を聞いてみたいなあと思いながら来ました。

川崎　そうですね、今日は気の話をしましょうか。あの、気の話というのは本当に難しくて、まず言語化させる作業までにとても時間を要するという事。あとは、それを共通認識の言葉にかえて行った上で理解して貰おうと思うと、もうちょっと時間を要するっていう所があって。だけど、まず自分がどこから勉強を始めたかと言ったらやっぱり気の方を学ぶ、気を独学するっていう所から整体を理解できるようになったと言ってもいいくらいですから、気が理解できないと、野口整体の中の方法論、全部ですね、心理指導も含めて、あと子育ての話も含めて全部、説明が出来ません、

鶴崎　うん。

川崎　とまで言えます。つまり気がわからないと、お勉強しても全然学べない事になっちゃうっていう事なんですね。だけど気に対して意識的になれれば、どんどんどん変わって来る。

鶴崎　理解が進みますよね。

川崎　そうですね。じゃあ気って何？っていう問いを出しちゃうと、これは哲学的な問いになっちゃって、気とは何か？っていう事になる。で、最初に哲学的に本質を問うっていうやり方をや

り始めると、古今東西の今までのそれに対しての概念ていうのを調べ上げる所から行くから、これは省きます。と言うのはそれはいくらでも調べて貰えば、Wikipedia に載ってるので（笑）いいと思うから。じゃあ私はどうやってそこの世界に入ったかと言うと、それまではその、本当に、自分の体を壊してあの、自分のバランスの悪さも自分では全然わからなかったし、それこそ三十ぐらいまでは本当にこういうお話をする、考えを言葉と一致させて伝えるなんて事はもう諦めてました、半分以上。まあ一緒にいる方にも伝わってたかどうかも不明なくらいで、それと同時に自分の中にずっとこう、不安みたいなものとか悩みとかずっと抱えた状態でそれこそ鬱状態になった事もあるし、情緒不安定になった事もあります。で、きっかけとしては冷えて、体が動かなくなって起き上がれなくなった日があって、これではいけないと。病院にも行った方がいいんだろうけど、病院はまず行きたくないから何か温める方法はないかと思って、鍼灸に行ったんですね。

鍼灸

鶴崎　鍼灸ってハリですよね？

川崎　そうです。初めてなのに鍼刺したっていうのもまあ自分でも結構勇気がいった事なんですけど、痛くなかったのね、そんなに。温かくなったんですよ。その時の感覚を思い出すと、温かくなったっていう事。それから、ぼうっとして眠くなった。これが鍼っていうものの効果なんだな、と思って、だけどあなたは冷えてるから、もう一回来てくださいもう一回来てくださいって、月に三回ぐらい行ってお金なくなっちゃって、これはちょっと貧乏だったので、通えないなあと。気持ちいいなっていう感覚だけだったんですよね。それで、ここではまだ気ってわからないんですよ。ほら鍼も一応気っていうものと関係があるってそのとき言われてる中のものですからね。そういう出入りがあるって言われてるツボって言われる所に鍼刺すんだから、刺激させてね。で、

温かくなった

病院行く前にと思って、マッサージは多分ね、そんなに、その時だけだろうと思ったから、整体を初めて、受けた事がなかったし、整体って知らなかったから、受けてみようと思って受けたんですね。そしたらまあそこがその、野口整体の系列でお勉強なさった方の、まあお弟子さん辺りの方だと思うんですけど。そしたら、体中の骨がバキバキバキバキ音がして、今まで受けた事がないような反応が体に出て来たと。まあ怖いよね、びっくりするよね。慌てて連絡をして、体中の骨が鳴るんですけどって言ったら、多分気の巡りが良くなって、今まで冷えてたからそれが緩んで来たんでしょう、って言われて、それだけだったんです、言われたのがね(笑)

鶴崎　はー

川﨑　謎が残った訳ですよ、すっごく体に(笑)鳴っている事はただそれだけっていう事ですから、どういう事だろう、と思って。そっからやっぱりあの、自分の体に起こった事だからこれはどういう事かな、そして気とは何だろうか、影響力って何だろうかって、初めて考えるようになって、実際その一回きりだったんですね、その方から、まあ整体は操法《そうほう》って言うんですけど、そういうのを受けたのは。ただその二、三日後に体の節々が痛くなったり色んな反応があった後は、ちょっと落ち着いて来た。だから、何か効果があったんだなという事だけはわかる。で、これをどうするかなんですよね。効果があったけどわからない事をどうして行こうかなあ、と思って。それであの、そこに連絡をして、そしたらそこでお手伝いを募集してますという風になぜかメールが入っていて、なぜかそれを見て、お手伝いさせてくださいってすぐ連絡をしたんです。まあその時パートもしていたけど、半分は体調がそんな事でやっぱり働けない状態だったので。その前に働きで言うとバーッと体使い過ぎて、プチッて電池切れたみたいに体動かなくなってたもん

体に謎が残った

操法

だから（笑）極端なんですね（笑）それまでがあの、スーパーの品出しで、一日の数が決まってて千個ぐらいガーッと出したりとか、むちゃくちゃな体の使い方をしてて、でも楽しかったんですよ、出したら出しただけ売れるとか、そういう経験が。だから、まさか電池切れるみたいに動かなくなるとは思ってないので、まあ若さみたいなものもあるんでしょうけど。そこで伺って、何を最初にやったかって言ったら、何も出来ないので、お手伝いって言っても受付みたいな事と、主な仕事が整体する先生の横で赤ちゃんを、まあお母さんの体をみる人だったから、産後の調整をする人だったから、赤ちゃんを抱っこして、ただ待つっていう（笑）

鶴崎　へー、面白そう。

川﨑　だけど赤ちゃんにとっては、お母さんから引き離されて、大変不機嫌な状態を常に起こす人としている訳ですよ。そしたらぎゃあと泣いたりプリプリ怒ったり、色々あって。で、それ以外にも来る方来る方の体をみるっていう、様子をみて、お手伝いをするっていう仕事だったんだけど、ある時、やっぱり子供さんに接するっていう事でも自分は子供がいないので、いけないなあと思って、三ヶ月ぐらいボランティアで保育園に行ったんですね。すみませんボランティアでお手伝いさせてくださいって言って、いいですよって受け入れてくれる所があったから。で、二時間か三時間お母さんと別れてからの子達を、一緒に遊んでご飯食べさせてお昼寝させる所までみるっていうのをやったんですけど、週に二、三回通ってね。で、ある時に高熱が出ちゃった女の子がいて、本当はそういう時って帰さなきゃいけないんですよ、お家にね。だけど迎えに来てくれるまでは時間がある。それでその子を、二歳の女の子だったけどワーッて泣き出してすんごい顔赤くなっちゃって高熱出ちゃって、で、ふっと抱っこしたんですよ。そしたら、もの凄くこっちも熱くなって来て、まあ熱出てるからと思ったんだけど、でも次にどうにかしなきゃと思ったんですね。その時に、パッと彼女の額に手を当てて、じっとしてたんです。何でかその方がいいと思って。そしたらワーッて泣いて、コテって寝ちゃったんですよ、手を置いたまま。そしたらこっちがスーッて軽くなって、自分も全然あの、熱くなくなって、

鶴崎　へえー

川﨑　で、彼女の熱も下がっちゃったんですね、ヒューッと。で、三十分ぐらい寝てから、熱が下がった。びっくりしたんですよ。なんじゃこりゃあと。

鶴崎　その熱はどこ行っちゃったんですか？

川﨑　出切ったんでしょうね、一回。ところがです、なぜかわかりませんが、そこに保育士さんがいるんだけど、これはこのままお家で一回早く寝かせた方がいいです、って私言っちゃったんです。

鶴崎　ほおー

川﨑　何の根拠もなく(笑)はい、多めに水分を摂らせて寝かせた方がいいですね。誰この人って自分に思いましたよ(笑)でも、言った方がいいと思って、言っちゃったんですね。そこから、わからないけどこうした方がいいものがあって、それは優先させるべきだっていう何かムクムクって出て来て、おかしいぞ、と思うんだけど、それが押さえ切れない。だからそのうちですね、まあそこでお手伝いしてた所でもいっぱい違和感が出て来た。これって全然根拠がないのに感じる事だったから、きっかけはそこで熱が下がっちゃった、つまり彼女の中の求める、お母さーんとか、寂しいとか、調子悪いっていうものに、私が応えた結果、相互作用が起きて、まあ今で言うと愉気《ゆき》っ

言っちゃった

愉気

て言うんですけど、気が通じ合った。それによってお互いに気がおさまったんです。その事にびっくりしちゃった。最初は体がバキバキいって気が通じた事にびっくりして、その次は自分がおこなっちゃった事にびっくりして、そこから野口整体の本を読むようになったんです。

鶴崎　うん。

川﨑　で、そこに書いてある事は、気ってわかりませんって書いてあったんですよ(笑)

鶴崎　はあー

川﨑　最初に。もう訳わかんなくていいから、手を当てなさいって書いてあった。せっせせっせと手を当ててるうちにわかるようになるからって書いてあったんです。で、その時に、それがスッと入ったんです。あ、なんだ、それだけでいいんだ。じゃ、手、当てとこう。それでただ手を当てるようになったんです。そうすると、当てたくなるんです、手を。つまり手を当ててる事をやりたくなるっていう事。もうこっからは止まりませんね。つまり、手を当てたくなる訳だから(笑)だからそこがまたあの、子供さんを見ている間に手を当てたくなる所が出て来る、自然にそういう抱き方になる、泣き方も注意してみてる、そういう風に気を集めるようになって来る。そうすると、赤ちゃんといっても、何人かみてるうちに、泣いてる理由が違う事がわかるようになったんですよ。なぜわかるかって言ったらそれもわからないけど。怒っている子、悲しんでいる子、お腹を空かしている子、あと甘えたくて泣く子、みんな泣いてるだけど、内容が違うし、子供にとっては言語だから、泣くっていうのが訴えなんですね。

鶴崎　うん。

川﨑　求める力が強い。大人と違って通じないから泣く事だけで表現しなきゃなんない。言語が

手を当てたくなる

泣いてる理由が違う

整体をおこなう事になってしまった

ないからこそわかりやすかったんです。それが私、まあ、後で考えたらちっちゃい時からそういう事はわかってたんですけど、それを言っても通じないだろうなって思ってたんですよね。ニコニコしてる人見てもね、あ、この人怒ってるんだなあとか、その表現の仕方と中のものが違っても中の事がわかってはいたけど、でもこれ他の人に言ってもきっと、それこそ通じないだろうなあって思ってた。だから、言語以前の感覚みたいなものに関しては感じていたし、理解していたけどこれは一人の問題で、しかも勝手な憶測で、妄想だろうとも思ってました。それは今も変わらないですよ。でも妄想でもいいから、なんせ自分からアプローチしたものが通じて通じ合えた事が結果として作用があった事に、ホッとした訳ですね。で、わかんなくていいよって言われちゃったもんだから、安心しちゃったんですね。これが整体との出会いと、整体をおこなう事になってしまった(笑)事なんです。だからもうこうなったら、考える前に感じた事をどんどんどんどん優先させて行こうと。じゃあ次にどうしたかって言うと、まあそこのお手伝いに行ってる間に、そこで講習会があるからどうですかと言われて、ただ私はそういうのは勉強するつもりはなく、まあそこでちょっとお子さんをみてる事だけで良かったんだけど、最初は。でも、受付の仕事以外にも相談の電話があったりするから、じゃあ少しくらいは知っておかないと相手の方にも失礼だなというのもあったし、まあ関心も出て来たから、そこの先生も受講料をね、ちょっと安くしてあげるって言ってくれたんで、じゃあ、って自分でお金を出して、講習受けます！で、そこでまたわからなくなったんですね。色々とそこで教えて貰う事と、感じる事と、変わって来て違っている。で、それ以外にも関心が出て来たので、ちょっとずつでも自分で興味ある所には行ってみようと思うようになった。で、そこの中で、色々とこういう事やりますよ、整体はこうですよ、っていう方法は教えてくれるけどそれを実感するやり方っていうのはわかりづらい訳です。でも教えて貰ったのをおうちに持って帰って自分でやると、感じる側でやるとわかる所が出て来た。で、そのわかり方がちょっと独特で、うーんとこれも難しいですね、例えばある方に手を当てて、ここは肝臓と関係がありますよ、と教わってる間に手を置きますね。そうするとその話を聞きながらみんな、はーいって手を当てますが、自分の場合は手を置いた瞬間に手が動いてしまう。手に任せちゃうからね。そして気になる所に手が行ってしまって、次、体からやっぱり前みたいに声が出て来るんです。この人は、背骨の三番、とか、六番、

鶴崎　六番とか勉強しないのに出ちゃうんですか？

川崎　うん。だから、

鶴崎　野口さんが……

川崎　（笑）そうすると、考える以前に感じて、九番とか、出て来る訳だから、それをこう、言うべきか言うまいかなんですよ、その人に、その場で教わってるのに。あとここ押さえると、こういう所のポイントは肝臓に効きますよ、みんな習いましょうね、ツボ押さえるようにここですね、はい、と押さえようとすると、ツボっていうのはその人のものだから、ここらしい所ではないんですよ。あるって言われてる所に手を当てても、ない場合がある訳ね。

鶴崎　ふーん……ずれてるとかじゃなくて、ないって事ですか？

川崎　その人にとってのそのツボがあるんだけど、そこはそうらしい位置に必ずある訳ではない。当たり前の話です（笑）例えばツボの話をすると全部で四百とか五百あるって言われてますけど、確かにその経絡っていうのはあるんですね。そこにポイントポイントでいくつか気が出入りしてる

手が動いてしまう

声が出て来る

ツボ

場所があるんです。これはあの、のちのち私そのツボに指を当てる方法で確認して行きましたから、そこに出入りがある所に実際気を通すと、変化があるのはわかるんですね。だけど、習う時には点々々って、ここですっていう習い方をする。つまり点々々が体にあって、そこですっていう風に教わる訳です。ところがこれが違うんですよ。そうらしい所に手を当てても、何にも感じない。ところが、手が勝手にそこを見つけるんですね。そうするとそこなんです。この違いがとっても自分にはあの、受け入れがたくて、とても今度は苦痛を感じるようになって、で、どうしていいかもわかんなくなって、ちょっとパニックになっちゃった。

鶴崎　うん。

川崎　それで悩むようになっちゃった。でもわかんないから自分でやろうと。自分の体でやれる方法が野口整体にはあるんですね。活元運動《かつげんうんどう》って言います。体操をして、自分の体の気を圧縮して、それから表に出すっていう体操をやると、自動的に自分の体から運動が出て来る。まあ、ちょっと昔で言うとなんかこう取り憑かれたみたいな、トランス状態で狐憑きみたいな動きが出て来るから、気違いだと思われるような運動かもしれない。ところがその運動をおこなう事によって、まあ、その後、鎮静作用がある訳です。その運動が成立した頃には、療術師っていう人達は追い込まれていて、戦中かな、どんどんどんどんもう、そういう人達が戦争でいなくなっていって、でも技術だけは地方にいっぱい残ってたんです、民間療法として。

鶴崎　ふーん

川崎　まあ西洋医学がね、その後ドッと入って来ましたけど、それまではお金のない人達は民間療法に頼って生きてたから、そういう所の上手い人っていうのは実際いっぱいいたし、いるんで

活元運動

療術師

すね、日本人でも。三百年四百年もっと昔から、漢方医っていうのは日本人独特にいたし、鍼灸医も日本に来て日本の鍼灸医がいたので、おうちがついてる。家系っていう事ですね。それは存在してたので。中国で廃れてても中国の文献が残ってて、日本だけ温存してるような技術もあったんですね。だから東洋医学の技術の高さは日本はとても精度がいいんです。つまりあの、日本人が元々指先がとても器用だから。だから鍼灸の技術は高いと思います。まあ残ってるのどれぐらいかわからないし、そういう職人技だったりすると、按摩の人達でね、目の見えない方の中にそういうの残してらっしゃる方がどれぐらいいらっしゃるかわからないけど、でも、確かにあるので。感覚的なもの磨くっていう意味では向いている体を、日本人、してますから。まあ、これはちょっと置いといて、それで結果的にその、自分の体で試す時に活元運動をして。で、活元運動も訳わかんない事なんですけど、なぜそうなるのかわからなくてもやろうっていうのが整体の発想だから、まずは押さえるって事を優先できる訳ですね。だから、こういうポイントがありますっていうのをお勉強する時に、点々を追いかけるんじゃなくて、自分の体の中の気になる所を指でどんどん押さえる練習をして、ここここと、それで覚えて行ったんです。内側の感覚を押さえる事でもう一回確認して、それでまたそれを追いかけるやり方で、みて行った。

鶴崎　うん。

川崎　そうするとこれがとても普通の事ではないっていう事がちょっとずつわかるようになって来た。だけど、どんなものでも使えますっていうのは整体の発想で、それが正しい正しくないとか、そういう事ではなく自分の中でそうと信じるものがそこの場所だっていう風に、言い切っちゃってる、凄くあの、独善的な所があるので（笑）じゃあ良かろうと思って、せっせせっせと手を当ててたらそうなるって書いてあるし（笑）それを素直に受け入れた自分がいるんだから、言って行こうと思うようになった。で、言って行こうという事を決めたら、やって行こうと思うようになった。だからそれが正しいとか正しくないとか、もうそんな事はよくて、自分としてはそれが楽だから、そうしている自分ていうのはとても元気になったっていう実感から始めちゃった。理屈じゃないって事ですね。そのかわり理屈じゃないけど自分の中の実感みたいなもの、とってもあった。で、これが気を実感する事なのかなあ、っていう出発点。

実感

鶴崎　うん。

気の作用と伝達

2015・1

作用が起きる

川﨑　気っていうのは、じゃあ何かってもう一回反芻して考えると、作用が起きるっていう事です。で、作用が起きるっていう事を体感する事ですね。これだけだと思います。気っていうのはエネルギーでもあると思ってますから、ひとつのエネルギーの変換みたいなもので作用が起こる。一番近いのは、気は音楽にとても近いものだと思ってます。

音楽

鶴﨑　ふーん

川﨑　音の作用ですね。音って目に見えないじゃないですか。でも振動として体に伝わってみんなそれを心地いいとか嫌だなとか思う訳で、目に見えないけど感じるものでしょ。だから音にかなり近い。そこの中でも音楽に近い。で、それもあの、おこなう人によって全然違う。つまり使う人によって変わる事だから、伝えるという意味でも気は音楽に近いです。これが一番具体的に表現しやすいものかなと思います。まああの、芸術活動の中のね、絵画も近いものはあるけれど、ただ絵画は伝達しようという意志があるかどうかによるので、ちょっと難しいよね。

絵画

伝達しようという意志

鶴﨑　伝達しようとする意志があると、気の作用に近いっていう事ですか?

川﨑　そうです。例えばピカソの絵はとても伝達作用が強いです。わかりやすくしてくれてるから。テクニックを抑えて、それよりもみんなに伝える方を優先して、意志を伝えようというものが働く。要するにコミュニケートしようっていう働きかけが気には大きいので、それによる伝達能力っていうものは受動する人がいるとサーッと全部わかってしまう訳です。言語よりわかる。一度で見ただけでわかるから(笑) まあ、中国なんかの書とかもそうですね。書はとても伝達能力が高いです。伝えたいっていう意志があるものは全部、気としての伝達能力が高いので、すぐにわかるという事ですね。それがその、個人的でなければ、伝わるものは伝わると思うけど、

鶴崎　個人的なものは伝わらないんですか?

川﨑　伝わらないです(笑) だって個人の事でしょ? 今日納豆食べたんだよねって言われてもさ、ふうんじゃない? だけどいや、これは世界と関係あると、そう思った事が、その人が気違いであってもね、それをやらざるを得ないと感じて発表しちゃったら、それを誰か一人でも受け取る人がいたらもう通じる事になる訳で。だからまあ哲学者なんかにもそういう人いますし、宗教やる人にも多くいますね。宗教の場合は受け取り方とか送り方とかテクニックがちゃんとあって、それは累々伝わってますから、気としてはより精度が高いものが残る。だから気っていうものはどちらかというとコミュニケーションであるという事。それから、その作用によってお互いに反応があるっていう事。これがまずあります。

コミュニケーション

鶴崎　なんか、今日も音楽を聴きながら、ああ、染み入るーって思いながらここに来て、だから、今の話は何となくわかるーっていう感じがしたんですけど、そう思わない人もいますよね。

川﨑　そうですね。難しいのはそこの点です。つまり、わからないって事にむかつく人がいるっていう事ですね(笑) なんでもわかりたい人にとって、気っていうのは本当にむかつく対象です。わかんないから。

鶴崎　科学が好きな人?

川崎　そうですね。明快にしたい、全部明らかにしたい、そういう人にとって気っていうなんだか訳のわからないものがあるってこと自体、胡散臭いし、そのままにしといてくれないものがあるから。そして、元々気っていうのはそういうものなんですね。明らかにされないっていうのがルールであるんです。だから私の表現の閉鎖性が高いのはそのためであるし、閉じてるように表現されていても仕方がないし、それによって守られてる部分があると思う。だけどそこを乗り越えるものが気の力にはあるから、今はそれでいいんではないかな。私は最初の頃は気で感じたものは全部表記して、明るく伝えるもんだと思ってたんですね、あまりにも自分にとって実感があるし、効果があったもんだから。だけどこれが一般的でないというか、感覚的なものであって、全ての人にそれが通じてそれを心地いいと思えるかどうかは、わからないという事。まあたった一人でも伝わればいいや、ありがたいなくらいに思ってた。だけど自分が活動を始めて、必要とされるって事が出て来て、これは本当に嬉しかったんですね。もうその嬉しかったって事だけでせっせせっせと愉気してました。愉気っていうのは気を通す、手を当てる事。だけどそのうちそれが変わって来る訳です。おこなって行くうちに、自分の体に当ててるものと違うものが出て来る。そしたらまた課題が来る。来る方が変わって来る。要望が変わって来る。求めるものが変わって来る。学びたい人が出て来る、っていう風に変わって行く訳です。これも気の変化。

明らかにされない

愉気

気の変化

鶴崎　ふーん……それは川崎さんの気がどんどん変わって来るっていう事ですか？

川崎　両方なんです。相手も変わって行く。それはだから、最初は気が合うと思ってた人とも、どんどん気が合わなくなる可能性があるよ、でもこれは別にどっちかの責任ではなくて成長があるからだよ、っていう事です。で、それに対していいも悪いもないんだよ、気が合わなくなったら合わないねって言って離れればいいだけなんです。だけどそれが恋愛問題だったり結婚問題だったりね、安定を求めるものだったら、そこをはみ出てしまう関係になるから、まあそういう意味では私も一人でいるのは仕方がないかな。結果的には結婚二十年後にそういう事が起きたから、仕方がないかなあとは思いますけれど、それを自然に受け入れてくださってね、何とかあの、理解して頂ける方と出会えたのでとてもありがたかったですけど、でもそういう成長もあるものだと思ってます。やはりそれは創造活動も近いんですけど、創造するためには破壊もあります。自分を壊して行く作業もとっても大切なんです、実は。気の問題で、これでいいやっていうものを持ってしまうと、気の質っていうのは低下するんです。

破壊

鶴崎　変化し続けないと。生き物は全部そうですよね。

川崎　そうそう。それはもう死ぬまで。だからこれがいいっていう形が全く見えない事をずっと続けなくてはいけない事だから、結果がわからないしどうなるかわからないし作用だけある事を、延々続けられるかと。実証も捉えられないし、まあ実証を捉えようとして結果的にものに頼ったのが鍼灸ですから。鍼なんかは一つの細胞殺す作用なんですよ。

鍼灸

鶴崎　ふーん！

川崎　だって鍼で刺したら誰か死んじゃうでしょ？人間っていっぱいの細胞さんの集まりじゃないですか。たった一人に死んでね、って言う訳ね。ブチッて刺して、いやーんって言うじゃない(笑)叫び声で他の皆がびっくりする訳ね。そういうやり方をするのは実は本当は酷いやり方で、それよりもそこにアプローチして指で当ててあげて、どうなの？って聞いてあげる方が死なないで済むよね。で、結果的に死ななくちゃならない細胞だけが死ねばいい。つまり老化が進んだものがなくなって行けばいいわけ。でもやはりそれを追いかける能力とか技術っていうのが一般化するかって言ったらやはり一般化しないから、鍼灸なら、らしい所に鍼を刺す事でより近い作用を得られる。何人か死ぬ事で人間全体が救われると思えばそういう発想ですよね。お灸もそう。火傷で死んじゃう訳だから。おばあちゃんの背中とか真っ黒だった人いましたけどね。もぐさをいっぱいのっけ過ぎて、もう火傷で黒くなって（笑）だから、西洋医学の中でも切るっていうのはそういう事だし、だからまあ、殺し殺され、みんなしてます。やっぱりそれも破壊ですから。自分で破壊衝動が起きて、どんどんリストカットする人もいるじゃないですか。まあそれはそれでね、心地いい程度に死んで貰うのはいいかもしれない。だけど、あまり健康的な事ではないですよね。出来れば自然に促して、それと同時に代謝が起きて新しい細胞を生んでる訳だから、細胞一個一個の話を聞きましょうよっていうのが、気で感じる整体っていうものなので。手を当てて聞いてあげるっていう事ですね。例えば芸術表現でコミュニケーションていうのはこちらからの自発的なアプローチですよね。だけど整体は、受け取る仕事なんですね。気のやり取りの中でも、受信する、受け取るっていうのを前向きにおこなうっていうのが、整体が受け継いで来た技術です。

受け取る

鶴崎　ヨガなんかはどうですか？

川崎　ヨガはちょっと違います。自分を整えるため。だからより個人的なものですね。あとはそれを一般化しようというものはないので、より閉鎖的なものです。で、中国の気功は、これもちょっと閉鎖的なんですね。だから気っていうのはみんなには通用しないっていうのは、どこの国でもなんか（笑）あるんですよ。みんながみんな受け入れられるものじゃないなっていうのを感じている人はわかっていて、わかる人にだけ通じればいいっていう伝え方をしてます。まあだからほら、お家が代々職人さんの家っていうのは元々体が向いてるから代々職人さんな訳で、それが教えやすいし伝わりやすいし、だから伝わって行くんでしょうしね。日本だとそっちの方が大きいよね。伝達して行くっていうやり方。あとは、時差があるっていうのもあります。時代で飛び飛びに感じ取れる人が出て来るって事ね。

鶴崎　今はどうですか?

川崎　少ないと思いますね。でも割合はきっとあるんだと思う。一千万人に対してこれぐらいみたいな割合があるじゃないですか、アリンコのうちで怠けるアリがいるみたいな割合みたいな事で(笑)そういうのと近いのかなあと思ったりして。なんせあの、いっぱいいっぱい死んじゃった後に結構出るから、そういう人。例えば戦争の後とか、いっぱいいっぱい死んだり殺し合ったりした後にそういう事をやらなきゃなんないと思って一生懸命やる人が出て来るものなんで、

鶴崎　うーん

川崎　やっぱりだから白血球みたいな働きの人達なんじゃないかなと(笑)役割みたいに思ってますから、私はね。気を使う人達っていうのは、役割であって特別じゃない。仕事としてそれをこなすっていうだけで、裏方さんで助けるような仕事。でも助ける意志もなく、やりたくてやってる事だから。だから、そういうものなのかなあ。あとは、気がついた人からやるっていう事。自分で自覚がないと、気は進まないんです、学習として。だから誰も教えられない、伝えられない。自覚がある人が自分でそれを自覚して行って深めて行く以外に、学び方がないっていうのが気の学習方法です。で、もっと言うと、整体に関わる人は、自分への意識が薄い、自意識があまり働かない人が、多く才能があります。才能って言葉を出してしまいましたけど。足が速いとか大食

役割

自覚

自意識

才能

いとかそれと同じように（笑）自分の意思に関わらず体がそれに向いてる人の事です。それで言うと、自意識が強い人は向きません。言っちゃいます、もう。自分に関心を向けて欲しいなあと常に思ってる人が気を発信しても、自分に集めようとしちゃうんですね。

鶴崎　戻って来ちゃうって事ですか？

川﨑　そう。何をやっても自分の事のように捉えちゃうから。結果的には手を当てる事では通じる。だけど、それ以上なかなか進まない。自分ていうものから離れれば初めて気は拡散して広がるんだけど、そこまでがやっぱり難しい。それで言うと先ほど話したピカソの絵とか、ね、共通概念で訴えるっていう事。そこをこう、うまく翻訳できる人っていうのは気の通りがいいと思います。で、自分がやってる事をわかってるって事です。でも自意識だけで終わる人は、自分がやってる事がどう影響するかを考えない。自分にしか意識が集まらないから、他にどういう影響力があるかわからないんですね。そういう意味では気で仕事するのは向いてない。もっと違う仕事ですね。気を集めようとする仕事もあるから、そちらの方が向いてる。

鶴崎　気を集めようとする仕事ってどんな仕事ですか？

川﨑　アイドル。

鶴崎　はあああー（笑）集まってる。

川﨑　そう。アイドルとかタレントってやつです。歌手ではない。

鶴崎　人？

川﨑　そう、それからミュージシャンの中には二種類あります。自分のために歌ってる人もいれば、何かメッセージ性を持って歌ってる人もいます。で、全然働きが違う。集める人はとにかく

気を集めようとする仕事

アイドル

一身に集める。それが仕事だからいいと思う。アイドル歌手っていうのはそういう仕事かな。

鶴崎　ふーん

川﨑　まあ女優さんとか、俳優さんもそういう仕事。多く人気がある職業ですね。でも、自分で創造していく人達ではない。政治家なんかもそうですね、意識を集める人達。これが役割。だから多くの人が政治家の人は勝手だとかわがままだとか言うけど、その必要があるからです（笑）自分の事しか考えないから政治家になれる訳だから。他の人の事を考えられるような人は、なれません。あとはまあ革命を起こす人とかもそうね、勝手な人です。自分の事しか考えられないから、全部それが正しいと思えるからやれる事。だから、理想家ですよね。みんなにって言うんです、そういう人って。みんなが幸せになればいいなんて、あまりにもほら、ざっくりしてませんか？（笑）それが出来ると思い込めるくらいの自意識過剰じゃないと出来ないですよ。で、そういう人は力があるから、魅力を感じて人が集まって来る。憧れで力を集める。それが権力ってやつですね。これも気のひとつ。お金を集める能力がある人もそういう所があります、その仕事をすればいい、意識を持って仕事をすると変わる。

政治家

鶴崎　ああ、自分はお金を集めたいんだって？

川﨑　そうそう。だからお金が好きな人はお金が好きだっていう自覚を持つ事が大事だし、自分は人の人気を集めるんだと思うんだったら、人気者になればいいんです。素直になる事、これが出来る人がなっていくと思います。だけどいやあ、自分はそんな人間じゃないとか、自分に対して嘘をつく。過小評価とか過大評価して、自分自身をみないでおくと、まあ自意識があるなあ程度。だけど、やっぱり人気がある人とか、エネルギーを持ってる人っていうのはそれを素直に表

素直

現してるからそこまで行っちゃう訳で、そこのタガみたいなものが元から外れやすいのかもしれない。だから、その人なりにその通りに自分を認めたらみんな、その人の力が最大限に生かされたりもっと広がるっていうのも、気の問題ではとても自然な事なんですね。

鶴崎　へー

川崎　自分に対しての思い込みを捨てなさいっていうのはそういう意味で、それを本当だと信じられるくらい素直だと、出来ちゃう事もある訳です、そこの才能があれば（笑）だから、まずは自分がどちらに向いてるか、自分ていう意識が薄くて他への関心が高い人間なのか、もっと自意識の方が強いのかも、意識しとく事。どこに居心地よさを感じるかは、東京なんかはいいですよね、

居心地よさ

居心地いいと感じる選択肢がたくさんあるから、人の中の方が居心地良ければそこ、いや山とか自然の中がいいと思えばそこが自分の目的の場所だし、生き甲斐を感じる所が他の人から見たらえーって言われる所でも、やはり気として合う所に行った方が無理がないです。一見その、不健康に見えてもね（笑）だって気が合うんだもの、そこの部分と。それがあの、大事な事かなあ。

鶴崎　何となくわかります。

川崎　（笑）だけど、気として合う合わない、これは本当に気が合わなかったで済む事だから、整体を知って良かったのはその部分です。我慢しなくていいっていう事なんですよ。気が合わないんだから、お勤め先でいじめられて辛くて我慢してるんだったら辞めてください。また働いて居心地がいい所探せばいいだけ。自分が合わないだけなんだからね、他探せばいいんです。住む所もそうです。国もそうだと私は思ってるので、

鶴崎　会社に勤めてた時にそれを悟りました。私が動けばいいだけなんだって。

川崎　（笑）そうです。だから、大きいもの動かすなんていうのは、発想としてもストレスが溜まるし難しい事だから、簡単に出来る事を考える。あとは、いじめるいじめられるも気の問題なんですよ。いじめる人は、気が小さいんですね。で、いじめられる人は気が大きいんです。

鶴崎　ふうん？

川崎　あとはその自覚を持つかどうかだけ。で、気が小さい人達の方が必死なんですね、気が大きい人より。可能性がちょっとね、狭いです。キャパが狭いから。だから本気な分だけ、本気を出して来ますから、いじめられる人はとことんいじめられると思う。だから常にいじめられる人はいじめられ続けます。で、いじめる側はずっといじめるんです。

いじめるいじめられる

鶴崎　いじめられる側も本気になるんですか？

川崎　そうです。なれます。いじめられる人は自分が気が大きい事に気がつけば、これは変わるんですね。前向きにいじめられるようになる訳です（笑）そうすると、これは凄い度量になりますから、ほんっとに恐ろしいくらいに強いんですね。もうかかって来んかいになると、かかって行けなくなります。そういういじめられた人がある程度まで耐え忍んで、自殺もしないで成長して大人になれたら度量の大きい人になる。やっぱりそこにはキーワードとして本気っていうのがあるんですね。本気っていうのが凄く大事で、本気になれるかどうかも、その人に体力があるかどうかと関係がある。本気になれない人が多いですから。本気になれる体は、真剣になれる体。そして怖い体です（笑）真剣な人ってやっぱりね、側にいると怖いと思われる事が多い。それで言うと女の人はみんな怖いんですよ、本気になっちゃえば。真面目だからです。どうしてかって言うと、真面目じゃないと子育て出来ないような仕組みになってるから。男の方が根無し草な感じがあっ

前向きにいじめられる

本気

て、自分で根っこを支えて行くって力をつくっていかなきゃならない。そういう意味では、女の人と知り合うとか付き合うっていうのは、男性にとっては大事な事なんですけど、これもやっぱり気の相性だから(笑)なので、気が一番、実感として近いのは音楽であるという事。で、そこの中にも才能があるっていう事。で、そこの中でも自分に意識が集まる人よりは、周りに対して意識が高い人の方が、特に整体の気は、向いてるという事になりますね。ここまでで何となくわかって頂けたでしょうか。

鶴崎　はい。

愉気は本能

2015・4

鶴崎　才能という言葉が出て来ました。ここでもう少し才能というものについて詳しく聞いてみたいなあと思いました。

川崎　じゃあ身近な所から始めましょうか。まず本能について。本能と才能がとっても関係あると思います。「働く人」の中でも本能の話をしました。あの、本能っていうのも凄く難しいんです。て言うのは、確認しようがないから。生まれ持ったものでばらつきがあるから。

鶴崎　思い込みがあったりで、能力として表に出にくくなってるとかですか?

川崎　うーん、もうちょっと違う感じですね、発育とかと関係があって。やはり日本語の難しい所は、外から入って来た言葉に日本語を当てた人のね、発想によって意図的な事が伝わりづらくなってるっていう事があって、もしそれを本能って私が言う時は、生まれ持った性質、素質という意味かなあ。本能の核になるようなもの。英語で言ったらタレントって言うんですね。で、タレントっていうと、日本だとタレントさんっていうような、才能っていう言い方をしますけど、本来は意味が違うんですよね。キリスト教圏ですね、向こうはそういう言葉がキリスト教から来てるから、生まれつき恵まれたもの、という意味。あともうちょっとあの、近い言葉でギフテッドっていう言い方があります。

鶴崎　ああ。

才能

本能

タレント

ギフテッド

川崎　贈答っていう事だけど、神様からの贈り物だから、選べないっていう事ですね。もう生まれた時に生まれ持ってるものだという事です。それは自分でもどう生かすかわからないし、周りもどうしていいかわからないようなものを秘めてる事なので。ただ、これはとても本能と関係があるという事ですね。で、例えば植物さんなら種の中にそれがある訳です。種の状態ではわかりません。だけど種が飛ばされてある所に着地して、環境条件が揃えば芽が出て、親と形質が似たものがそこで出て来てくれるけれども、環境が違うとやはり適応しなくちゃならないからそれなりの発展を遂げて行く訳です。それに無理だったら死んじゃう訳でしょ、育たなかったっていう事になりますけれど。これと同じように、人間の中にも生まれ持って特質的なものを秘めて、生まれた時に才能としてあるんだけれど、それが生かせるかどうかって所、これが才能の部分なんですね。で、才能っていうのも人間の成熟っていうものと関係があって、もうひとつ言うと私は体の中を観察していて思うのは、人間が大人になって行く所でも育ち残しがあるって思うんですね。全部が育ち切ってる人はいないです。

鶴崎　ふーん

川崎　どこかを諦めて、どこかに欠けて、どっちかを選んでそこに伸びてる。そしてそれがその人にとっての可動性のいい所であると同時に、弱点でもあると。そんな風にみえるんですね。手を当てて行くと、ここはなんか幼いなあ、ここは大人だなっていうばらつきがあるんです。それがやはり色んな部分にあって、て事は、大人になったっていうのは年齢もあるけれども、死ぬまで成長の可能性をいつでも体の中に持ってる訳ですね。だけどあくまで種と一緒で、ある状況が揃わなければ、それが才能として生かせるかどうかはわからない。ただ基礎的には本能的なもの

スイッチ

があって、スイッチが押せるようになってると思うんです。これは前に話したその、獲物を捕る時に見て覚えられるっていうインプットが最初からあって、生まれた時にちゃんと用意されていると。で、ある適応がないとやはり生き残れませんよっていうのが野生での生き残りの意味ですから。ただ私はダーウィンさんの発想はひとつも頭に入って来ないので。より良くなるっていう発想があるから、進化論の中には。より良くなって行くっていう事を私はないと思っているので、

進化論

鶴崎　それってより良くその場に適応して行くっていう発想でもないんですか？

善悪の発想

川崎　そうなるとですね、逆の発想も出来てしまうんです。何か悪循環というか、どんどん悪くなるっていう事も認める事になるんですね。これは精度が上がれば上がるほど、結果的にものとしての精度は上がるかもしれません。でも、それと反対の力がまた働く。つまり何かを凄ーくひとつのものに集めちゃうと、純度が良くなると、反対作用が起きるっていうのが気の働きでもあるんです。それがやっぱりあの、極端になってしまう。結果的にどういう事かと言うと、いいとか悪いとかって発想ですね。いいとか悪いっていうのは存在しないと思ってるので。善悪の発想っていうものはまた別の哲学テーマなんですけど。やはりここはベースが本能で、あとはこの本能をどうやって使うか。本能っていうのは体の中に丸々埋まってますから、そのスイッチをどうやって押すかが、死ぬまでは可能性がある訳です。で、押されないまま終わる事もある訳ですね。

鶴崎　それって年齢が上がれば上がるほど、押しにくく動かしにくくなるんですか？

川崎　無論そうです（笑）つまり動かなくなるし好奇心もなくなるし、冒険もしなくなるから、成長が終わるというのはそういう事だと思います。ただそこの中でも、より可能性を求めてる体っていうのはどこかに成長して行く部分を持ったまま大人になって行くので、こういう人達に

おいては制限はないと思うし、それに対して諦めない、つまり意志的なものが働いて、常にそこを動かしているんであれば、老化があっても常にそこだけは動いてる状態と、本能を刺激するものが出てると思います。という事は本能を刺激するようなものが人間の体の中には常にあるはずで、運動させていればそれが出て来る可能性があるという事。その先に才能を生かせる可能性があるという事になりますね。で、才能の中にもそういったタレントとかギフテッドというものね、あの、タレントの場合はちょっと違うんですけどギフテッドの場合は、反作用がとても強い。まあ、だから障害的なものですね。それととても関係があると思います。生きるのに大変な状況で生まれて来た場合には、その人が生き延びられる可能性をもうちょっと広範囲に広げるための能力として、ギフテッドっていうものがあると思います。例えば自閉症の人が大量に数を覚えて暗記する能力が高いとか、そういう能力みたいなもので、補完作用みたいなものです。あとは、タレントって言われる人達っていうのは、かわいかったり綺麗だったりかっこ良かったり、見栄えが良かったりします。これがタレントっていうもので、見栄えなんですね。

鶴崎　ふーん！

川崎　うん、見栄えが整って生まれて来るんです。とても綺麗であるとか美しく生まれてるっていうのも才能なんですよ。ほんとに素晴しく美しい人、身のこなしが綺麗な人、います。それこそ綺麗な鳥がいるみたいに。そこにとてもエネルギーを費やして生き残って行くっていうやり方なので。よくほら、人は見かけじゃないとかって言うじゃないですか。間違いです。人は見かけです。ここは百パーセントそう言えると思います。

人は見かけです

鶴崎　動物の見かけは能力？

川﨑　そうです。見かけが良くないといけないっていうのがありますね。選り取るっていう事をしてしまうから。例えば鳥でもいっぱい木の実がある中でも美味しそうな物を選ぶ可能性の確率のひとつとして見栄えがありますし、人間が物を買う時にも見栄えがあります。ただ見栄えも色々ありますよね。中からそれが出てるようなものなのか、形で選ぶのかはその選ぶ人によるんです。だけど概ね美しいと言われる物の中にはちゃんとそういうものがあるので、見かけじゃなくて中身だよっていうのは違います。なぜなら中身の要素が見かけに出てるはずだから。

鶴﨑　ああー、おもしろいなあ。

川﨑　（笑）なのでやはり、タレントさんが一生懸命綺麗にしようとするのも自然な事だと思ってください。そしてギフトっていうのは、才能があるっていう事のように思えるけれども、それで言うなら本能から出ている才能であるから、そこから成長があるかどうかは難しいんですね。生かせる人が周りにいたとして、それを手助けする人にエネルギーがいる。見つけて貰うって事が大事なんで、ギフテッドの方は。

鶴﨑　自分でどうにかするっていうよりは、見つけて貰う？

川﨑　そうです。で、不思議な事にそういう人達っていうのは、待つ能力、あと探してくれる人を選べる能力を本能的に持ってます。タレントもそうですけど。

鶴﨑　それは、私が見つけちゃった場合はどうしたらいいんでしょう？

川﨑　（笑）そうですね、つまり才能を見つけられる能力を持ってるっていう事だから、これは生かさないといけないんですね。だから画家がいたとしても画家だけでは成り立たないとして、画家を見つける人がいる訳です。例えばゴッホは生きてる間には絵として、画家としては認められ

見つけて貰う

ませんでしたが、応援する弟がいたから。それも愛情でね。弟によって一枚売れた訳で、そこで初めて画家になってて、本人知らない間に画家になってる訳ですから、そんなもんです。やはりあの、何かが評価される求められるって、やっぱり周りが決める事だし、必要とされるかどうかしかないので、必要とされていて、食べて行ける能力であればそれで生きて行ける。だけどそれがなくても生きては行けるはず。才能がなくて生きて行けないっていう人はいないはずなんです。

鶴崎　生き物として生まれたからには？

川﨑　そうです。生きてるっていう事だけで既にもう条件が揃ってる。もうちょっと言うと、人間だったら受精して受精卵として成功してそれで赤ちゃんになれてるっていう事だけでもう、ある程度揃ってる。あとは赤ちゃんとして生まれても寿命がありますからね、成人まで行けたというだけでも素晴しい事で、まず生きて生き抜いてる上に才能を持ってそれを生かすとなると、実はもの凄い確率の事なんですよね。才能を生かしなさいとか、あと個性を伸ばしなさいなんていう発想(笑)そんなものは別になくても生きてるし、十分どころじゃない事なんです、本当は。結果的にやはりそういう教育のおかげで自分探しを始める人だらけになっちゃって(笑)外に探しに行っちゃうのね、私はどこにいる？って言って。どこにもいません、私は外にはね。やっぱりそこら辺気づくまでにまた時間がかかってしまって、気がついた時にはもうみんないい歳になってるっていうのが今の現状なので、何とも言えないんですけどね。だから才能というのも調べてみてください。本能っていうのも調べてみてください。もの凄く曖昧な言葉です。だからこそ、その言葉みんなよく使います。何となくで使って何となくでごまかせる言葉だから。だけど本質的な所で本能とはどういう事かと考えるとわからない言葉です。ただ整体の中では本能的っていう言葉を使う時があります。生まれ持ったものっていう風な扱いで使ってます。だから努力とか関係ない。やっちゃう事、出来ちゃう事の方が大きい。

鶴崎 じゃあ努力って何なんでしょう?

川﨑 努力っていう事はですね、これはやはり好みです。努力したい人は努力しますから、そういう人にとって実は努力っていうのは努力ではないんですね。見た人が努力してるなあって感じるものであって(笑)実は努力ってそういう言葉です。本人は自分で、ああ僕は努力した、なんていう風には使わない言葉です。

鶴崎 努力しなきゃいけないって苦しんでる人が多そうですけど。

川﨑 そうですね。努力に関してはイメージ良くないですね。苦痛のイメージととってもあの、くっついてます。だけど本当に努力をしている人は努力と感じてない訳だから、何とも言いようがない言葉ですね。努力しなきゃなんないって言うんだったらもうその言葉は使わないで、やりたくないって言っちゃった方が早いので(笑)やたらハードルが高いっていう事を示してますから。結構みなさんね、理想が高いんです。もの凄くあの、エベレスト並みに高いですから、やっぱりこれは頭の中で出来る事なので。

鶴崎 うん

川﨑 なので本能的な部分っていうのは生まれ持ってる訳だから、じゃあ生まれ持った自分は何だろうって事です。生まれ持った自分っていうのは、なかなか見つけられません。だいたい忘れちゃってるから、子供の頃の事って。で、前にも話した事として、教育がとても関係があったり親の躾があったりっていう話があって、なかなか歪まないように、その人らしくっていうのは難しい事であって、色んな方向になっちゃってるのが当たり前だと思ってください。

本能的に疑問を持つ人

鶴崎　はい。

川﨑　それでも、そこの中でも必ず疑問を持つ人がいるんですね。まず、そこなんです。本能的に疑問を持つ人がいるから(笑)で、本能的に疑問を持つ人達によって問題提起っていうのが今まで起きて来てるんです。例えば、キリスト教ならキリスト教に疑問を持つ人達から哲学が生まれてたり、あとは環境に対して疑問を持つ人達から新しい主義主張が生まれている。これは体の向きで言うと、前に望遠鏡の話をしましたよね、望遠鏡で覗いてそこしか見えないのと同じように、それはどうかなって考えちゃう人、これは体の中に捻《ねじ》れる所があるんです。骨が捻れてる所がありますね。生まれ持った骨が捻れてるんです。

生まれ持った骨が捻れてる

鶴崎　へー！

川﨑　生まれつき捻れてるんですね。そういう捻れを持つ人達っていうのは実はとても弱い部分を持って生まれて来てます。まあ、たとえとしてよく出されるのはコイルですね。真っ直ぐじゃなくてひとつのものを強くするために、ぐるぐるぐるぐるこう、捻ってあるんですね。それによってスプリングでも何でも強度が増します。つまり捻るっていう事は、それ自体を強くするっていう作用があって、体の中でも捻る事によってそこの骨って、骨は硬いじゃないですか、でも骨と骨の間のクッションにおいてちょっと角度を変えてあげるだけで、グッと強度が上がる訳です。でもそういう捻れてる人っていうのは、生まれながらにその捻れ具合っていうのが常にあるんですね、どこかに。強くこう集まってる所を持って生まれて来るんですよ。そのこと自体が、凄ーく特徴的に色々な事に対して疑問を持つ訳です。

鶴崎　思い当たる節が……

川崎　（笑）で、これは気候も関係があって、日本人は捻れやすいんですね。つまり湿気があったり、あとは暑かったり寒かったりっていう四季があるので変動が大きい。そういう所に生きてるっていう事は、対応しなきゃなんない事がたくさんある訳です。例えば砂漠とかだったら、乾期、雨期って分かれると、スパッと体もある部分ではっきり分かれていればいいし、思想とか発想もはっきり分かれてるんです。ここまで体が出来ちゃってる。だけど日本の場合は四季があるので、湿気てます。あと乾燥する時期、台風がある、梅雨がある、こういう時に微調整がとっても重要になるんです。微調整にこの捻れがね、とっても役立つ。それと同時にですね、その捻れる骨の場所があって、多くは消化器系統と関係がある人が多くて、とっても感情的になりやすい。これが日本人独特の捻れ方。それによって消化器動かしたり調整する事で、泣いたり笑ったり怒ったりして、バランスを取るんですね。

感情と内臓

鶴崎　前に感情と内臓が関係あるっていう話も何度か聞いていて、それは捻れている人だけではなくて、全ての人にもそうなんですか?

川崎　そうです。感情と内臓が関係ある、それはもう、そうです。だけどそこに関係があるだけではなくて、多大に効果をあげるのか、少しにするのかっていうこの強弱、ボリュームが捻れだと思ってください。ですから、捻れが多く起きやすい人達っていうのは、感情的だったり、あとは、感情を出せなかったりっていう所がとてもあって、そこによってバランスを取るので、多くはですね、感情発散だけで済んでしまう、生きて行くという事が。そうなります。ここら辺はちょっと日本人の話になってしまうんですけど、本能的にそうであるという事。あとは我慢するっていう

我慢

のも捻れ傾向にはあるんですね。我慢してしまう。これを本能的に持ってるという事です。生まれながらに捻れてるから変えようがないんです。これがまあ体癖《たいへき》っていう発想です。捻れの赤ちゃんは泣き方もボリュームがあったり、あとは騒ぎ方も大げさだったり、そういう特徴があります。て事は、大きくなっても考え方も捻くれが起きてるので（笑）そういう風にみて行くと、一般的なものの考え方の中に問いを持ってる人っていうのが、社会においてはね、いつも刺激になる人達なんですよ。こういう人達がいないと物事は変わって行かないので、疑問を持てるという事もとても大切だという事になります。

鶴崎　それはタレントとはまた違うんですか？

川崎　そうですね、タレントとは違います。タレントっていうのはやはり生き抜く上でも、条件みたいなものかもしれません。それで言うとタレント要素を強く持つ骨っていうのは、他の骨であるんです。これは前後の動きをするので。機能的であったり合理的であろうとする骨っていうのはタレントととても関係があると思います。合理的っていうのはひとつはかっこ良くないといけないんですね。形が重要だから、最初に見てわかって貰わないといけないので。それでそれだけでいいんですね。

鶴崎　タレントって見かけだけっていう事ですか？

川崎　そうです、見かけが重要なんです。綺麗な花だったら摘んで貰えちゃう。でも逆に言うと綺麗な花だから摘まれちゃうっていう事がありますけど、機能においては大事な事です。機能って、今の社会が機能重視です。機能的である事は美しいっていう事にまでなって来ちゃってます。でもそれは美の中の一部でしかない、見かけ、見栄えの機能っていうのは。デザインの美っていう

体癖

タレント要素を強く持つ骨

機能

デザイン

のはどちらかと言うとそういうものの中にあって、深みがあるとか伝統があるとかいうような形の美とは違うんですね。そこにある美しさを感じるっていう感受性もまた機能的な人達が感じるものなので。でもそういう人達が今、多いという事ですね。

鶴崎　うん

愉気

くっつく

川崎　なので本能っていうもの自体の中にはそういうみんなが持ってる種があって、そこの中でもその時の時代によって変わって行くっていう事があるから、自分だけの問題でもないし、自分が生かせるかどうかもわかんないっていう事があります。でも何かあった時に気がついちゃったら、気がついた人からどんどん覚えて練習して行って、上手くなって貰いたい。本能的であったものが最初でも、気がつくと上達して行くんです。で、ここからはちょっと愉気の話をしますけれども、本能的に愉気は皆できるんですね。愉気っていうのは整体でおこなう、手を当てて気を通すっていう事なんだけど、やった事はまず皆ないからね。だけど要はパソコンのセットアップみたいに、入ってる訳です、元々人間の体の中に愉気機能が(笑)持ってるんです。て言うのは、何にもない所から出発して、どんな生き物もくっつくんですよ。哺乳類は寒いとくっついたりして、ペンギンもワーッと集まってたり、蚊も集まったりしますね。何でも集まるっていうのが大量にいる場合の働きとしてあって、お互いに支えてるんですね。で、人間の中にも集まると元気になる要素がちゃんとあって、そこの中に気を通してくっつき合うってこと自体の作用が起きる訳です。

鶴崎　へー

川崎　だからやはり人間は一人ではなかなか生きて行けないっていうのがあります。でもあまりにも一人で生きていない時間が長いと、一人きりっていう認識はないんですね。全く一人きりになる事なかなかないんですよ、社会団体の中に、どっかの国に所属していれば。で、誰彼周りに人がいた所で育つと。だからその要素として、愉気の能力っていうのは既に赤ちゃんの時からあるんですね。まず泣くっていう事、自分で声を上げるっていう事、そして声を上げて見つけて貰う能力がないと、生き延びられませんから。で、泣いた事を、あ、これは助けなきゃいけないなと来て抱っこしてくれる人がいるっていう事ですね。これは自分の親じゃなくても抱っこしてくれるんです。これがもう始めです。求めると、求められた人は応えるという事、ここからもう気のお互いの相互作用が起きます。これによって元気になれるんですね。だからやはり本能的に愉気の能力は皆持っているから、出来ない事ではなくて、既に気がつく所からは半分以上できてる事になります。

鶴崎　ふーん、そういう事、教わらないですね。

川崎　そうですね。だって体の中にそんなものがあったとしても使わないから。で、多くはもう使えなくさせられてるか、使わなくなっちゃってる機能が多いです。だけどちょっと刺激すれば、バーッとそのこと思い出すから。不思議なもので覚えてるんですね、体はちゃんとね。大体はその覚えてる機能から始めればいいんです。で、出来ちゃうからそういう人は。それで言うとスポーツ選手の人達はその能力発揮してる訳です。自然に、考えるまでもなく出来ちゃう。そしてその身体能力が高いから、出来ない事さえわからない。出来ない人の事も想像できないんです(笑)それがやはり本能から出発している部分ですね。で、才能って言われ方もしますけど、でも才能と言うよりは……それで言うと才能っていう言葉も二つに分かれるので、才っていうのと能ですね。能力です。本能も能力ですね。こちらの方は力がついてるから、エネルギーとか、ポテンシャ

能力

ルみたいなものなのかなあ。やっぱりそれを当たり前に出来ちゃう。あとは大食いの人もね、大食いで食べられちゃうから、能力なんです。ただその人の機能として役立つかどうかっていうのは別だけど、そういう能力を持ってるっていう事。で、気を通すのもその中の一つです。みんな出来るけど、そこの中でも気の感受性がちょっと、普通の人よりは敏感だったり過剰に反応したり、そういうものを持つ人がいると。その人達によって愉気っていうのが今まで残ってると。そういう事になりますね。

鶴崎　はあ

川﨑　愉気に関しては五感で言うと、触感みたいな皮膚感覚に近いものがあります。ですから、その人といて呼吸が緩むとか、その人といると何か話したくなる、あとは、一番ある能力としては話を聞いてしまうという事があると思います。知らず知らずのうちに話しかけられていて、話をバーッと聞かされてる状態になってしまってる人。これはどちらかというと、そういう気の感受性がある人が多いです。知らない間に疲れてるんですね、だから。気疲れっていう言葉がありますけど、気で疲れてる人が多いです。あまりあの、気の強い人にはそういう事はないんですけど、気が弱い人にそういう事が起きます。

鶴崎　ふーん、それはやっぱりあの、気が強い所から弱い所に流れるみたいな事ですか？

川﨑　そうですね、作用としてそういう働きがありますね。で、話しかけられやすいってこと自体を自分の弱点だとか、嫌だなと思うと、やはりどんどん閉じこもってしまうんだけれど、そんなもんだなあと自分を意識し始めると、気の作用が変わるんです。これが気の面白い所。例えば野球が上手いなあっていう人でも下手だと思ってる人、結構いっぱいいるかもしれないんです、

話を聞いてしまう

あまりにも出来てしまって。だけど野球が上手い人は、自分は野球が上手いんだ、と思った上で練習すると全然違うんです。まず自分の能力を素直に認める事なんですね。これがなかなか難しい。他の人に褒められても、そんな事ないですよって言う人が多いですから、そう言われた時は、あ、そういう風に見えるっていう事は自分にそういう能力があるのかもしれないね、くらいに思う方がいいですね。これはとっても大切なんですね。だから私自身も、気っていうものの感受性が自分に向いてるものとしては凄く苦痛でした、最初は。だけど、しょっちゅう話しかけられるし、道聞かれるしね。あと目の前で人が転んだり、手を出さなきゃならない状況が起きたりね。で、最初は怖いから逃げてた。逃げてもまたそういう事が起きる。もう動かざるを得なくなるという事です。ですからやはりそれはその人のもので、それも才能だと思う。機能しちゃうんだから、スイッチが押されちゃうんだから。もう機能に徹してしまう訳です。そうするとですね、それは受け取っちゃうと、固定化される。自分を認めた事になるから、認めた事によって、物事が全部変わっちゃう。質も変わっちゃう。

鶴崎　ふーん

川﨑　それで言うならば愉気も手を当てるっていう段階ではみんな出来るんです。だけどやって行った所から自分はこういうものが向いてるな、という自覚が起きると、気の質が変わって、相手に伝わる愉気の質も変わるんです。だから例えば私がやりたいと思った愉気っていうのは、これは野口さんも言ってるんですけど、自分が勝っちゃう愉気になるんですね。相手に押しつけがましい気になる。これでも相手、元気になるんですよ。でも、して貰った感じの愉気になっちゃう。またして貰いたいなって、受け身な感じが出て来ちゃう。ところがそうじゃなく手を当てたい、当てよう、ならそれだけの作用。あともう少しそれが深まって来ると、触れた瞬間に心の中を感じてしまうとか、もっと言うと触れた感じでその人の内蔵の働きがわかるようになるとか。例えばお腹に手を当ててると、辛い？とか、あと、うどん？とか(笑)なぜかそう、自分はうどんを食べてなくても、感じる時があると。で、それを言うか言わないかだけだから、カレーうどん？って聞く訳です。全部それを素直に受け取る事です。わかっていると感じたならばね。そんなの胡散臭い！って、別に周りにそう言われてもいいと思います。そう感じたんだったらそれを素直に認めちゃう。で、そのまま伝える事。これが愉気の最初であって、それを繰り返してるうちに、もっと質が変わって来る。最終的に愉気が通る部分っていうのは、心のもっと下の方になります。心を突き抜けて、まあこう言うとまた怪しくなりますけど魂っていう所まで行くんですね。そこまで行くと、生きているっていう共有感覚の所まで行き着くんです。つまりお互いに生きているっていう所に手を当てる事になるから、相手が誰であっても構わないですね。で、相手のためにっていうのも必要ないんですね。自分がやりたいっていう欲求も必要ないんですね。ただ手を当ててる事の作用になるから、それだけで手が離れれば、お互いに元気になってる状態になるんです。ここまで行くと手を当てなくてよくなって来るんですね、愉気って。

鶴崎　うーん

川崎　つまり、相手との距離を感じてるだけで気が通るようになって来ます。それぐらいに気っていうものの、人間のお互いに想う、感じ取るっていうのはすぐ通るもので、まあ目に見えないから今のインターネットとかね、電話とかに近いはずなんだけど、それよりも速いんです。

鶴崎　ふーん！

魂

インターネット

鶴崎　うーん！　そんな話はたまに聞きますね。何か、どっかの部族で凄く遠くにいる人の事がわかるとか。

川崎　だから距離が関係ないし、あと、時間っていうのも関係なくなって来るんです。

鶴崎　それは能力なんですか？

川崎　そうです。結局それが必要だから。

ある

川崎　そうです、あるんです、みんな持ってます。だからやはり愉気っていうのを認識して使える人々っていうのは、野生が強いという事になります。元々野生に戻りやすい。そういうものだと思ってください。で、この愉気っていうものをずっと続けてると本当に気持ちも楽になって来るし、自分自身ていうものもそんなに重要じゃなくなって来るんです。だから自意識がとても高い、そう思ってる人は出来れば出来るだけどんどん愉気をして、おこない手になる事が重要なんですね。かえってその、前もお話したように働いて忙しい人っていうのは、元々そういう自意識が薄い人が多いので、既に愉気をおこなってるか、勝手にスイッチを押してそう動いてる人が多いので、その必要はあんまりないんです。それよりも、そういう側にまわるというシチュエーションによって自分の愉気を起こすっていう意味では、自意識が強い人ほど一回はそうやって、機会をつくるっていうのはいい事だと思います。ですので、ただおこなってみる事だけでもこれだけ変化があるんだったらやってみないよりはやってみた方がいいかもね、っていうくらいの事かなあ。それでお互いに元気になるんであれば。不思議なものです、手を当ててるだけなんだけど。そうじゃなくても自分にまず触れてあげる事が重要です。どっかに触れて、落ち着くので。無意識にみんなやってますけど、これを意識的におこなう。意識的っていうのはとても難しい。意識っていうのは、自分

意識

がどこにいるかと関係があるんですね。だから意識と、あと無意識っていうもの、あと整体の中では潜在意識っていう言葉を使いますけど、これはどちらかと言うと、自分の自覚とそうでないものをどう自覚するかっていうまた、ちょっと違う哲学的要素が入って来る。自分との境界線と意識は関係があるので。だけどもこの愉気をおこなって行くと境界線がなくなって行く体験をしますから。人との区別がつかなくなる所まで行っちゃうと、もうあの、言語化が出来なくなっちゃうんですね。だけど、そういう感覚まで行くのが、愉気の中の可能性にはあるんですよ。

鶴崎　あの、時間が関係なくなって来るけど感じられるっていうのは、やっぱり気で感じるんですか？

川崎　そうですね。さっき言ったように、情報がどんどんどんどんこう、一手って言うんですけど、そこに着手の処《ところ》っていう言葉があって、着手するっていう事ね。で、処っていうのはお食事処とかの処っていう。でも処っていうのは空間の事も表すんです、整体だと。体の中に処があるって言うんですね。それで、お腹、おへその下の丹田の位置が、着手の処。そこに手を当てて気を通して行くと、人間の中の気が集まってる中枢にまで行くんですね。

鶴崎　はあー

川崎　で、それにまだ気を通して行くと、人間を超えちゃうんです。人間の中の、気の渦巻きみたいな何かそういう働きのもっと向こう側みたいな処に通じるような処があって、空間が急に広がるんですね。それは生き物が持ってる空間なのかもしれない、不思議だけれど。で、そうしていると、ほんとにあの、大きい処に手を当ててる感じ、その人に手を当ててるのか空間に手を当ててるかわからなくなる時があるんですよ。なかなかそれが起きるっていうのはあんまりないんだ

着手の処

丹田

けれど、そこまで行くと、時間の感覚みたいなもの、本当に消失するし、自分の意識みたいなものも変わって来るんですね。で、時間で言うと多分ね、手を当ててでもほんの一瞬だと思うんです。だから、当てられてる方もわからないと思う。でも自分が当てている間にはそこまで行き着きたい、そういう欲求を持つような体があるから、それはその人を通して私が気を学んでる事になるんですね。で、そこに手を当てて行くと、ここもまたその……気違いと言われれば気違いなんだけど、景色が出て来るし、それが私が感じてる体の中の自然をみる事なんですけど、新しい空間が出て来るからそこの中に山だったり川だったりがあったり、する訳ですよ。

新しい空間

鶴崎　（笑）全然わからない。

川崎　（笑）うん。でもっと言うと、色んな声も聞こえて来るし、で、もっとあの、胡散臭い怪しい話をすれば、側に誰か新しく人が立ってる事もある。だから、そこまで魂に愉気するっていうのは、他の言い方すると、ユングの中のその、共時性みたいなものですね。みんなが持ってるような同じような共通概念みたいな空間があって、そこに繋がってるんだよっていうのに近いかもしれない。魂っていう意味ではみんな一緒なんだから、そこに手を当てると、共通した何かっていうのを感じ取れて、そこがやはり連綿と続いてる何かみんなとの感覚的なものだから、時差がないと。

共時性

鶴崎　えっと、さっきのインターネットより速いっていうのは、そこで感じるっていう事ですよね？

川崎　そうですね。同時だから、インターネットはそう、パソコンはそれに近づいてると思います。その、ピッてどっかで感じた情報をすぐにツイートするとか、ネット上で流すって事でピッとみんな反応して、バッて返すっていうやりとりはずうっと、表面上だけなんですね。ところがそうじゃないんですよ、その、人間が人間を感じる、探知する能力っていうのは。私は一番近いのはいつもその、自分の感覚から言うとアボリジニの人とか原住民の感覚に近いものを感じてるから、五百キロだろうが千キロ先でも、奥さんが狩りに行ってる旦那さんの事をね、心配すると。そうすると、千キロ先でも旦那さんが獲物を捕らえた事がわかると、そういう事。それも、あ、いま彼は獲物捕えたから明日帰って来るとか、同時にそこにいるように感じられるという事。これは時差がないというよりはそこにいるんですよ、実際にね。だから彼女が彼を心配してれば、まあそれは日本で言うと生霊っていう言い方しますけど、彼にくっついちゃう。意識が半分彼の所に行って、彼と共にいるわけ。これは昔は当たり前だった、こんな考え方は。で、先にそれを意識してれば予測が出来る。常に彼の事を考えてればそういう事が起こる。だから、何か彼にあったんではないかなっていうこの、胸騒ぎってやつですね、それは彼が亡くなったり、そういう事が起こると、同時に伝達されるか、もしくは、ちょっと先に感じられるか、まだ本人が死んでなくてもそういう事が起こる場合もある。でも多くはこういうものっていうのは、不幸な場合が多いです。つまり身の安全を守るための能力だから。何かね、あの、よくそれがあったら宝くじがとか何とか言うんだけど、そういう事の能力じゃないっていう事ですよね。みんなが安全になるための方法としてのものだから。本能的なものっていうのはそういう事があるので。それは昔の人で予言者とか予言って言い方しますけど、ちょっと先に感じとくっていう能力。

鶴崎　占いはまた別ですか？

川崎　占いは全く別です。占いのまず大事な点は、決定権を持つ、決定権を委ねるっていう事。

アボリジニ

生霊

胸騒ぎ

予言

占い

決定権を相手に任せてしまうっていうような人達にとっては大切な感覚です。自分で自分の生き方を決められない人がいるっていう事ね。その代わり決めるって事でお金貰う人達だから。無責任な仕事なんですね、とっても。でも無責任な仕事で食べて行けるから凄い。で、私の仕事もそっちの仕事だと思われてますから(笑) あの、占いの多くはほとんどは統計なんですね。いくつかのパターンを覚えといて、どんどんどんどんそれをイエスかノーか、もしくはその中間かで分けて行く訳です。で、それをずーっとある程度自分の中に蓄積してデータにして行けば、ある程度ざっくりした何となくの割合の中に必ず入る。まあちょっと体癖みたいなのもそれに近いものはあるんだけど、でも整体の中での体癖の違いっていうのは運動特性でみるから、生きてる人を見てる。だけど占いはそうではなくて、パターンでみてるだけだから、あまりその人をみなくても済むっていう事ですね。その人の事を考えなくても、ある程度情報を貰えば、少なからず当たるんです。もしくは、外す事が出来る。

鶴崎　外す?

川﨑　そう、つまりこの人は外した方がいいと思ったら、外れた事を言うって事も出来るっていう事です。外して欲しい人もいるから(笑) だからこれも入ってるんです、そういうパターンの中にね。で、整体だと野口さんとかも言ってたんだけど、占い師は自分が選んでるんだから、結果的には自分が選択してる事なんですよ。当たりそうな人を、自分の思った通りの答えを出してくれる人を既に選んでると。

鶴崎　ふうん

川﨑　だからそれは自分が結果的には選んだ答えなんだけど、でも自分では言えないから言って貰ってる訳です。別れなさいとか、結婚した方がいいわよとか、仕事辞めてくださいとか。もうあの、私もそれを求められる事があります、整体で。でも、ある程度責任取って貰ってます、あなたが言わせてるから、あなた自身で問題を考えましょうねっていう部分は、占い師と違うので、自分の体の体力ですよってまたお返しする形ですね。それは整体の仕事。でも占い師はそこまでやりません。パターンだから（笑）プロの占い師っていうのはだからよくわからないけれど、そう思ってください。

鶴崎　ふうん

感覚

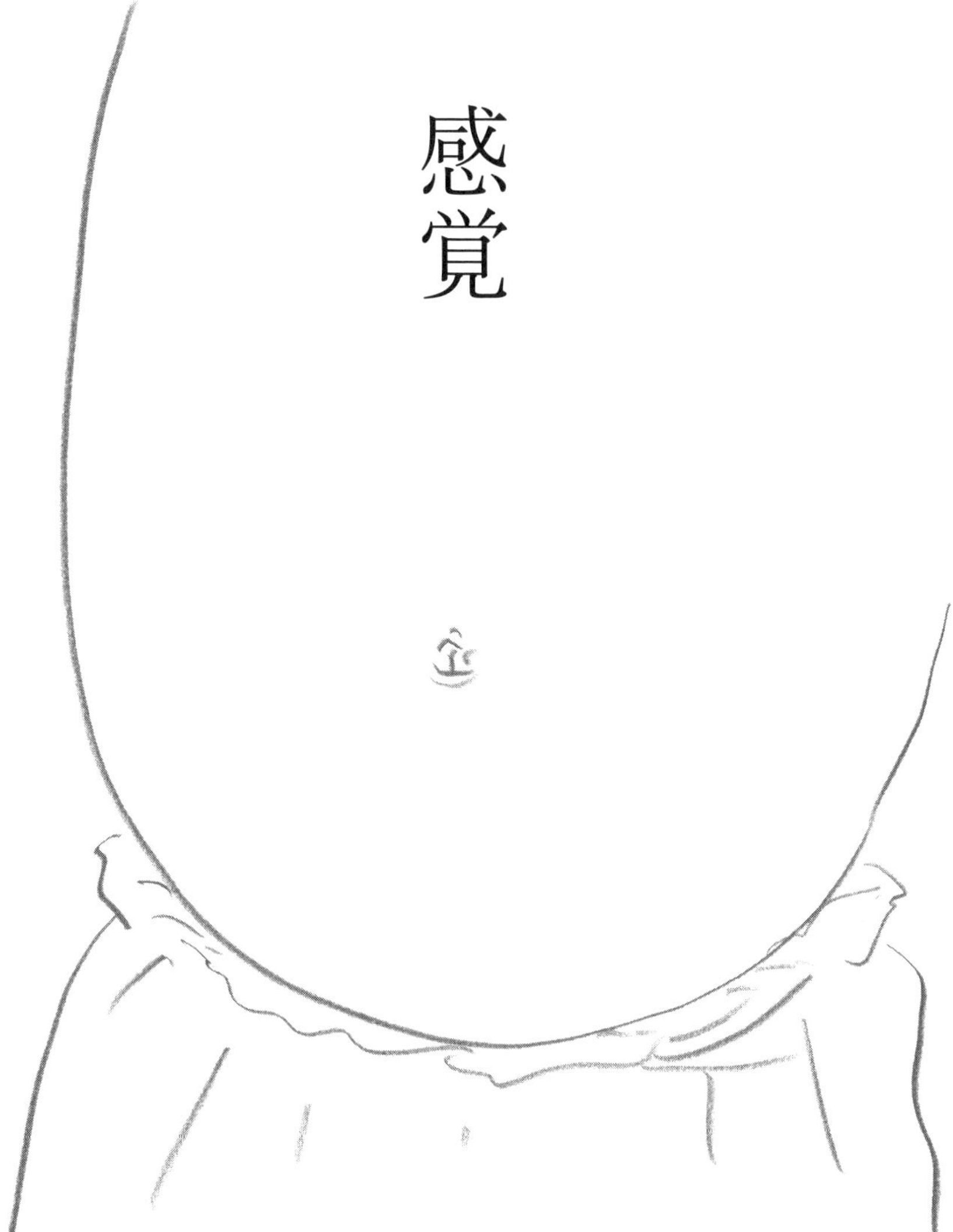

打撲の効用

2015・5

この対話がおこなわれたのは二〇一五年二月六日。鶴崎はこの日、高尾にある川崎の自宅へ向かう途中の凍った坂道で転んで右手首を捻挫し、到着後すぐ処置して貰った。

鶴崎　ありがとうございました……。いや〜、びっくりしました。

川崎　（笑）いい事です、びっくりするのもね。大事な事です。大きくなってからなかなかびっくりしないとね、あの、驚かないように生きちゃうと本当に退屈ですから。

びっくりする

鶴崎　三十過ぎてから退屈な度合いが増しました。動きが停止したって言うか。

川崎　それはやはりね、硬いとそうなるからね。体が硬い、老化してくとね。だからおじいちゃんおばあちゃんで一番出て来るのは尻餅つくってやつをやるんです、ある歳から。尻餅ついて尾骨を打つのね。尾骨を打って打ち所が悪いと、二、三年の内に死ぬって言われてます。

尻餅つく

鶴崎　ふーん！　わー、死ぬとこだった（笑）

川崎　（笑）まあ、まだその年齢じゃないでしょう。かったいとそういう事になっちゃうからね、尻餅ついたひとつでもね。それぐらい打撲は怖いっていう風に整体では言われていて、経過がわからない、どういう風に打ったかが、すぐには出て来ないっていう事ですね。

打撲は怖い

鶴崎　ふーん

川﨑　特にあの、現代って言うか近代って言ったら、車とかバイクとかが出来て、そういう速いものに乗る。そうすると凄い衝撃の物にぶち当たるっていう経験を人間がして、その打撲の速度が速いと、びっくりしちゃう訳です、体。体がびっくりするとカチッて固まっちゃって、全ての動きを静止しちゃう訳ね。で、その場では出て来ない。やっぱりそれがどれぐらいか後に出て来る。もっと言うと子供の頃に打撲したものが、十代、まだ柔らかいから出ない。二十代、まだ大丈夫。だいたい三十半ばぐらいから、そういう時に酷使した打撲の跡っていうのが、処理してないものは、ぼちぼち、あちこち痛いって出て来る事がある。

鶴崎　ふうん

川﨑　だけど、なぜじゃあ打撲をするのかってなると、その人が一生の内で無事でいられるかどうかって事と関係があって、まずは、子供の時の打撲っていうものがあります。これは、子供っていうのが打撲をしやすい、不注意であるっていう事があって、ここをどれだけ親が見ていて打撲から守れるのかっていうのがあります。子供の時にあまり気の集中を受けなかった子供の方が、打撲をしやすいという事もあります。で、ある年齢まできちんと見ていられればですね、自分の意思で動けるようになってからの打撲は自立と関係があるから、また別の意味がある。だけども、子供が小さくて、親が見てなくてはならない時に打撲をしているとするならば、これは子供の不注意ではなくて、親の不注意という事になりますね。ですので、本当に徹底的に警戒しなさいっていうのは子供の時期で、おおむね三歳以下。

鶴崎　はあ

川﨑　ここまで。だから三歳までに親が徹して、しっかりと子供を見ていられる環境があれば、

子供の時の打撲

まあなんとかなるっていうのが打撲の中の、処置の話なんですね。首が座るまでも大変なんですけど、今度は生後六ヶ月ぐらいになって座れるようになると、ひっくり返っちゃったりしてね、後頭部を打つとか。あとは、子供には鼻の高さがまだないんですね。鼻っ柱がまだ出て来ないんですけど、それはまだ生殖器とかが育ってないから。で、こういう所、バーンと打つ子もいます。その時にある程度衝撃が入るとですね、まあ、のちのち生殖器関連の働きに影響あるような病気だったり症状だったりっていうのをもう一度起こして、そこを成長させるような働きが起きて来ると。だからやっぱり小さい時にお母さんなりお父さんなり保護者なりが見ていられるっていうのは、実はとっても大事な事ですね。で、最近ある事としては、親が子供を注意して見ているのがなかなか続かないっていう事があって、その間に怪我をして、それの結果がどれぐらいから出て来るかなんですけど、すぐには出て来ないんですね。やっぱりある年齢で成長の過程に、打撲の影響だったものが成長する場所によって出て来るようになりますので、これは、大人になり切れた後。じゃあ整体の中で大人になる、体がしっかりして来るのはいくつかっていうと、女の子だとだいたい二十二、三。男の子だと二十八から三十。これぐらいだと成長し切った体っていう事になります。意識の上でも大体それぐらいの時に何か、取り憑かれたものがパッと外れるみたいな、ちょっとね、あれ、何なんだろう、ってこうね、振り返るような事ができ始めるのがこの年だから、みんな話せば心当たりがあるはずです。もしその年齢で心当たりがない人はもうひとつ成長がゆっくりだって事を（笑）覚えといて頂くといいかなあと思います。

鶴崎　はあ

川崎　そしてこの打撲の影響が一番顕著に出始めるのが、中年になってからですね。つまり成長

中年

が止まった後に出て来ます。一番多い打撲は、手首足首の捻挫という形。あとは突き指とか、そういうものですね。とにかく学生時代までに打撲してるものが中年になって出て来ると。あちこち痛いんですっていう所をこう、手を当てとくと、ずうっとこう繋がって、例えば腰痛ですっていう事でいらっしゃったとして手を当てとくと、その日に方々痛くなったと。腰痛でみたのに色んなとこが痛くなると。こういう時は腰痛は一つの表現で、もうちょっと前に既に何度か打撲をしている場合、そこがきっかけでまた傷とか痛みが浮いて出て来るって事が連動して起きるんですね。だから腰痛だと思ってるものも、元は打撲によって可動性が悪くなってそのままにしていた結果、体の使い方が変わっていて、腰痛を起こす事によって、変化を求めようという動きがその年齢になって起こると。

鶴崎　うーん、繋がってるんですね。

川﨑　そう。それで、一番その打撲の中でも危険なのが頭を打つ事です。あともうひとつ、尾骨っていう骨があって、この尾骨って、お尻の先端の所の割れ目の付け根の所にあるんですけど、その要は尻尾ですね、動物で言う。そこを垂直にドーンと打つと頭に異常が出て、その結果亡くなるって言われてます。で、ある年齢からは尻餅をつきやすくなる。つまり老化によって、その尾骨を打ちやすくなる年齢がある。それは若くなくて、だいたい高齢になると打ちやすくなる。いや、私二十代で尾骨打ちましたとかいう事なら、そこがちょっとおばあちゃんとかおじいちゃんであるっていう事ですね。それでその結果、打撲の怖い所はその場で出ないという事で、その時は平気なんですね。ところが例えば二年後とか、四年後とかにその影響があって、亡くなっちゃうって事があるって言われてます。じゃあ二年四年なんてそれが打撲のせいかなんてわかんないじゃ

頭を打つ
尾骨

ないか、って言われればそれだけかもしれないので、これは何かまじないとか迷信みたいにね、思われちゃうかもしれないんですけど、どうしてそうなるかと言ったら、打った影響から、どこかに骨が止まった、体の中に不具合みたいなものを止めてる状態が起きるんです。衝撃を止める骨があって、そこが耐えられなくなると、バーンと外れて、ガクッと死ぬと。そういう事になります。

骨が止まる

鶴崎　うーん

川﨑　だから、じゃあ打撲はどういう打撲が一番怖いのかっていう事になると、速度感があってトンと入る、これが一番怖い。例えば、あーって言いながらベチャッって倒れるようなね（笑）そういう倒れ方する人がおばちゃんとかでもいるんですけど、お買い物し過ぎて両方にバッグ持って、パンプスか何かが挟まって、ベチャッて倒れて膝から血が出たとか、そういう派手な転び方は意外と問題ない。それよりも急所と言われる部分は大体は背中とか、後頭部とか、そういう所に多くあるんですね。後ろから、トンッてこう速度が入って打撲をすると、危ないと言われてます。そして今は車とか、飛行機とか、速度感があるものに乗ると、そういう衝撃が入りやすい可能性がたくさんあるっていう事ですね。速度があるものがバンッて入ると、その場では異常がないような感じ。ところが、まあ速度感を持った刺激が入った人の体は特徴的なものがあるんですね。それはどういう事かって言うと、まずはこの人は死ぬか死なないかっていう事なんです。で、整体を始めた方は、ここがやはり最初にわかったと言われてる人、つまりこの人はもう亡くなっちゃう人だなとか、この人は生きる人だなっていう事を感じ取れる能力があった人なんですね。その経験上、打撲で死ぬ人っていうのがいるって事が多分わかったんだと思う。

速度感があってトンと入る

鶴崎　ああ

川崎　何の事はない、普段のように喋ってるのに、どうも動きがおかしいと。そしたらまあ、一週間後には亡くなったと。やっぱり亡くなる人は通常じゃない何かっていうものがある訳ですね。それを感じ取れる能力があったもんだから、病気で亡くなるっていう事には色々経過があるからまだ読める。だけど打撲の場合は一種独特のそういうものがあって、わかると。で、大体あの、そういう衝撃が入ってから数日後に亡くなるまでには間がありますからね。だからまあ、あの人はちょっと危ないよって周りに言ったとしても、普通の人はいや生きてるから平気だよって。でもこういう所でこうやってぶつかってないかって聞いたら、ぶつかってると言うと。そしたら大体その通りに亡くなる事が多かったもんだから、これは予言じゃなくて(笑)そういう独特な打撲の時の反応があるという事ですね。それはやはり観察している人じゃないとわからない点ではあります。で、打撲の中でも先ほど言った背後、背中とか、尾骨とか、頭とか、そこの中でも後頭部ですね。後頭部を打つと、まあ急所と言われてる所があるので、亡くなりやすい。あとは尾骨って言われる。これは頭と影響ある所。そこを打つと亡くなる可能性がある。で、その特徴としては、まずはお腹を観察するっていうのが日本の気の見方なんですね。東洋医学、中でも日本の観察ポイントで一番発達してるのはお腹の観察なんです。多分鍼灸でも漢方でも昔のね、西洋医学入る前のお医者さんは、お腹で観察する。腹診ていうのもある。触診で触れてお腹の様子をみるのもそうだけど、独自にそういうものがあって、で、お腹がまずは、へこむんです、ペコンと。

鶴崎　へえ……

川崎　船底型って言われる、ぺろーんとした感じにお腹がなる。

鶴崎　それは死ぬ前の人ですか？

後頭部

お腹を観察する

お腹がへこむ

船底型

川崎　そうですね。だから、本当に救急になるとそういう風に船底型みたいな形になって削げたような感じとか、あとは、平たい感じとか、無表情な感じがお腹にするんです。生きてる人のお腹っていうのはムチムチでプチプチ、赤ちゃんなんかもみんなおへその周りがプッチプチでパンパン。これは本当に元気な証拠。だけど亡くなる前の方は、これは打撲に限らずですけど、お腹がへこんで来る。ぺろーんとこうね、肋骨の下の方が張り付いたみたいな感じになると、息が入らなくなって、それからどんどんどんどん急に、脈が変わって来るって言われてます。そういう時まず後頭部に手を当ててみると、冷たい。これはもう、ちょっと危ないっていう事になります。だから、どっかで打ったとなったら、お母さん達はまず子供の後頭部に手を当ててお腹を観察する事。それで、様子が自分ではわからない、不安であれば、救急にお医者さんに連れて行く。これがまず間違いないって事ですね。頭を打ったとき救急の処置は咄嗟に動けるかどうかだけなんで、これはもうどうにも言いようがないですけど、多分、西洋医学も東洋医学も変わらず、頭を打ったら危険であるっていうのは一緒だと思います。

鶴崎　へえ。

川崎　もっと直接的に言うと、頸椎の二番という骨、二番から上に向けて一番、そういう所にこう、入ると、そういう状態が起きる。まあ脳震盪起こす時もここが異常になるんですけど、でも、亡くなる場合は船底型になるっていう事があるからね。これがなければまあ生きてるなと。だから、速度がまず打撲の中の、危篤状態まで行く重たいものなのか、それよりもうちょっと軽いものなのかは差があるという事です。あーってゆっくりバッタンと倒れた時と、ドンッて速度があるものが体に入っちゃった時とは全然違うという事ですね。

ムチムチでプチプチ

鶴崎　はー

川崎　で、もっと言うと、速度が入って、骨折をしたとします。場所にもよりますけれど、速度で何か衝撃が入ったものが抜けたような骨折である場合は、まずそういう意味では打撲ほどの警戒は必要がないという事ですね。ところが速度がある打撲においては、止まってる訳です、体の中で。つまりその後、どうそれがいつ表に出るかがわからない。要は、地雷みたいな感じになる訳ですね。体の中に打撲を起こせば起こすほど、地雷をたくさん埋め込んでるようなもので、それがいつ爆発するかがわかんない。ある条件が揃ったら、その速度で入ったものが、バーンと出て来る。出た結果、それがいつかがわかるっていう事です。

鶴崎　抜けたような感じってどういう感じですか？

川崎　打撲が抜けるっていう所には急所があって、そこがこう、反応がある場所があるんですね。毎年ある時期に、人間の体の中でも季節で動く場所があって、それは恥骨の骨なんですね。で、一応日本だと、湿度が関係があって捻《ねじ》れが多いから、六月の、だいたい半ばから七月の上旬、最初の一週目ぐらいの間が、打撲の処理の期間って言われてるんですね（笑）

鶴崎　ふうん

川崎　体の中で打撲の影響がある人にとっては、この時期に恥骨を調整すると、それまでの体の中にそうやってうまく抜けてないものがあると、ワーッと痛みで出て来たり、それから、排泄が出て来たりして方々痛いんだけど、それが抜け切ると、その後の体がガラッと変わると言われてます。なので既にもう打撲の経験がある方は、毎年毎年これをおこなう訳です。そうすると、方々が痛くなるっていう経路がわかって、それが何のために打撲をして、どういう時やったかが、体

打撲が抜ける

恥骨

打撲の処理の期間

もそうなんですけど記憶も蘇る。これが面白い。つまり、トンと打った時、例えばそれが五歳の時だったら本人は記憶がなくても、何となくそれがまた浮いて出て、消化されてるっていう過程で記憶も思い出されるもんだから、これもひとつ処理として出てる訳なんですね。まあ近い打撲ならね、その時の季節のこと思い出したり、その時の友人のこと思い出したり、要は匂いを嗅ぐとその時の記憶をさーっと思い出すみたいに、打撲の処理をすると浮いて出て来る。これが打撲の面白い所。で、出し切ってしまうと、なくなっちゃう。

鶴崎　その打撲の痛みとかもなくなっちゃうんですか？

川崎　痛みが移動します。

痛みが移動します

鶴崎　移動？

川崎　打撲が酷い場合だと一年ですぐ抜ける訳ではない。やはり何年かしながら打撲自体も調整されて行く。そんな感じですね。

鶴崎　さっき右手をみて貰った時に、壊し切らないとまたやりますよって言われたのは、今の話と何か繋がりそうですね。

川崎　そうですね。つまり、自分の中にそういう、発散したい、何か壊したい欲求みたいなものを既にエネルギーとして持っていて、それがこじれて上手く出て来ないと、何とか出そうっていう運動も意識してないで、溜め込んでる状態があったり、停滞したりすると、バッと出ちゃう訳ですね。でもその勢いが一度でなかった場合は、何度にも分けて出て来ると。

鶴崎　一度でっていうのは、捻挫の先っていうのは骨折って事ですか？

骨折

川崎　そうです（笑）それだったら骨折した方が、さっぱり壊れる壊れ方ではあるかもしれない。

面白いのは骨折は、上手く抜ければまたくっつくと、より丈夫になるって事だから。それがウッて中でこらえちゃってるって事は、まあ、自分の中でいつかそれを次の機会にもう一回やるっていう約束事にしちゃったのが打撲だから。それでよくあるのが、二回でも三回でも同じような所を打つってやつですね。一番それで利用されてるのが手の指と、足の指です。特に足の小指、足の親指はよくみんな打ちます。

鶴崎　うん

川崎　で、声も出ないような痛さがありますね。あれによってある程度骨盤の調整がおこなわれるんです。ですから、そういう打った時の動作の観察をしといてですね、私達の仕事は、ぎゃあとかわあとか瞬間的にその人が動きますね。それによって、あ、この人はいま腰椎の何番が硬い、そこの硬さを調整するために、今日は躓いて、小指程度で調整をしようと。でも痛さが残るじゃないですか。気をつけなさいよ、くらいの痛さを体が教えてくれる訳です。普通に歩いてたら小指なんて打たないよと。ところがなぜその角に、その角度で小指を打つのかと、上手いこと。あと肘と膝もよく打ちますけど、これもやっぱりそういう事があります。肘なんかは、垂直にトーンとこうね、とんがった所打つんですよ。で、ビリビリビリビリって、もの凄い電気が走ったみたいな神経になりますけど、これによって大体はどこの疲労が取れるかっていうと、頭の疲労と目の疲労です。

鶴崎　ふうん

川崎　だから、こういうのもちゃんとわかって打ってますから、体の方はね。それはあの、打撲以外の方法として、中毒とか、食中毒なんかもそんな様子がありますね。

痛みが移動する

2015・6

鶴崎　痛みが移動するというのが、いまいちよくわからなかったんですが、もう少し詳しく聞きたいです。

川崎　そうですね、先ほど言った六月の、恥骨の調整というものをおこなうと、骨盤の中の変動が起きて、そして骨盤の中の神経が全身の神経にまで及ぶんですけど、結果的に連動を起こさせる訳です。どこからどうなって、あなたこういう所をこういう風に打っちゃったんだよっていうデータ再生を起こす訳ですね。例えば本を一生懸命読んでて、色々頭の中で想像しながら読んでたと。で、周りがあんまり見えなかった。自分が疲れてる事もわかんない。でも読みたい。で、続けてる。そのうちあの、意識がもうフラフラして来る訳です。そうこうしてる内に、お話の中で盛り上がろうっていう所で、転ぶんですね。何か、もうせっかくここなのにっていう所で。それでバーンと打つ。ガーンと打った。痛い痛い痛い痛い！ってなります。これはどういう事かって言ったら、あんまりにもそういう所ばかり意識し過ぎて、現実を見てないから足元を見なさいよ、って言って足を打つ訳ですね。こうして体が覚えて、それで、治ります。もう忘れちゃう訳です。そして何年か経ちますね。で、本当に一生懸命読んでいたその季節と同じ季節が来ます（笑）ある年ね。その時はもう、そんなものは読む習慣もなくなっているんだけれど、たまたまそういう時にですね、あの、凄くその人が疲れているとします。で、何げにその季節です。何げにと思ってるけど

記憶の連鎖

無意識なんでしょうね。意識しないような状態がまず背景にあるんです、自分の事が意識できなくなっちゃうような疲れてる状況がね。その時に、バッと例えばある食べ物を食べた。そしたらですね、それがどっかで一致する時が、つまり昔一生懸命読んでいたお話の中に例えばリンゴが出て来て、リンゴを食べようとした所でドッカンと打ったとします。で、いま疲れててリンゴを食べたとします。食べた瞬間に体が思い出す訳です。あっ、あのとき打ったなあ。ここに記憶の連鎖みたいなものが反応として出て来る。

鶴崎　はあ

川崎　で、何かわかんないけど調子が悪い訳です。気持ちも悪くなって来て、すぐにはわかんない。で、整体行ってみようと。まあ時期も時期ですから、じゃあちょっと打撲してませんかって聞いてもわかりません、本人はね。まあ整体師からみたらそういう風な感じがあったとしても。それで、直接的なその、打った所じゃない所を訴えるんですね、咳が出るとか喉が痛いとか何でもいいんですけど。だけどこちらの手は勝手に色んな所に行く訳だから、そこの調整がおこなわれる。まあその夜です。何だか足が痛くなって来た。自分の調子としては喉がおかしいとか気持ちがモヤモヤするとか、そんなもので整体に行ったのに、足が痛くなって来る訳です。で、足が痛くなって、その次に寝たら、まあ眠る時に一番効果が出やすいからね、夢を見てると、まあそこからその、リンゴが出て来るお話を思い出す訳です。そしたらその頃の、自分の事も思い出す。じゃあ何か一生懸命やってた頃だなと。で、もうちょっと行くと、何で一生懸命読んでたか、ってとこまで行く訳です。その前に何があるか。何か忘れたくて読んでたかもしれない。辛い思いをして、悲しい思いをして、それを忘れたいな、ちょっと気晴しに本を読もう。で、一生懸命読んで

骨に影響がある

て、転んじゃった。で、ここまでの記憶で骨に影響がある訳ですね。まずは頸椎。それから悲しいって思いは胸椎。で、きっかけが、例えば振られた事だった（笑）ここまであるとしたら、この関連した所が痛くなります、心も体も。出発点がこれで遡ると。ある女の人に振られちゃった。ガーン！悲しい悲しい胸が痛い。しくしく痛い。まずそこの胸椎が痛くなりますね。これを何とかしようと思って、そういう恋愛の本を読む。そこの中に登場人物がいて、そこの中の女性が何かのきっかけでリンゴを食べた、っていう所まで一生懸命読んだ所で、頭に血が上ってる訳だから、何とかしなさいと転んだ。これによって現実を見なさいっていう事。それが足で起こったから、胸、頭、次は足、の関連で痛くなる訳ですね。で、それが治って行く訳だから、結果的にはその失恋の痛みが治まるまでの経過が思い出されるって事が起きます。じゃあその失恋の痛みが治まるまでは、一年半かかったとしよう。で、何度も悲しい思いをしてその気持ちとか記憶を繰り返しているようだったら何度も打撲をしちゃう訳です。ところがそれが一回で済んだのであれば、打撲の必要、打撲による体の影響は一年半で済んでる。だけどどこかにまだそういうものが残ってれば、何年後かにもう一度その季節が来て、失恋を思い出させるように（笑）打撲、あの、復活させるような運動が出る訳です。で、それで初めて終わる。だから、記憶の再生が起こるっていうのは、体の中にひっかかりがあって、それを少しずつでも解く運動だと思って積極的にですね、肯定する事です。つまり、どうしてじゃあ何年後かにまたその打撲の記憶と共に失恋を思い出したかって言うと、新しい恋をしたいなって思うからなんですね。つまり体が成長した結果なんです。

鶴崎　忘れようとしてるんですか？

川崎　うん。体の方は前向きに捉えるから、新しく自分は恋愛をしたいなって意欲が出て来ると、過去のものを処理するためにそういう働きが出て、終わらせちゃうわけ。だから、何度も失恋の事を思い出す人がいたら、新しい恋をしたいんだと思って頂ければいい。体は新しくなりたいんです、常に。という事で方々に痛みが出る、痛みが移動するという事は、その再生過程とそれを終わらせる運動過程だから、とても大事である。痛みのショートカットは出来ません（笑）

鶴崎　終わらせないと。

川崎　そう。で、打撲の場合は経路を追いかけて行くのに時間がかかる場合もあります。ひとつがあまりにも大きいと、何年も打撲に付き合わなきゃならない場合もあるんですね。ここにもうひとつ心の打撲っていう言葉があります。心の打撲の方が、体の打撲よりもとても長く残るんです。そして心の打撲の方が、実はその後の体に影響がとても大きいし、それによって亡くなっちゃう可能性もあるんだから、打撲というと、本当に本当に危険なのは心の打撲ですね。

鶴崎　ふうーん。不思議ですね。

川崎　不思議です。だから、子供の打撲は周りの大人の注意不注意と関係がある。まだ心が育ってないからね、幼い。だけれど、大人になってからの色んな事っていうのは心の打撲の結果かもしれないので、これは本当に複雑です。最終的にあの、ちょっとした事で誰かを傷つけてしまった事が、その人にとっては紐解いて行くと、とうの昔のちっちゃい時、自分が心を持ち始めた頃の、初めて傷ついたって事の結果であるならば、そこまで遡んなきゃなんないし、それを何度も何度も調整するための運動で、その痛みの移動をちゃんと観察できなきゃなんない。心の痛みの移動を経験しなきゃなんない。そしてそれはショートカットが出来ない。

鶴崎　心の痛みの移動は、身体の痛みで現れるんですか？

終わらせる

痛みのショートカットは出来ません

心の打撲

パッケージング

川崎　そうです。だから同じなんですね。心があまりにもこう、鈍くなってしまうと、色んなものをあまり感じられなくなるように、一応心のシャットダウンが起きるんですけど、これもある程度変換しようっていうものがあります。あまりにも衝撃が強過ぎるとその人が受け入れられないから、大変だなって体が思うと、一時的に凍結させたり、あとはパッケージングっていって凝縮させたり、そういう事してくれるんです。だからよくあの、カウンセリングとかね、その人の傷を何とかしましょうって言って、出させる事がある。だけれどよほど注意しないとですね、自分でわざわざちゃんとパッケージングして、大切にね、その人が酷くならないようにしている事をわからない角度で開けちゃった結果、もっと傷ついたり、もっと酷い思いをしたり、もっと混乱をしたりする事があるんですね。だからやはりこれは、なぜそうパッケージングしてるのかとか、冷凍してたりするのかとか、そういう理由があるんだから、むやみやたらにそういう所に触れないっていうのも傷の大事な所です。まあ今の傷の直し方って、昔みたいなその、ぎゃあっと薬を塗り込んだり、消毒するやり方から変わって来ました(笑)そこにガーゼを当てて待っとく。白い液が出て来るからね。まあ要は血小板みたいな、それを使って回復させる。自分の免疫で、体力で回復させるやり方が出て来てますから、まあ整体に近いものです。なぜならそれが自分のお薬なんだから、副作用がない訳だし、それをやはり、やって行きましょうねっていう流れは一つ、今ありますからね。

鶴崎　ふーん

川崎　ここはもうだから一緒なんです。自分の中にちゃんとそういう回復のお薬があるんだから、それを待って、その時期に出せるようにして長期的に付き合わない限り、いきなりそれをあの、バッて開く行為は異常な事が起きちゃう事も、頭のダメージも含めて、やっぱり打撲ですから危険という事になりますね。

鶴崎　はい……

川崎　なので、この痛みの移動がある間は生きています、その人が。特に手を当てて、心も体もですけれども、痛みがビリビリ出たり、色々と移動がある間は、まずは生きていられると思ってください。そういう所ならまずは手が出るんですね。でもそれがその人の打撲でとても危険なものであれば、不思議ですけれど、手が行かない。

手が行かない

鶴崎　ふうん

川崎　そこに手を当てたい気持ちにならない。お互いに元気になる方法なのに、そこには手が行かないようになってます。あと本人も触れて欲しくない状態が起きますから、そういう時はそっとしといてねっていう事なのね。それを感じられるかどうかは、気っていうものの感受性を育てて行かない限りは、わかりづらいかもしれません。まあ物騒な体という意味では、打撲をいっぱいしてる体ほど物騒な体はないので、整体の人でそれがわかる人がいれば、もしかしたらみてくれない人もいるかもしれない(笑)

物騒な体

鶴崎　物騒？難しい体っていう事ですか？

川崎　いや、死んじゃったらほら、

鶴崎　死んじゃうような動きが浮き出してきちゃうって事ですか？

川崎　そうそうそう。だから、死んじゃってもよければね、本人がそういう事でよければ。でも命の保証なんて別に整体はないですから、治療をおこなってる訳じゃないんで。ただ打撲を持っ

てる人は物騒だなあと思うから、病院行ってくださいって言った方が早いとは思う。それは昔の人でいうと一般的には死相っていうか、そういうものを感じられれば、そういう事になりますよね。本人はわからなくても。

死相

鶴崎　今日は打撲が一番怖いって聞きましたけど、整体師に操法断られるっていう話が一番怖かったです。わかっちゃいますね、自分で。

断られる

川﨑　（笑）まあ、私も断りますから。

鶴崎　はああ〜

川﨑　でもそれはお互いのためだと思うからです。お医者さんだって断るでしょ？

鶴崎　うーん

川﨑　あとよく医者には見放されたっていう言い方するじゃないですか。医者に見放されたらもうどうにも仕様がないんだから、諦めるしかないんですよ。それを医者のせいにしない事ですね。怪我をしたり病気になってるのは自分の責任なんだから。どうしてくれるんだって事じゃないです。お医者さんはそういう仕事なんだからね。親切じゃないとしてもそれで当たり前だ、くらいに思っとかないと（笑）知らない人の体の事なんかわかる訳ないんだからさ。そういうお医者さん達の負担も考えなくちゃいけない。つまりお医者さんである前に、人なんだから。ここはあの、人じゃなくてお医者さんだってその人をみるようになっちゃう見方は、やはりあの、変えて行かないといけないし、仕事でその人をみないって事は大事なことですね、どんな仕事でもね。だから断られたら、ああそうですかって言うだけでいいと思います。お願いして断られる事だっていっぱいあるんだから。好きです、付き合ってください！って言ってもごめんなさいってね（笑）言われる訳でしょ。いや関心ないんで、って言われる事だってあるんだし。それなのにね、怒ってもしょうがないわよね（笑）意外とみんなそういう事でも怒るじゃん。自分がお願いしてる事なのか、自分の言うこと聞いて欲しいのか、その区別さえつかない人いますから。

鶴崎　はあ

川﨑　ちょっと話が逸れましたけど、じゃあ打撲ってそういう事で言うと、何かが止まった状態でそこの中に起きる事だから、極力できれば避けたいんですね。じゃあ打撲しないためにはどうすればいいか。そこは観察のみ。自分で自分の事を観察したり、他の人の動作を観察したり、あと、そうなっちゃった結果から、痕跡から観察したりっていう事で、注意を払って生きて行く事ですね。あとは、整体の中だと活元運動というものがありますから、この活元運動をおこなって行くと、体がある程度反射に強くなって来ます。咄嗟にパッと体がね、動いて離れたり、よけたり、間に合わないって事がなくなる訳ね。やっぱりそのための訓練でもある、自立訓練でもあるので、良かったら活元運動っていうのをおこなって頂くといいかもしれません。そうするとあの、飛んだつもりが飛んでなくて（笑）あの、轢かれちゃったとか間に合わなかったとかそういう事が、起きづらいからね。あと何か上から物が落ちて来て、その下にいたとしてもよけられる訳だから。面白いのは直前でよけるんですよね。

鶴崎　ふうん

川﨑　こわーと思うけど、凄い遠くから落ちて来ても、まずは落ちて来る所歩かないっていうのもありますよ。だけど、落ちて来たとしても、よけられるんですね。

鶴崎　体が反応するっていう事ですか？

観察

活元運動

川崎　そうです。ここまでで、痛みの移動も何となくわかって頂けましたか？

鶴崎　はい、わかりました。

川崎　だから、振り返ると、今日鶴崎さんは坂道で転びましたが、上手いこと転んだおかげで骨も折れておらず、打撲も軽度であると。だけどそうなるまでに何をしてたかっていう事が、ここで出て来る訳ですね。そしたら先ほどワーッと出て来たでしょ、感情が。

鶴崎　はい

川崎　なぜかわからないけど。

鶴崎　情けなさが。

川崎　（笑）打っただけで。って事は体の中にその情けないってものが（笑）溜まってた訳ね、さっきまで。それがもう発散された訳です、お目目のお水と一緒にこう出てった訳だから。これが緩むって事です。緩む前に緊張があったって事ですね。だからまあ、感情はちゃんと出さないといけないし、感情発散をして行かないと体を壊しますよ、っていうのはそういう事ですね。

鶴崎　うん。

緩む

愛は骨盤が開く

2015・8

鶴崎　最近若い子に性欲のない人が多いって、そういう話をよく聞くんですけど、

川﨑　そうですね、まずその性の問題っていうのは、特に日本だと表立たないようにっていうのが一般的かもしれませんけど、でも性は整体の中では実は本当に中心の問題です。しかも性欲っていうのはですね、自分の意思とは関係なく起こり得る事があるので、思い通りにならないっていう意味では、生理機能の中ではとてもエネルギーがあるものです。で、もう一つ言うと性欲の転換っていう問題はとっても大きくて、これがあの、男性でも女性でも色々と他の表現になって現われて行くと。で、野口晴哉さんも最初は色々と相談を聞いていても、どんどん突き詰めて行くと、あ、これはもしかしたらそういう所と繫がるんではなかろうかっていう風に体をみて調整して行くと、辻褄が合う事が多かったんですね。

中心の問題

性欲の転換

鶴崎　ふーん

川﨑　だから、どうせ人間も動物なんだから、ご飯が食べられたら、次はその、子孫を残す、生殖能力の方が出るのは当り前だと。ところが人間は他の動物と違って社会ってものがあるので、例えば社会的な役割として結婚をしたりとか、そうなってると、性の発散ていうもの自体が意識でコントロール出来うるべきものであると、いうようなものの中に入れられちゃってる場合があるんですね。だからこそ、不倫っていうのが流行ったりですね（笑）結婚があれば不倫がある訳で、

社会

結婚

結婚ていうのはまず、社会的な所であるんですね。例えば、今は離婚はみんな出来るようになりましたけど、本当に二、三百年前までは女性から離婚するっていう事はなかなか難しかった。要はあの、お家同士の問題が大きかった。そういう中で性っていうのはあくまで子供を産むとか、役割としてのものしか表面的にはなかったんです。だけど体の面で言うと、まず子供の頃からちゃんと性欲っていうものがあるっていう事を認めて行く。で、その性欲の発達が生殖器の発達と関係がある。それがきちんとその年齢相応に成長してるかどうかが成熟と関係があって、順番がちょっとね、一般的じゃないですけれど、性成熟がしっかりしていれば、頭も働くんです。

鶴崎　ふうーん

川崎　ですから、頭の機能ばっかり早いうちから一生懸命やると、生殖能力の方が遅くなって、そういう感受性みたいなものも発育が遅くなるっていうのは、確実に体の中であるという風にみます。だから小さい時にまずは、そういう所の骨があるので、そこがしっかりと発育してるかどうか。概ねあの、体で言うと腰椎の四番ていう骨が生殖器と関係があるんですけど、そこは骨盤の開閉と関係があるもんだから、例えば赤ちゃんの時だったら股関節ね、ここがしっかりくっついてるかどうかとか、あとは、まああの、お首が座るのも関係があるんですね。

鶴崎　へー

川崎　お首と生殖器が関係があるから。だから首が座らないと、生殖器の発育もゆっくりですから、こういうのは早い段階からもわかる事。あと、鼻っ柱って言ってね、子供の時にはここがないんです。ところが生殖器が発育してくと、こう、出来てくる。鼻っ柱が大人になって薄い人、そういう人はやっぱりそういう所で幼いです。逆にパシッとこう、がっちりしてるっていうのは、

性成熟がしっかりしていれば、頭も働く

腰椎四番

首が座る

鼻っ柱

そういう能力がしっかりしている。そういう意味では、見てわかる事ですね。で、ここが人を好きになる能力と関係があるもんだから、まずは人に関心があるかどうかですね。自分に関心がある人が多いです。あとは、自分の周りの人の自分に対しての見方、みたいのにも関心がある人は多いです。だから、どちらにしても自意識が高い人っていうのはある面では幼いですね。で、一人一人の中にちゃんと性欲があるっていうのは、食欲がある事とかと一緒だから。ただその強弱はあると思いますよ。要は心地いいと感じるかどうかっていう問題。性欲っていうのは生殖器が発育した段階まで行って、あとは自分だけの問題じゃない所まで行って、他の人との性行為なんかでよりそういう部分ていうのは成長してるかどうかがわかるもんだから、ある段階までの生育がないと、心地よさがわからなく出来てるんですね。特に女性の場合はやはり、性行為があった後の方が、しっかりと発育では落ち着きます。

鶴崎　ふうん

川﨑　で、男性はどちらかと言うと機能的なものでは、性行為を経たからといって、大して変わりはありません。なぜなら女性の方が、受精をして子供をつくる訳だから、体の機能としてその後が大変な事になる訳です。要は、出産です。女性の体の成熟っていうのはそこまで行けばある程度、落ち着くんだろうな。ただ、面白いのは、あの、異性に対して性欲を感じる人もいれば、同性に対して性欲を感じる人もいるからね。

鶴崎　ああ

川﨑　性欲っていうのはだから、自分でままならない。今そういう意味ではとてもあの、概ね公になってますけど性同一性障害だとか、同性愛に対してとかこう、マイノリティみたいな言い方

心地いい

同性に対して性欲を感じる人

で表に出てるけど、でも本来これは、全部同列に昔からある事で、どっちかって言うとその、性の選択肢なんてもう一万年も何万年も変わんない訳で、他の動物で言っても性が入れ替わるのはいくらでもあるもんだから、特殊な事ではないんですけど、じゃあ多種多様になってるかって言ったらそんな事もないです。これもあまり変わってないっていう事。

鶴崎　じゃあ頭ですね。頭を使い過ぎてる。

頭

川﨑　そうそうそう。じゃあ恋愛っていう話になるんだけど、頭と生殖器っていうのが、とっても関係があるんです。気の問題で言うと、物事を考えたり思考したりすると、頭に気が集まるって事があるんですね。頭を使えば使うほど、体全体には気は巡らなくなっちゃう。行動力と頭っていうのは関係があって、頭に集まるって事は、下半身に気が行かなくなるから、歩かなくなるとかね、あるんです。で、恋愛の話に戻ります。生殖能力もそうですけど、じゃあどうして人を好きになるのかっていう事ですよね。わかりません。しかも恋愛できる体の状態は性成熟と関係がある。整体の中での恋愛っていう見方で言うならば、全身でその人の事を好きになるっていう言い方をしますから（笑）体全体でその人の事しか考えられなくなるっていう状態。でもそういう風な体になる人が今、現代で、都会でいるかって言ったら、少ないんじゃないかなと思う。

全身で好きになる

鶴崎　ふうん

川﨑　全部でもってその人のこと丸ごと本当に好きになって、自分はいらなくなるようなそんな感覚になる人がどれだけいるのかわからない。その中で、特に女性が人を好きになるっていうのは、コミュニケーション能力がとても高い人でないと適応できないっていうのがあります。あの、女性がある程度そういう許容量持たない限りは、なかなか恋愛としては成立しない。もうちょっとはっきり言うと、女の人が相手を選ぶ事だけ、で恋愛は成立すると言えます。

鶴崎　ふーん

川崎　そしてあの、男性がそれに応えられるかどうか(笑)っていうだけ。つまり男性が自分からアプローチするっていうのは、あの、今の日本の男性と女性の間柄で言うと、あまりないと思う。

鶴崎　あ、そうですか。

川崎　ええ。女性の方が色々とアプローチをして、男性に好きだと言わせる、この技術をどれだけコミュニケーション能力で維持してるかっていうのが結果的には恋愛に繋がってるかどうか、ですね。つまり男性の要望にきちんと応えられる人が女性としては恋愛能力が高いという事になります。モテるという要素ですね。じゃあ、私自身がそんなに恋愛経験がたくさんある訳でもないのになぜそういう事が言えるかって言ったら成熟度と関係があるから。あとコミュニケーション能力の話からなんだけれど、それを素直におこなえる行動力があるか。つまり行動力はどっから来てるかというと頭じゃないですね、下半身です。

鶴崎　うん

川崎　つまり、言っちゃったもん勝ち(笑)まずそれで、言っちゃったっていう所に対してみんなその、嫌われるから言わないとか。つまり自分が勝っちゃってる恋愛は、恋愛としては本気ではないと言ってもいいくらいなんです。嫌われるんじゃないかって、自分の事を考えてる訳でしょ。そうじゃないです。あなたの事が好きですって伝えたいというだけですから、受け入れられるかどうかは関係がない話です。だけど、嫌われたくないっていうのは自分が好きなんだから、そんな事は。まあこの恋愛で言うと恋と愛がありまして、恋っていうのは変になるっていう事です。字と

選ぶ

言わせる

モテる

言っちゃった

恋

しても、気違いになる事が出来るかどうかなんですね。だから昔は心中しちゃったりする訳です（笑）その人しかいないっていうこの思い込みで。それがより感受性としてバアッとおこなえる年齢っていうのは、だいたい中学生から高校生ぐらいの時が一番ピークですね。早い人だとその辺りからそういうこと一生懸命やって、で、ある程度は結婚すると収まるんですね。まあ結婚した相手に飽きちゃうとそういう事が起きて来ますけど。でも十分その性成熟があれば、その後も恋愛は出来る。あとは恋愛自体をとても肯定的にみる場合は、そっからでもずうっと続く。でもだいたい女性は子供を産んでしまうと恋愛対象は子供になります。

鶴崎　ふーん、恋愛なんだ。女の子の子供に対してもですか？

川崎　そうですそうです。大好きなら同性愛ですよね。異性愛の場合は自分の息子に恋をする訳だから。やはり母親が子供からね、自立できるかっていう問題は大きな女性のテーマです。だって結婚したのはご主人だからね。なので性欲の話をしたけど性欲の転化の話をすると、極端な話、性の衰えが出て来ると、まず一番出て来るのは口から性が漏れて行くっていう事です。

鶴崎　へー

下ネタ

川崎　うん。どういう風な表現になるかって言うと、まず下ネタを言うようになります。これはその人の性っていうものに対して枯渇が始まっていると。ですから、自分の中の弱さとして性を感じると、どんどんどん口から漏れて、発散するようになる。実際の性機能は弱くなってる場合が多いと、そういう風にみます。年取って来ると多いよね、おじさんとかおばさんとかでも、平気で言えるようになっちゃうみたいな。だから、そこはひとつバロメーターになるんですね。

鶴崎　はあー

川崎　あと、愛の方ですけど、この恋愛の愛の方は凄く複雑です。愛っていうのはちょっと、感受性としては色んな要素を含んでいるんですけれど、一番言えるのは、骨盤が開いた状態が起きるという事です。まあ、閉じた状態でも一人の人を一心に好きになるって事はありますけど、これは愛というよりは、何かそうですね、取り憑かれたみたいなものがあるから恋に近い。だから、恋愛でも恋と愛はちょっと別のもので、その両方を入り交じって感じ得るのが恋愛だから。

愛

骨盤

鶴崎　男の人も骨盤が開いて来るんですか？

川崎　そうですそうです。男も開閉があります。あとは相性の問題があって、そこは体癖っていうのが関係がある。つまり自分の運動特性に合うかどうかっていう問題は大きい。で、恋愛をする相手っていうのは、大体は、自分と感覚的に似ている人よりは全く違う人に惹かれるように出来ています。だから、好きな時は夢中で好きになるけれど、それがね、落ち着いて来ると、なぜこの人と、って思う。あと別れた後に、何でこの人と、って思うような事もある訳ですね。だけど気の相性ってものはそういうものであって、その時は夢中になれる訳です。で、この夢中の間に大体はお子さんが出来ますから、気の相性が良ければ子供が生まれる可能性は大きい。自分は仕事として産前産後をみているんだけれど、あの、全然科学的でないけれど、やはり気の相性でその夫婦には子供が出来る出来ないがあると思う。体の問題よりも気が合うか合わないか。

体癖

鶴崎　あの、強姦されて子供が出来ちゃったって場合は何なんですかね？

強姦

川崎　そうですね、それで言うならばまず、それはただの暴力です。それは本当にとっても悲しい話ですけれど、どう乗り越えるかっていうのはどちらかと言うと、女性の方の問題なんですね。まあもうちょっと言うとね、何かその女性だけがそういう被害に遭った話をしますけど、要は過酷な状況でおかしくなる状態が起こると人間同士でもそういう事がいっぱいあるから、戦争の頃とかだと、女の人が男の子をレイプするって事も結構あった。

鶴崎　ふーん

川﨑　つまりみんな気違いになる訳です。ただその、やはり思春期の子の体っていうのはそれこそ子供を産む可能性がとっても高い時期だから、受胎しやすいっていうのはあると思います。

鶴崎　川﨑さんに前、好きじゃないと子供は出来ないって聞いて、だから何で子供が出来るんだろうなあと思ってたんです。

川﨑　それは本当にあの、体で言うと許容量があって、受け身っていうものの中に素直さがあるからです。だから女の人の方が素直であれば子供が出来る。体がですよ。で、ある程度そこら辺をあの、素直にさせるものが男性側の方にあれば。で、それで言うんだったら例えば鮭の話をすると(笑)カップルが出来るんです、鮭も。あの、雌が選んでいいわよって言ってカップルになる鮭もいるんですけど、ここにあの、だます奴がいる。つまり、カップルで雌が卵を産む時に、雄が射精をして精子をかけるんですけど、そこにパッとやって来て、自分も射精して卵にかける鮭がいる。つまり我も我もで自分の子孫を残すっていう能力がある。で、さっきのレイプする側の話をすると、おかしくなってる状態なんだから、特に雄の問題ですけれども、自分が死ぬかもしれないとか、凄くその、追い込まれると勃起するっていうのがあります。

鶴崎　ふーん

川﨑　つまり自分の死を意識すればするほどあの、ムラムラして来るっていうのが自然に起きる訳です。個体が死ぬかもしれないとなると残そうっていう運動が起きて来るわけ。だから、よくヤク

素直さ

ザ映画でね、まあそんなに本数見てないですけど、だいたい必ずどっかその、乗り込む前にお姉ちゃんと遊ぶっていうのがセットになってるんです。そういう何かわからないけど、怖くなると女の人の所に逃げたくなるっていうのが本能的にある。でもあくまでそれは自分が逃れたいためであって、相手が好きだからって訳じゃない。それで言うならば（笑）その人が好きじゃなくてもそういう事が出来るっていう意味では、男性はある程度、女性の体を見たら、ああいいなって思うようには出来てます。だからこそ女性の方が選ばないといけない訳ですね、男性を。女の子は男の子をセレクトするっていう目を養うのは、だいたい生後六ヶ月ぐらいからです。もうお座り出来るくらいになると、女の子の素振りが出て来ます。それがもっと際立って、お兄ちゃんの所にくっつくとか、そういうのがちゃんともう二、三歳で出来る訳です。もう幼稚園ぐらいになるとあの子が好きだとかあの子と遊ぶとか、で、次はどうなるかって言ったらあの子は背が高いからとか、あの子は頭がいいからとかどんどん選び出す訳です。自分の基準を持って男の子をみるようになります。男達はそんなの知らないでしょ。男同士で遊んでワーなんて言ってる間に女の子達がずっと目利きしてる訳ですから（笑）だから、やっぱりこれぐらい全然感覚的なものが違う事は覚えといて、女の人が男の人をみる目は厳しいと思ってください。なぜ厳しいのかって言ったら、やはり自分がこの人の子供産むとしたらっていう本能的なものがあって、基本厳しくしかみない。これが男の人に対しての見方だから。それは、女の人をみるよりも厳しいかもしれない。男をみる目がね。

鶴崎　うーん……ついボコボコにしちゃうんですけど。弟を苛めてたからかもしれないですけど。

川崎　（笑）それで言うならその、男性は女性を拒みませんから、そこの中にも好みがあって、だいたい日本の男性はこうあの、引っ張ってくようなイメージを昔からね、女性に要求されてますけど、日本の男性は基本、女性に引っ張ってって欲しいんですね。女性に引っ張られると喜ぶ日本の男性は多いです。つまり好きな人にお母さんのように自分を擁護して守って欲しいっていう要求がアジアの男性には多いですね。だから、そういうものありきの上に恋愛がある訳だから、やはりちょっとしたきっかけがないと成立しない。そこの中でも女性の方にほぼ主導権があると思って、それは他の動物もみんなそうであるから。ちょっとまあ生物学みたいな言い方で恋愛の話をしたけど、そうなると、じゃあ誰でもいいのかって話でしょ。

鶴崎　うん

川崎　でも誰でもいい訳ではないんです。これが、だから恋愛のわからない所。自分で、何でこの人を好きになるのかわからないっていう所が恋愛の面白い所です。だけど、女性の方は大体、好きじゃなくてもお付き合い出来るんです（笑）条件が揃うと。まあ、子供がつくれる条件が揃ったり、意識して結婚活動する人に多いですけれど、好きじゃなくても結婚できるんですけど、こっからが問題で、結婚してから、好きになっちゃう可能性があるって事ですね。

鶴崎　ふん

川崎　愛着が湧いて来るのは女性の方が多いので、一緒に生活し始めると好きになると。で、子供がその人との間で生まれるともうちょっとね、許容として好きになれるっていう事があるから、ゆっくり女性の恋愛は進むんです。ところが男性の場合は自分の理想があって、こうあって欲しいってものとして女性をみますから、じゃあ理想はどういうものかって言うと自分の中の乙女なんですね。男性の中には体の中にみんな乙女がいるんですけど一人一人、それにより近い人をね、やはり求めるんです。だから最初は理想で付き合っちゃう事が多いので、そうでない場合冷めて

体の中に乙女がいる

行く事が多いし、そうあって欲しい事をずっと奥さんなり彼女なりに要求する人も多いですね。あとは過去の恋愛、こういうのも全部やはりあの、自分で大切にしてる人も多いですから、女性はそういうの嫌がりますけれど、でも男性の中に一人そういう理想の乙女がいるもんだから、これはあの、仕方がないので、そこは認めてあげてください（笑）

鶴崎　乙女……。結婚で思い出したんですけど、前に、川崎さんに私の結婚適齢期は五十代だって言われた事が。

川崎　（笑）何年前だっけ？

鶴崎　二年前ぐらい。骨盤が閉まってるとかその辺と関係があるのかなと気になってたんですけど。

川崎　そうですね。閉まってるっていうのは、つまり自分の中に閉じてる部分があるっていう事ですね。閉じてる間は入れさせない訳だから、そういう状態は骨盤ていうもの自体の働きによって頭も閉じちゃうって事です。だから、なぜそうなるかって言ったら骨盤の中にある生殖器の発育の問題があって、そこがやはりあの、ゆっくりであればあるほど、開きづらい。可動性って言うんですけど、骨盤の開閉の動きがいいかどうかで、恋愛がしやすいかどうかっていう問題があって、そこの中でも女性は、骨盤が開きやすい運動が主にあります。男性の場合は閉じやすい。それで言うならば、愛の前に、女性の愛は、と付いた方がわかりやすい。概ねそういう女性的な、開きやすい、包容力があって包み込むみたいなものがありますけど、男性の場合はどちらかと言うと集中してしまうとか、その人にこう、意識が集まってしまう。ずうっとなかなかそれが取れない。つまり集中して閉じてってしまう、集中力が出てしまう相手っていう事になります。だけ

結婚適齢期

自分の中に閉じてる部分がある

可動性

れど、これは基本的には愛っていうもので言うならば、開くで合ってると思います。

鶴崎　恋は集中しちゃうっていう事ですか？

川崎　そうですね。

鶴崎　女性でもですか？

川崎　そうですね。だけど愛の方は開く。それもパッて開くというより開いて行ってまたゆっくりと閉じるように柔らかい可動性を持ってるっていう事ですね。感受性が豊かであるっていう事は、開く事と関係があって、開きやすくて受け取りやすいっていう事ですね。包容力っていう言い方もしますね。

包容力

鶴崎　それは、成熟して行ってそうなるのか、生まれつきの性質もありますか？

川崎　そうですね、それで言うと元々開きやすいっていう事は、あまりいい事でもない場合もあります。例えば女性の人であまりにも可動性が良過ぎて、開いてしまうっていう事があります。どちらかと言うと、閉じづらい状態。可動性が問題だからね。開きやすい人の場合は、物事が色々と自分から通過してってしまう。色んなものを抱え込んで、それをどうにもしないで、ある程度そのままにしておく。ちょっとマイナスな見方だったらば、がさつであったり、あと頓着がないっていう言い方をしたり、あと、まあ性的な事に対して大雑把だったりとか、だらしがないとか、締まりがないっていう言い方をしますね。だけど可動性で行くと、開いて閉じてっていう運動の包容力がある。こういうものは愛と関係があると思います。

鶴崎　ふうん

川崎　で、男性の方で多いのは、閉じてしまってなかなか開きづらい、つまり固まった状態。凝

凝固

固って言うんですけど、意識の凝固が起きると、骨盤が硬くて、まあ女の人でもある事はあるんですけどね、閉まりやすい人はいますから、そういう状態が起こると、意識とかも固いまま、価値観も固いまま、変わらないっていう事になる。老化っていう事にもなります。それは生まれつき硬い人もあれば、どんどん老化してって硬くなる事もあります。そうなると、生まれつき骨盤自体の可動性がいい人もいれば、あまり良くない人もいるから、恋愛っていうのも皆が出来るものでもないんだな、っていうのが最近わかって来ました。

鶴崎　頭も閉じちゃうっていうのは、どういう状態になるんですか？

頭が閉じる

川崎　えーと、頭が閉じるとですね、まず凝り固まってしまうんで一つの考えからなかなか抜け出せないです。あとは、決めつけが起きて来ますね。もうこれは絶対そうだ、そうに違いない。で、集中してしまう人の場合はそれプラス、妄想が激しくなりますね。行き着く所まで自分の想像力で補って行くから、どんどんその、妄想の飛躍が大きくなって行く。だから一番端的に、今よく言われるのはストーカーっていう人達ですよね。自分の欠乏した所は妄想で埋めて行くから全部が正統化されちゃって、実際にいる人とはかけ離れた所に一生懸命、好きだ好きだって言っちゃうんですね。これは完全に頭がカッチカチになった状態です。特に後頭部が硬い。

ストーカー

鶴崎　へー

川崎　なので、愛はやはり許容するとか、受け入れるっていうようなものと関係があるので、恋する部分と愛する部分は全く違う性質のものだっていう事ですね。愛情は、成熟と関係がある。

鶴崎　私の骨盤は二年前より開いてますか？

川崎　そうですね、それで言うならば外に興味があるかどうかなんですよ。外に向けての関心が広がっていれば、そこから若返りますから。自分の身内以外に関心がないとか、許容して受け入れられないような拒否感が強かったら、変わらないどころか、老化になります。だけど年齢関係なく何かがあって、外にもっともっと目を向けたいとなればそっからは若返ってるはずですから、もしかしたら五十代よりは若くなってるかもしれません。まあそこは、自分の中に恋愛状態が起きたら全部変わっちゃうから、恋愛対象に向けて動き出しますから、それは大切な事です。もっと言うと恋愛関係が進むと、どんどんどんどん若返って、そういう運動が盛んになればなるほど、恋愛体質ってものが若返ります。だからそこは元々刺激を受けやすい人もいるので、そういう人は恋愛しやすいっていう事になる。常に恋愛してる状態の人もいます。

鶴崎　うん

川崎　あと恋愛の経験の数は関係がありません。何か恋愛をたくさんしていると、経験豊富だからっていうようなね、ものの見方があるかもしれない。だけど一回きりでもしっかり十分その人と密に出会えて、お互いにね、確認し合えるような出来事があれば。もっと言うと昔は逢瀬《おうせ》って言って、なかなか普段会えないような間柄、要は人種的なものだったり、あとは、階級だったりってものがあって、まあ絶対無理な間柄で恋愛をする場合っていうのがあったから、そうなるとたった一度でも会ったっていう事だけをもって、一生過ごして亡くなる人もたくさんいた訳で、だから一瞬会っただけでも、全部相手と一緒にね、重なり合った経験をすると、それでもいい訳です。これは素晴しいですね、恋愛としてもね。もうあの、そういう意味では本当にロマンチックな事ではないです、恋愛。どちらかと言うと本当に、その人自体をガラッと変える出来事のようなものだから。もう、そう考えると何かね、嵐に遭ったり事故に遭ったり、そういうもので翻弄され

逢瀬

るようなものかもしれない。それこそね、お互いに家庭があっても好きになっちゃって、駆け落ちする人だっています。だから、本当にこの恋愛だけはわからない。まあそういう人に今から巡り会うかどうかっていうのも、いくつでそれが起こるかもわかんないからね。年齢も関係ないんで。

鶴崎　老人ホームの恋愛は盛んだって聞きます。

川崎　もうやる事ないしね。なおさらそれで言うと熱くなりやすいと思う。周りとしてはもういい年をしてって思っちゃうけど、いい歳をしてが恋愛にはない。つまり性があるからです。やはり性は死ぬまであるから、性欲も死ぬまであるんです。そこが衰えてしまうと、より死に近くなる。鮮度があるもの見えなくなってしまう。性が衰えると全てのものの枯れた所とか、汚い所とか、それから嫌な所ばっかり目につくようになるんです。だから自分がそういう所に目が行ってる時は、自分が老化してると思わないと。ところが自分が元気で性的なものがしっかりしてれば、若さを認められたり、美しいものを肯定的にみられたり、それから他の人の恋愛に対しても許容があるはずなんです。いいなあ〜と素直に思える。だけど、けっ、とか思ってると（笑）それはあくまで自分の老化に繋がると思ってください。ものの見方と自分が一致してると思って。

鶴崎　ふんふん

川崎　まあだから、愛の話はとてもじゃないけど一回ではちょっと、骨盤の話としても終われない所はあるけど、ただその、閉じる事と開く事の中にはそれだけ人に対して許容してるとか許容してないとか、信用してるとか信用してないとか、もっと言うと人見知りするとか人見知りでないとか、そういうものがあるんですね。だから、その上でもう少し、あの、人との距離感が上手に取れるようになったらいいなっていうのはありますね。

ものの見方と自分が一致してる

殺す事に快感があるように出来てる

2016・2

鶴崎　あの、こないだスピリチュアルについて話していたときに、対比でシャーマニズムの話になって、アボリジニはカンガルーとかと同じように狩られて、どんどん殺されていったんですよ〜って言いながら、川崎さんの怒りだかアボリジニの怒りだかがフツフツと沸いて爆発しそうだったんですけど、

川崎　はいはい。

鶴崎　それで、川崎さんから時々、人は殺すのが好きですからとか、暴力的な生き物ですからとか、聞いていて、それが気になっていて、例えば人を殺しちゃいけないよとか、戦争しちゃいけないよとか言いますけど、そういう風に人間の中にある暴力性をまず認める事も結構大事なんじゃないかなあと思ったんです。

暴力

川崎　そうですね、暴力についてってていう事で色々考えてる人はいらっしゃると思います。なぜそういうものが蔓延してるのか、っていう事ですね。暴力って、暴れる力なんだから、エネルギーなんですね。それがその、ある方向を持ってれば、目的を持ったりとか、段階を持ってるようなエネルギーであるならば暴力とは言わない。それが暴れちゃうような事があって暴力になってってるって事だから、ほら、暴力団とかって言葉もあるでしょ？ これも不思議な言葉で、暴れてる人達がなぜ団員になれるのかっていう（笑） よくわからない言葉なんですけど、

暴力団

鶴崎　ヤンキーとか。

川崎　うん、まあね。じゃあその、確かに暴れてるイメージがヤンキーにはあるかもしれない。だけど一人で暴れてる訳でもないよね。なんかこう、みんなほら、集まってるでしょ？　どうして集まって暴れるんだろうかって事ですよね。つまりたった一人で暴力団みたいな事ってあんまりね、起き得ないんじゃないかと(笑)一人でウワ〜ッてこうなってるっていうのは、暴力って言えるものとして想像しづらいものがある。

鶴崎　まあでも殺人鬼とか。

川崎　あー、そうですね。て事はそういう暴力を発するようなその人の状況はなぜ起きるのかって事ですよね。最初にお話してくださったみたいに、私はお話の中で、殺すのが好きですからという言い方をします。あの、なんせ今日は暴力の話ですから、暴力っていう中にその、人を殺すような衝動があるっていう事ですね。それで言うならどうしても運動とか働きとして人間をみるし、あとは私はどうしても生き物、他の動物との比較としてみていきますから、殺すっていう事で言うならば、理由はあるんじゃないかと。食べるために殺す、これはもうみんな他の生き物はしてますね。つまり、お腹が空いてどうしようもなくて、食べ物がなかったらそこで食べられそうなものにはとにかく喰らいついて、食べられるようなものなら食べちゃう。結果、食べられる側が死んじゃうっていう事ですよね。

鶴崎　うん。

川崎　だから、生きるために殺すっていう作業が生き物の中にはまずあるって事です。人間の場合は雑食だから、植物も殺してますね。それで動物も殺して食べますから、食べるために殺すのは生物が生物に対しておこなう自然なサイクルな訳ですね。でも、何を殺しちゃいけませんってこの場合、人間が人間を殺してはいけませんって(笑)いう事なんですよ。牛ならいいけど、とか(笑)クジラならオッケーですけど、とか、まあそれは最近叱られたりしますけどね、クジラはいかん！とか、ありますから。じゃあ人間がどうして人間を殺すのかっていう事ですね。まず殺したくなるっていう仕組みがあるんです。で、先ほどの話にもう一回戻ると、肉食動物っていう、主に動物を殺して食べて生きている生き物がいます。それで面白かったのは岩合光昭さんの本で、写真家でね、猫の写真で有名なんですけど、アフリカのサバンナに行って、そこでずうっとサバンナの動物達の写真を撮ってた方なんですけど、そこにあの、必ず食べる側と食べられる側がきっちきちのサイクルで入ってるのがサバンナなんですね。だけどそのサイクルが間に合わないとどっかが狂っちゃう。例えばヌーがたくさんいるんですけど、それがこう、何万頭と増えるんです。一時期にたくさん生まれて、多産て訳じゃなくて増殖が凄い。その群れが移動した後は何も生えてないような状態が起こる。そうするとライオンとか、ハイエナとか、そういう人達が来て、うまいこと食べてく訳です。それによって増え過ぎをコントロールしてる。そうしないときちきちでみんな全滅しちゃうんですね。だから、肉食動物はそういう事するっていうのがあります。つまり、食べなくても殺せる。あとは、殺すって事に楽しみがあるっていう事です。

鶴崎　うーん

川﨑　殺す事は快感であるっていう風にまで、働きが出来てるっていう事ですね。だから例えばライオンなんかお腹が一杯でも、ちょっと弱ってるガゼルの赤ちゃんがいたら、ガブッとこうやって弱らせる。で、弱ってくのをじゃれて遊んで見てる訳です。もう切ないよね、そういうの、人間。

岩合さんは、ああ！　可哀想に！　ってこう思うわけ。だけども、そういう欲求の満たし方をしないと、まずは狩りを覚えないっていう事ですね。楽しいっていう気持ちがないと、狩りをしない訳だから。で、お腹いっぱいだからって言って節制してやらないと、困っちゃう訳です、増え過ぎちゃう可能性があるんだから。増え過ぎた結果、そこ一帯の植物が全部生えなくなる訳だからね。殺すっていう感覚の中にはそういう快感があるように出来てる訳です。

鶴崎　ふうん

川崎　ちょっとこれが人間と関係があるんじゃないかなと。つまりそうやって何かの命を奪う、相手の気を奪うっていう中に快感を感じてしまう。人間そういう状況が起こると、人を殺してしまうっていう事ですね。ですから、お腹が空いて食べる以外にそういう風におこなってしまう行為っていうのは、どんな生き物の中にも、捕る側になれば起こりえる事ではないかなと思います。で、それが仕事な訳です。だからそれを認めた上で、自分の中の暴力っていうのはどういうものかを観察して行く事。それによって何が暴力的な事かを考えないとならない。暴力的な事を考えられるようになれば、自分の中の暴力を起こす元までずうっと追いかける事が出来る訳ですね。で、やはり暴れる力って事だから、早急に処理されなきゃならないようなエネルギーなんですよ。衝動的なものがある。やっちゃった！　ってやつですね。だから体の中で言うと、衝動的になるようなものが発生する世代、つまり自分で自分の体力、そういうものもわからないで、もう自分のエネルギーをどちらに費やしていいかわからないような世代に暴力は生まれやすいという事。男の子と女の子で言えば、男の子にとても顕著に出るようにつくられてる訳です。まあ女の子達には子供を産んで育てるっていう仕事が待ってますから、それをこう、産んで産んで、育てて行くっ

殺す感覚の中には快感があるように出来てる

衝動

産む

ていう風にエネルギー発散する訳です。もうちょっと動物的な人の話をすると、とにかくどんどん産んで、産んだ後の事しないような人いますね。産んであの、絞めて隠しちゃって、これはもう先祖返りしちゃってる訳です。自分の体に何が起きてるかわかんないけど子供が出来ちゃった。そういう時の方がみなさん上手く産むっていう風に野口さん言っちゃってますけど、

鶴崎　上手く産むって？

川﨑　つまり、誰にも気づかれないで、痛いとか騒ぐ事もなくこそっと産んで、捨てちゃう。そういうのが人間の女の人の中にもある訳です。ついこないだまでこういう事は多々あった訳ですね。避妊とかっていうのもあまり言われないような。あとは、貧しさからっていうのもあります。暴力的な人とのお付き合いでもあるかもしれません。本当に悲しい事ですけれども、ある地域だと、ある所にみんなして産んですぐ埋めちゃう。食べさせられないから。そういう風習もあります。だけど自分が食べられるようになったり生活が安定してれば育てられる訳だから、少数になって、大切に育てるようになりましたね、今の日本はね。だから、大切にされる事っていうのは安全、安心と関係がある訳です。女の人にはそういう本能があって、ホッとしたり安心しないと子供は出来ないっていうのはそこであって、一人に時間をかける、そういう事に費やしてるからなかなか暴力にまで手が行かないようになってます。その代わりそれを守るのは男の人なんだから、そここそ暴力ってもの自体に慣れとかないとならないんですね。だから男性の方が暴力的だし、身を守るとか、自分を投じて相手を倒すとかっていうのを、また快感に感じるように出来てる訳です。

鶴崎　ふーん

川﨑　そういう犠牲的なこと自体をもっと主張したい、つまり社会的な生き物だからそういう事

ルール

になる。本当に自分が大事だったら逃げりゃいいのに、ここは俺が！　みたいな、それで死んでも構わないみたいな、これがちょっとあの、おかしな考えです、本当はね。そういう事をしてしまうっていう所の中にも暴力の行き場があって、正当性があればそれが成り立っちゃうって事。なので、動物の中に殺すという事に対して快感があるっていう事をまず認めて、それが人間の場合でも起こりえるという事をまず認めると。じゃあ好きだからやっていいかって言ったらそういう事じゃないでしょ。ここが人間が人間たる事なんですね。ルールをつくって、自分達でそれを守るという事。それによってこれだけ増えてるわけ。サバンナの場合、岩合さんは掟って言ってました。全部に厳しく掟があって、その線を破るものはみんな食べられちゃう。だから生き物はどっかに役割を見出して行かないと生き残れません。それが野生って事です。ちょっと怪我して休んじゃったら、回復の見込みがなかったら、すぐ誰か食べに来る。

鶴崎　ライオンとかあんな強そうな動物、他にいない……ライオンとかいたら泣きますよね。

川崎　（爆笑）いや〜もうね、多分凄いと思うよ。目の前でライオンにチラッと見られたらもうね、それだけでパタンと倒れると思う。ペロッと食べられちゃうからね。だから、やっぱり肉食獣って凄く魅力がある。もの凄くその、相手をこう、射すくめるような力があるんです。食べられる側も観念しちゃう訳ですから、不思議なもんで。それがやはり肉食獣の仕事だから。

鶴崎　掟の話で、人間にはルールがあると。でもそれを守ってばっかりだと増え過ぎませんか？

無法地帯

川崎　（笑）そうですね。だからここが面白いのは、飽和状態が起こると、無法地帯っていう言葉があるんですけど、ルールが関係ないっていうような場所が出て来る訳ですよ。いま戦争してる国とか、戦争によって影響受けてる国っていうのは無法地帯なんです。そこでなら法律は関係ないからって言って、せっせせっせと何の目的か知りませんけれど戦争していたり人を殺してる人達がいる。そういう仕組みがもう出来上がってるっていう事です。そしてその仕組みで、うーん、これはもう一つ不思議ですけど、儲ける人達がいるって事ですね。

儲ける人達がいる

鶴崎　うん。

川崎　だから、じゃあ何なんだろうなあ、っていう事になるけれど、でもそんな遠い話を一生懸命考える事も大切ですけど、想像が出来ませんから。自分はまずそこにいないし、そこで生まれてません。自分はアボリジニではありませんね（笑）あの、狩られもしないで、カンガルーだとかコアラだとかと一緒みたいに撃たれずに済んで（笑）いま生きてますから、自分は自分の中の暴力とどうやって付き合って行こうか、こっちが凄く大切だと思います。じゃあ自分の中の暴力って、どういう時に感じるだろうか？

自分の中の暴力

鶴崎　自分の思春期を思い返した時は、家族とか、近い存在に歯止めが効かなくなる感じがありました。

思春期

川崎　その、距離っていうのはとっても大事な事なんですね。そしてやはり思春期って事だから、エネルギーが有り余ってるんですよ。本当に凄く成長が早くて、どんどんどんどん成長してる体と、心の方はまだまだ先の話ですから、アンバランス。だけど体は本当にじっとしてられない。その時に発散できるものを持ってるかどうかが暴力的になるかどうかって事と関係がある。

鶴崎　うちはもう父もワア〜っていうタイプで、私もワア〜ってやってたんで、全開みたいな。あとは、自分の部屋の下が居間になってて、グラスのコトンっていう音もイライラして、うるさい！って壁を殴ってました。そしたらまた殴りよるって、声が聞こえたりして。

川崎　（笑）なるほどね。で、ここから気の話をすると、気にも暴力の気っていうものがある訳です。つまり、いつでもこう、発散を待ってる状態の体っていうのはそういうものが同じように共感する。もっと言うと、自分の中の暴力性が強いと、そういう目にあいます。常に暴力の事を考えてる人に暴力はやって来ますから。だからやはり暴力団になるんでしょう（笑）集まって来て、それを求める人同士で常に暴力を意識して、暴力と一緒に生きて行くっていう風になって行く。あとは自分の中の衝動っていうのはもう一つ間接的な場合があります。一番あるのは事故ですね。自分の中にその、空虚感とか、かまって欲しいとかがね、集まって、その人の中に虚が出来ると、事故を起こすと。これは暴力的な事かもしれないですよね。他の人まで巻き込む可能性がある。意外と本人はケロッとして、怪我なんかなかったりする。だけど、車が突っ込んでそっちのお宅の方が亡くなったとかね、こんな事もあるんです。これはまあ、その人の中の衝動的なものが鬱屈して、これ凝固って言いますけど固まった状態が起きると、そういう運動発散が起きるっていう事ですね。自分の暴力的なとこみないようにして、例えばある人を恨んでて、恨んじゃいけない恨んじゃいけないっていう風に毎日こう、擦り込んで行く訳です。そうするとどんどんどんどん恨みがましい人になって行きます。で、ある所でその人に対して、どういう行動を起こすかって言ったらやはり、直接的な事は起きない。何か壊したとか割れたとか、その反動でその人がどうにかなっちゃった、みたいな事が起きます。間接的に暴力を起こしてる可能性があるんですよ。で、誘発すること自体も暴力ですから。一番大きな例としてはガンジーという人がいると思います。非暴力って言って、彼自身は暗殺されましたから、彼がとても暴力的だったっていう事ですね。やっぱりこういう事っていうのは、気の発散、気の運動傾向としてその人をみる

事故

ガンジー

から。納得できる考え方じゃないかもしれない。だけど気を学ぶ者としては自然だなと思える事です。

鶴崎　ふーん

川﨑　だから、自分の中の暴力性に気がついたらそれを観察して、それとどう付き合って行くかを注意してみて行かなくちゃいけない。わかりやすいのは男の子達がね、喧嘩をする訳ですよ。手応えを求めて、暴れてお互いにそういう事をやって、自分の痛みとしてそれを受け取って行く。だから、痛みっていうのは暴力には大切な事です。殴ったら痛い、殴られたら痛い、そういう事を学ぶ機会が大事ですね。ちゃんと責任を取って貰うって事、これを早くにやればいい。つまり、うるさい！っていうその事も、コトコト音がしてそれをうるさいなんて感じるのは自分の問題なのに、壁を殴るっていう表現は、インプット・アウトプットが完全に違う訳よね。その間違いに気がつかないから子供なんだけど、つまり自分が出てけばいい訳ね、その場所から(笑)思春期の頃は一人きりになる時間が本当は必要なんですよ。それよりもその世代は危ないからって言って、中学校っていう名前をつけられてパッケージングさせられちゃってますから。男の子の場合は体が育つ段階としてそれが必要であるので、加減を覚えて行く事なんですね。ルールがある上でそれをやって貰う。これが大切で、じゃあどうやって発散するかって言ったらスポーツがありますね。これによって殴り合わずに済む。一番わかりやすいスポーツ、何だと思いますか？

痛み

鶴崎　ドッジボール……。私が一番嫌いなスポーツ……

川﨑　(笑) 私は大好きですけどね。世界的にも認められてるのはサッカーです。これは、由来が凄いですよね。あの、戦って負けた相手の首を蹴っちらかして遊ぶっていう、

スポーツ

鶴崎　あ、そうなんですか、知らなかった。
川崎　そう、だからサイズが同じサイズですね、頭と。
鶴崎　うわ～怖い。
川崎　（笑）聞かなきゃ良かったでしょ？　でも、それぐらい野蛮だった時代が人間にあるんですから、そういう話です。頭をとるっていうのはどんな生き物にも致命傷なわけで、それをぞっとするとか怖いって思うのも含めて本能的なものなんですね。頭さえもげれば、もうあの、生きて来ないから。日本だって打ち首がある訳ですから。こないだまでやってたんだよ、晒してたんだもん、そこら辺の公園で。それは悪い事したくなくなるよね。そういう効果が、見せしめって言いますけど、それぐらい動物的だったんです。
鶴崎　ドッジボールも頭だったんじゃないですか？　こわ～（笑）
川崎　（笑）怖いでしょ？　だけど、それを経て今はそれがないんだからありがたい事です。それでサッカーのいい点は、仲間がいて、共同して相手のゴールにボールを入れる事なんだから、一人では出来ない。協力しなきゃなんないって事ですね。そして勝つって事ですから、見てる人も同じ気持ちにさせてくれる訳です。で、サッカーのもう一ついい点は、ボール一個で出来る、どこでも出来る。貧しかろうがお金持ちだろうがみんな出来るっていう点ですね。だから普及してるし、それでプロスポーツとして認められた人はもの凄く尊敬されるんですよね。だからこういう風に、血気盛んな人達は一つの方法としてスポーツを受け入れる。あと国の交渉事にもそういうものがね、関係ありますから、お金も動く訳ですね。戦わないで済む方法として、スポーツがあるかもしれない。

戦わないで済む方法

怒りは生理機能

2016・3

鶴崎　なんかあの、前回暴力の話をした後に、川﨑さんが怒りもまた面白いんですよね〜って言ってて、それが何となく気になって。

川﨑　なるほど。怒りのどういう点が気になりますか？

鶴崎　自分の場合は普段滅多に怒らないんですけど、カチンと来る事があんまりないっていうか自分が穏やかだから（笑）周りもやりとりも穏やかなんですけど、時々やっぱりカチンと来る事があって、家族相手とかだともう暴れたりしてたんですけど（笑）ちょっと距離のある他人だと遠慮しちゃって我慢してしまう事が多くて、最近それって何か意味あるかなって思うようになって（笑）自分も苦しいし、人にも何も伝わらないし、出すっていうのも大事かなと思うようになって、春だし。

川﨑　（笑）あの、怒りに関しては他の感情からするとみんな抵抗を感じる感情ですよね。悲しみとか喜びとかっていうものは意外とみんな受け入れてくれる。そこで泣いてる人がいるとかそこで笑ってる人がいるっていうのはね、関わろうっていうような働きがありますけど、怒りを起こしてる人にはみんなこうほら、ちょっとね、ああ嫌だなっていう、

鶴崎　エネルギーの塊をぶつけられてるみたいな感じ。私がとっても悪い事して怒られるんだったら反省の余地があるんですけど、怒って発散したいだけの人っているじゃないですか。そうい

うのは凄いむかつきます。ぶつけられた時、関わりたくないって思う。

川﨑　（笑）怒りに関してはみんな関わりたくないっていうのがあるんですね。いかるっていう言葉も、元は息が上がるって書きます。要は、ワ～って言ってる時は気がお腹にないと。胸とか上の方にバアッと集まって来て、ダア～と出す勢いでドドドドーッてこうね、何かに向かってる感じがある。だから、まずはその、気が上がった状態であるっていう事ですね。まあ尋常じゃない。ただ怒りっていうもの自体を感じる事はみんな必要な事なんですよ。よくこうほら、穏やかにね（笑）生きて行きたいですって、みんなそういう理想であったり微笑んでるような図をね、こう想像しますけど、だけど本来感情の中の怒りっていうものはしっかりと感じ取って、しかもそれを処理できるようにしとくっていう事の方が自然。

鶴崎　ふん

川﨑　まあ前回の暴力と同じで、そういう風に何が怒らせてるのかがやっぱり大事なんですよね。悲しいのにも理由があるでしょ？一人ぼっちになって寂しくて悲しいとか、誰かがちょっと滑稽な事をして見ておかしくて笑っちゃったとか、もっと言うと緊張に耐えられなくて笑っちゃうって事があるんですね。緊張に抵抗があって、緩めたいっていう人には笑ってしまうっていう動作が出て来る。これは生理機能ですから、怒るっていう事も、怒りたいと思って怒ってる訳じゃないんですね。怒らされちゃう事があるってことです。で、生理機能なんだから怒らないと変になっちゃう訳です、体の働きとして。私は感情発散ていうものをどうみてるかっていうと、生理機能なんだから全て出し切らないといけない、出せるものである、そういう運動だという風に感じますから、怒ってる姿を見ても、嫌だなっていうのは今ないですね。

気が上がった状態

生理機能

鶴崎　ふうん

川崎　ですから、表現だけを見ないという事。運動としてその人の動きを見てると、それはどっから来てるのかなあー、と冷静に観察できるようなものが怒りにはあるって事です。で、もっと大切なのは自分の怒りがどういう風に表現されてるかっていう事にもっと関心を持つことですね。例えば笑う時だってみんな違いますよね。漫画とかで読むと笑う時は、あははははって描いてあったりとかしますけど、でも実際問題、生理的な機能でその人が悲しんだり喜んだりっていうのは、実はあんまりみんな見てないんですね。我慢してる人ほど感情発散の表現方法がとても不自然になって来るんです。例えばあんまり喋らない人がいて、普段は無表情でずっと黙ってる訳です。だけれど、何か楽しい事があったかもしれない。普段からあんまり表現しない人だと、楽しい事があってもニコニコしてる訳じゃないでしょ？　だけどやはり内側にそういう楽しさがあったら見てて何かこうあの、明るい感じがしたり、よーく観察してると、その人なりに楽しんでる姿があるんですね。だから怒ってる事に関しても二つあって、整体の表現の方法で言うと、体癖運動の話をしますけど、対象にワーッと出すタイプと、内側にワーッとこう、こもって行くタイプがある。で、わかりやすいのはこのワーッと出す人達の事をね、みんな怒ってて嫌だなあって思う訳です。ところが私はどちらかと言うと、怒って怒鳴り散らしてる段階で問題ないなって感じるんです。それよりも自分が怒ってる事に気がつかないで、内攻っていって、内側に攻める、自分の中にグーッと怒りを溜め込んで行く人、これがねえ、なかなか大変なんですね。まず自分が怒ってる事を認めないっていう所から始まってる。じゃあどうやってそういう人達は怒りを表現してるかって言うと、自分が怒れない、もしくは怒らない、もしくは怒るのを認めないと、周りを怒らせる

どういう風に表現されてるか

対象に出すタイプと、内側にこもって行くタイプ

周りを怒らせる

んですね。常に怒らせる人っていう（笑）形での感情発散をして行く。だから怒ってる人が本当に悪いのかって言ったらそういう訳でもないっていう事がわかると思うんですけど。怒りはその場で出さないといけないっていうのはそういう事ですよね。怒らせてる人がいるっていう事だから。

鶴崎　どういう事だろう（笑）

川崎　（笑）つまりその怒らせてる人も自分の怒りに気がついて、自分一人分の怒りを自分で出せるようになればいいんですよ。で、怒りの発散が上手い人っていうのは自分がバアッと怒っちゃったらもうケロッと忘れちゃう人が多い。だってほら、悲しくなってワーッと泣くじゃん。汗みたいにワーッと涙とか鼻水とかウワーッって出して泣いちゃったらすっきりする訳よ。だから生理機能なんですね。笑うのもそう、きゃきゃきゃきゃーって、あーおかしかったって笑った後、本当にこう体が緩んで、ホッとする訳です。て事はそれで抜けちゃって後に残らないんだから、怒るのもそうでないとなんない訳です。で、怒りたい人は常に怒る対象を探してるのは確かです。だから一番手軽なのは、でっかい対象に怒る事ね。自分にはどうにもしようがないような対象。これはもう本当にみんな手軽にやってるから。もし自分が怒るのが苦手だなあとか、怒るって何かわかんないなあって人は、そこからやる訳です。一番いいのは社会批判ですよね。それってどうよ、そんなのおかしいじゃん！ってこう、自分で盛り上げてくと（笑）そうやって出す練習をする。そうしてくと、カッチーンって怒った瞬間にもうあの、出せるようになる。社会的な事で腹が立つ事なんていくらでもあるでしょ？

鶴崎　保険料上げやがって。

川崎　そうそうそう。そういう訳わかんない事に関してこうやってすぐ感情が動かされるんだか

でっかい対象に怒る

ら。で、もう少し怒りについて観察する事で言えば、本気で怒った事があるかどうかをまず自分で思い出してみる事ですね。今まで本気で怒った事ありますか？

鶴崎　父親が、怒りをガーンてぶつけて来る。もう、ひどい。多分、怒ってケロッと忘れてるんですけど、とにかく内弁慶で家族とかに全部ぶつけるタイプで、昔からぶつかり合って来たんですけど、で、母と父と私で車に乗ってて工事現場の傍を通り過ぎるとき凄く渋滞して待たされて、そうすると窓開けて、工事の人がこういるじゃないですか、一人一人に、ふざけんなー！って怒鳴りながらこう通って行くんですよ。それを見て、はあ〜！って何か、本当に早く死ねばいいのにと思って（笑）いま思い出すと笑えますけど。父親に一番怒って来ました。

川崎　（笑）それはあの、どうしてそういう風な態度なんだろうかっていう事よね。一つにはその怒りやすい人の特徴として、気が短いっていうのがあるんですよ。我慢が出来ないっていう事なのね。じゃあ我慢はどういうものかって言うと、やっぱりつくられるものなんですよ、体力的に。だから気の短い人は体力がないと思ってください。頼ってる訳です、周りを。実はわあわあわあわあ怒る人は支えられて怒ってる訳です。だからもっとそれで言うと、もっと大きなわあわあに合うと、ヒュッてこう、引っ込むもんなのよ。だからまずは怒っても平気な人を見つけて怒るわけ。じゃあ、どうやったら我慢できるようになるかっていう事だけれど、なんせあの、お腹と関係あるんです。あと呼吸と関係がある。出来るだけ息を深くお腹で出来るようになると、ちょっと我慢できるようになって来る。つまり運動の反射なんだから同じような運動の反射を覚える事で、そういう感情のコントロールもちょっとずつですけど、やれるようになって来ます。で、一番いいのはもう我慢てこと自体を強いたような状態に身を置くって事です。だから昔の躾って、おう

気が短い
我慢

ちで躾が厳しかったのはなぜかって言うと、子供は基本全部がまだ未発達なおかげで、気が小さかったり短かったりして、我慢が出来ません。あれやりたい、これ欲しい。だけどおうちで我慢をさせて覚えさせせたおかげで、お外に出た時に我慢が出来るわけ。だからあなたのお父さんが怒っちゃうのはおうちの躾がなってなかったから。まあだから自分が親にして貰わなかった仕返しを今度、自分の子供にする訳です。弱い訳だから、自分より弱いものにやらないと有効にならない訳ね。だから、ああ自分は躾を受けてなかったんだな、ってまずそこまで気がつけばいいかなと思います。なので感情のコントロールっていうのは、どちらかと言うと動物的であったり、あと生理機能なんだから大切にしなくちゃいけない。そしてそれは全部肯定されるという事です。そしてこの感情発散は全てある体の内臓器官と関係があります。

躾

鶴崎　私は胃がモヤモヤします。

川﨑　（笑）はい、その通りです。つまり消化器官と感情の生理機能っていうのは連動してます。ですから消化器って一言で言うとみんな大体はイメージとして胃袋とか腸を思い出すんだけど、この口から肛門まで全部消化器ですから、もの凄い体の中で占めてる運動が大きい所なんですね。ここの運動発散に感情が使われるっていう事です。で、女の人が感情発散で一番出すのはイライラですね。これは消化の吸収とか、そういうのと関係があるんですね。ですからだいたい女の人がイライラする時っていうのはお腹が空いてる時なんです。そういう意味では国際的な関係の時は必ずお食事会をしますね。感情の波がちゃんと落ち着くように食べながら、友好的にやって行きましょうっていうのは一つ条件な訳です。消化器の働きと感情がくっついてる事さえちょっと感じられれば、その発散もわかって来る。じゃあ怒りに関してはどうかってなると、怒りはもう

消化器官と感情の生理機能は連動してる

ちょっとエネルギーが要りますよね。ワーッて言うためには、カーッとする動力が要るんですけど、これがあの、消化吸収して変換を起こす肝臓と関係がある。怒りは肝臓の働きと連動してると思ってください。だから怒りやすい人は、肝臓がとても活発に働く人だなあと思って頂くといいかなと思います。

鶴崎　肝臓ってお酒でダメージを受ける所でしたっけ?

川崎　そうですね。お酒だけじゃないですよ、お砂糖もです。あとは中毒ですね。色んなお薬にもダメージを受けます。だからお薬飲み過ぎると肝臓が冷たくなって来て、感情発散がうまくいかなくなる、無表情になって来ます。お薬をずーっと飲んでると表情が乏しくなって来るのもそういう所から来てる訳です。じゃあ怒りをどうやってみてくかなんだけど、怒るパターンとしてムッとする人がいるでしょ? あとプッて膨れる。これはもう十分怒ってる訳です。だけどこのムッとする人とかプッと膨れてる人は自分が怒ってる自覚が少ない。だから、ムスッとこういるって事で、あ、この人怒ってんなあと思うのに本人は怒ってるつもりがないんですね。でもほら緊張感があったり、何か居心地よくないよね。だからやっぱりそういう時ちょっと怒ってる? ってこう聞くでしょ? そしたら怒ってないよ! って(笑)

鶴崎　怒ってる(笑)

川崎　で、やっぱりこれも肝臓なんですよ。もう一つ、怒ってるのを溜め込むと体を壊す部分があるんです。肝臓もなんですけど、腎臓なんです。腎臓の怒りっていうのは我慢すると、どんどんどんどんそういうムーッと膨れるような怒りになる。で、もっと言うと熱くならないんです。どんどんどんどん冷めて行くような、サーッと冷たくなるような怒り。あの、かっかかっかして

肝臓

腎臓

るのと、ひや～とするのと両方あるからさ。これはちょっと観察してると面白い。ちょっと整体の話をすると、どこの働きが盛んかで怒ってる表現とか熱さがみんな違うって事がある。だから、これもちょっと体癖と連動してて面白いですけど、感情、肝臓で怒る人ね、ここはもう捻れを起こす人はみんな肝臓で怒る。肩で怒ってわかりやすい。大げさにわあわあ騒ぐ、これはもう肝臓で怒る人達の表現。だけれど、ほら冷静に冷たいこと言う人とかもいるでしょ？あそこ間違ってたよね、ってこう冷たく。直しておいたけど、次はもう頼まないからなんてこう、冷静に人を問い詰めて行く。ぞーっとする感じあるでしょ？これも怒りなんですよ。つまり、怒るのに熱くならないで、そういう人の場合は冷えて来るんです、体が。つまり、相手に対して冷たくなる訳です。こういう怒りの表現。これはどういう人達かって言ったら頭で怒る人達。腹が立てば立つほど理詰めになって行くんです。ところが本人は怒ってるつもりもないんです。だけどそういう方法論で攻めて来るのは、もう完全に怒りの表現なんです。そう考えると、何を言ってもちゃんとその人らしく怒りの表現が出来てればいい、そう思ってください。

熱くなる怒りと冷たくなる怒り

鶴崎　私、ひや～としてますかね？

川崎　ええと、それで言うと、ムッとしますよね。ムッとするっていうのは、ちょっとまだ出そうっていう対象がはっきりしてるからいいけど、その後ですよ、バリバリ食べちゃう。消化器の働きに転換する。で、それでも嫌な場合は多分、ネチネチずーっとしつこくしつこく言うと思います。それでも通用しないとどうなるかって言ったら恨むんです。怒りの変容はその後、憎しみに変わります。それでも通用しないと、大体、体の中の変動としては、ちょっとまあ独特な運動が出て来るんですね。憎しみまで行くと、衝動的だったり激しいものをある時パッと出してものを壊したりとか、あとは

憎しみ

割っちゃったりとか、自分でも気がつかないんだけど、一定期間そうやってある対象に対して憎しみを持つとそういう変換になる。あとは、好きな人を憎む場合ね。例えば大好きな人が不倫しちゃった。好きな人なのに不倫されたらもう、ワ～ッてなんか矛盾した体になるでしょ？　そうなると、自分が壊れる、自分を壊して行く。で、整体の見方だから一般的じゃないかもしれませんけど、一番表現として激しいのは癌。

鶴崎　へえ……

川崎　うん、それもあの、癌をつくる場所も大体は決まっていて、生殖器ですね。おっぱいとか、子宮とか、男の人だったら前立腺とかだったり、あとは膵臓とか、体の奥の方にある臓器の所に癌が出来たりします。あとは男性の場合は胃が多いかな。焼きもちの場合は意外と胃を壊す。まあこういう風にあの（笑）その人には迷惑かけられないから自分を壊す表現で怒りを出すと。だからなかなか怒りっていうのは侮れない。ちゃんと向き合って認めてあげて、あなた怒ってますよ、怒っていいんだよ、そういう風に言ってあげた方がいいんですね、病気になる前に。

鶴崎　私、前に川崎さんに癌になる素質がないって言われて。

川崎　（笑）そうそうそう、つまり誰かに対して憎しみが持てる体力があるかどうか、あと執拗にしつこくずうっと恨む事が出来るかどうか、これは凄く体力がいる事だから。で、鶴崎さんのような消化器が盛んな三種の人達、もしくは四種の人ね、感情発散が上手いんです。だから気の毒なのは、悔しい！　とか、腹が立った！　とか言っても腹が立ってるように見えない。とても得です。本人は凄く騒いで怒るんです。どういう事なのよ～とかって言うんだけどこの言い方がもう既に駄目なんで。そうすると、怒ってるのに怒ってるように周りから捉えられないから、あ

癌

三種と四種
野口晴哉によりまとめられた、人間の感

あなんか、大変だったんだなくらいにしか思って貰えない。これが例えば自分の体調が悪い時でも、本当に死ぬんです〜とかこう言っちゃうわけ。そしたらその声のトーンだけで、ああ、大変なのはわかったけどそんなに深刻じゃないなってこう、思われがちなんですね。だけどかえって消化器運動のバランスがいいから、そういう病気にならないって事なんです、あんまり。だからあの、癌をつくらないっていうのはそういう意味ね（笑）

鶴崎　へえ〜

川崎　ま、もう一つの偶数体癖の四種の方もそうですね。シクシク、とにかくあの、寂しそうだったり、悲しそうな顔をしてる訳です（笑）ちょっとね、とか言うわけ。ちょっとねって言うのよ（笑）ちょっとねじゃわかんないからさあ、ってこう聞くでしょ、ああいいよいいよってまた言うわけ。話してもどうしようもない事だから〜って、こういう風に持って行く訳です。そうするとほら、聞かなきゃいけないかなと思って、延々同じ話を聞かされる訳です。それによって四種の人はちょっと楽になる。発散ていうのは消化器系の人達にはそれぐらいのもので、感情もそれぐらいで済んじゃうんですね。ところがさっき言ったような、ウウッて憎しみとか恨みを持つ人は自分で言い出せない。自分の中の葛藤が強過ぎて相手にぶつけられない訳だから、上手くいけばその凝固した訴えが作品表現になる場合もあるんですね。つまり、感情もある程度まで自分で我慢したり鍛錬してつくって行くと、消化して行くものだと思ってください。それによって怒りなら怒りの精度を上げる事が出来る。これは勇気っていうもの、勇ましい気から出発した、対象に働きかけが一直線な気なんですけど、それの威力が凄くね、強いんですね。物事を変えてく力になる。他の表現で言うとバーナーの火みたいなものなんですね。酸素が少ない

受性の癖を表す「体癖」は十二種類に分類され、三種と四種は消化器の運動が盛んな消化器型。鶴崎は三種、九種の傾向があり、川崎は四種、八種の傾向がある。

勇気

と、赤い火がバアーッと出る。だけどそこに酸素がいっぱい行き届いて、ちゃんと十分に火が燃えてるとどんどん青白くなるでしょ？最後は酸素があるともう、透明になって来るでしょ？あれが怒りです。

鶴崎　へー

川崎　うん、怒りが完全燃焼すると、もの凄く勢いのあるエネルギーになるんですよ。そこまで行くと消化しちゃうから、違うものに変わってるはずです。自分の中の怒りをそこまで練りに練って、精度を上げたもので働きかけたり訴えるっていうやり方をしてくと、その人を根底から変えるような力が出て来るし、みんなそれに感化されてくんです。そういう所がとても得意な人、肝臓の精度がよくて、怒りが出発点になってるけれど、これをある程度まで消化した人達が、素晴しい仕事をすると思います。具体的に職業で言うと、正しさと関係あるんですね。だから裁判官とか、法律と関わるような人達ですね。あとはあの、警察官とかね、ああいう人達。守りたいっていう、意志で何かを守るような仕事でも発揮されると思います。だからまあ、正義っていうよりは何かの判断をするっていう能力、キチッとこう選り分けて行くような力と関係があります。最初は怒りでも精度が上がってある程度燃焼して、物事を実行して行けるような体力がついて来ると、物事を冷静に分別して行く力を持った人になる。これがあの、怒りっていうもの自体の消化されたものだと思う。もう青白い所から最後透明になってゴオーッていうような所まで行けば、綺麗でしょ？まっとうな感じになって来るんで。最初の出発点はどうかわからないにしてもね。混ざってる間はそんな感じです、わあわあわあわあ、ぶすぶすぶすぶすしたようなちっちゃいものです。だけどそれをちゃんとかき集めてある程度まで制御して、ある一方向だけにきっちり向けて行くような、それはどういう事なんだろうかっていう批判精神の所から物事を変えて行くような力。まあそこまで行けばいいよね。

鶴崎　うん。

気持ちと言葉がずれる

2016・8

素直

鶴崎　前から時々、気持ちと、言ってる事が違うみたいな話をする事があって、川崎さんにあなたは本当はこう思ってるんですよねって言われる事があるんですけど、例えばベランダに金魚がいて、あまり世話もしてなくてかわいそうだなっていつも思ってるんですよねって言ったら、じゃあ誰かにあげたらいいんじゃないですかって言われて、あんな金魚欲しいかなあって言ったら、あなたそれは飼っていたいって事なんですよって言われて、本当はそういう風に思ってるんだけど言葉の表現ではそうなっちゃうみたいな話があって。あと母親に、家族みんながあなたの事を心配していますっていうメールを貰った時に、私が私の事を一番心配してるんだから心配しなくていいですって返事をして、このメールは気持ちがへこむだけで一体何の役に立つのかわからなかったって言ってた時に、それは私の事を心配してくださいっていうメールなんですよって言われて、ええって、結構、わからない。自分が言ってる事もそうだけど、人が言ってる事も言葉通りにとっちゃってわかんない事とかあるなあっていうのは、何となくずっと気になってます。それとは別にやっぱり素直って凄いなあって思って、素直に自分の気持ちを言うと、プラスマイナスないじゃないですか。思ってる事がストンと伝わるって、そんないい事ないはずなのに、それが凄く難しい、っていう所に最近は注目してるんです。

川崎　そうですね、あの、丁度インターネットが普及する時に私二十代だったんですけど、それまでっていうのは実際に会話をする以外はまあ電話でやりとりするくらいだったものの中に、その、メールっていうものが出て来て、で、メールも最初は手紙のようにやりとりしてた事が、会話のようになって来たっていう、こう、順番があるんですね。だけど、今はラインていう、私、全然そこは入ってない世界ですけど、要は会話するように頻繁にみんなずっとやり取りしてる。だけど間には距離がある訳です。だから半分手紙のような、半分意思が入っているような、半分は、あの、嘘のような(笑)もう、曖昧であるけど関わりたいっていうそういう流れみたいなものだけにザーッとこうみんなね、巻き込まれてる感じがして。あの、言葉の巧みさは以前より、今の二十代、三十代の人の言葉の豊富さっていうのはあると思うんですよ、常に言葉を意識して打ち込んでるから。つまり書き込むっていう事の上達ですね。

鶴崎　うん、洗練されて行きますね。

川﨑　しかも自分で漢字で薔薇って書けなくても、メール上なら入れたら薔薇って出てくれるから、こう、一般的じゃない言葉でも使いこなしてるような気持ちになってどんどん使うと。でもあの、常にここで対話の重要性を言っているのは、その言葉をその人の言葉として捉えうるかどうかっていう事が、まあ、私自身の課題みたいな所から出発してますからね。上手いこと話が出来ないっていう(笑)伝わらないって事ですね。だから言葉を使えば使うほど意識から遠ざかってったり、伝えたいっていう所に到達しないっていう遠回りを感じていたと。それと同時に、そういう自分と似たような感覚の他の人の言語を聞くと、やっぱり遠回りをしている事によって、かなりあの、受け入れられてはいない人達が多いなっていう(笑)実感があった。まあ、それは男性に多いですね。まずは話す事が苦手であるっていう所が出発点。だけど、それがその、整体っていう一つの体の表現、体の運動として言葉を使うっていう発想とか、視点ていうもの、頭から言葉が出てるんではなくて体全体からその人の意思が伝わる言葉を使いなさいっていう、ものの見方というか考え方っていうもの、それが自分の中に受け入れやすかったから、その方式をとった事で俄然色んな事の意味がわかるようになったと。言葉の意味が理解できるようになった、つまり日本語がわかるようになったんですね（笑）もうちょっと言うと言語表現という事がわかるようになったのかもしれない。じゃあそれ以前、自分はどうであったのかっていう所から話す事になりますけど、あの、さっき言っていたようなね、意味と言いたい事と言葉が全く違う形になっているっていうのは、えっ、てこうみんな思う事です。それはこういう事なんですよって、訳《やく》を付けるようなものでね、言葉の通りに捉えるとわからなくなるっていう言語の使い方ですね。だけどそういう事っていうのは言語をどう理解してるかっていう能力と関係があって、本人もわからないままそういう風に話してる事が多いって事なんですね。

鶴崎　うーん

川崎　だから、じゃあもうちょっと遡るとして、それをどうしてわかるようになったのかっていう理由からじゃないと、あの、これはこういう事なんですよなんていう言い方をしたってそれは憶測でしょうって終わるでしょ。だけど、私の中ではそう感じるからそう言う訳で、そしたらそれを聞いた他の方が、あ、そういう意味なの？って言われるっていう経験を、もう三十年前にしてる訳です（笑）子供の時からだから、誰かがうにゃうにゃって言った事を、ああこういう意味だって自分はわかるのね。もうちょっとわかりやすく言うと、そうですね、ある女の子が男の子にチョコレートをつくって持って来てくれた。で、よかったら食べてねってこう渡してくれた。受け取り

体の運動として言葉を使う

言語をどう理解してるか

たい、嬉しい。だけど、お礼を言うのも恥ずかしい。そういう時その男の子はどうしたか。昨日ホワイトチョコレート買ったからさ、いらないって彼女に言うかもしれない。ガーンですよね、女の子の方はそう言われたらね（笑）これはどういう事かって言うと、あまりにも恥ずかしいからどうしていいかわからなくて、結果的に全く反対の事、彼女だけが嫌がるような事を言ってしまうっていう心理的な働きなんですね。だからこういう事っていうのはたくさん転がっていて、そう言った後にね、この男の子は男友達に言う訳です。あの子がチョコ持って来てくれたんだけどさあ、いやもう貰ってるからいらないって言っちゃってさあ、馬鹿だね〜ってこう（笑）なる訳ね。わかんないけどあの子に言われた時だけそういう風に言っちゃった。自分でも気がつかない訳ですね、彼女だけが気になって彼女だけが好きだっていう気持ち。こういうのは古典的にこう、漫画とか小説にあるんだけど、心理的にそういう事が働くっていうのはみんな知ってる。だけど実際に自分がそういう立場になったら、そういう言葉の使い方をしてる自覚があるかどうかはわかんないんですよ。サーッと言っちゃうからね。だから誤解されるとか、色んな言い方がありますけど、言う側が間違った表現をしてるんだからそれは正解なんです、彼女がガーンとなるのもね。だって、言う側の方の責任なんだから。って事はそれだけ自分の気持ちを本当に伝えたい人には、みんな話せなくなるっていう仕組みがあるんですね。私はどちらかと言うとこの言語がへたくそな部類の人達を大量に見て来て、その気持ちの方だけを感じるって所があって、これはあの、父方の親戚はほぼみんな言語表現がド下手だったので。

本当に伝えたい人には話せなくなる

鶴崎　えっ、そういういうの受け継ぐんですか。

川崎　受け継ぎますね、やっぱりね。

鶴崎　家庭環境って事ですか？

川崎　そうですね。言語表現っていうのはやっぱりおうちが大きいですよね。特に日本の男性はそういう練習をしません。概ねあの、言わないでもわかった、もしくは言わなくてもいいように女性がフォローしてるっていう文化圏です。弁明しないと生きて行けないような危ない所ではみんな、子供の時から男の子も女の子も論理的に話す事を強要されます。自分の事を主張しないと殺されちゃうと思ったらそうでしょ、厳しいよね。だけど、食べ物も豊富で、民族性が同じような人達ばかりいれば、意思疎通だけで通じるんだったら苦手な人のフォローをして、気持ちをわかってあげなさいよっていうね（笑）そっち側の方がとても盛んな訳です。日本はどちらかと言うとそういう文化圏。あとはアジアはそういう文化圏が多いので、言語と意思とを別々に使い分けるっていうやり方は、もう伝統的に残ってる訳ですね。

鶴崎　お世辞とか。

川崎　そうですね。ただちゃんと英語とかでも何でも全部お世辞はあるんです。だからどんな国に生まれても仕組みは同じなんです。じゃあ日本だとどう違うのかって言うと、上下関係みたいなものに対して、こう、言葉遣いが分かれてるものが多くて、ほら、尊敬語とか謙譲語とか細かくあるでしょ。言うべきでないっていうような事があったり、あと、ちょっと昔だったら職業によって言葉が違う。江戸の場合を言うと、お侍さんが使う言葉と、商人の人が使う言葉と、職人の人が使う言葉と、それから花魁《おいらん》とかああいう吉原の人達が使う言葉とっていう風に、みんな住み分けてる所で言葉を使い分けてたんですね。だから、それによってどこの出とか、どこの人かがわかるようになってた。つまり職業と言語が一致してたもんだから、それだけで済んだ。も

家庭環境

職業と言語

しくはそれだけで済んでいればよかったのが本来。その事によって本当の意思を隠すって事も出来たんですね。言い方を型にはめてしまえば、本心を言う必要がないっていう。で、大体は付き合いをやって行く上で、上手いこと言葉が話せたらほぼ問題なかったのがそういう時代。だから、本音は元々言わなくていいものなんです。

本音は元々言わなくていい

鶴崎　そうですよね、いつでも本音言わなきゃいけないって事は全然ないですよね。

川崎　そう。じゃあ、どうしてこんなに素直っていう事と使い分けって事がね、混乱して来てるかって言ったらそれはあの、言葉を上手く使える人と使えない人がいて、今は使えない人の方が、ちゃんと話せない人の方が多いっていう事ですね。つまり、コミュニケーションとして言語を使って喋るっていう機会がまずは、インターネットとか、そういうやり取りが増えたおかげで、口語的に文章を書く事は出来ても、口語を使える人はどんどんどん減ってるっていう事ですね。私が十代の頃オタクって言われる人は本当に気持ち悪がられてたからね。つまり専門用語ばっかり使うから、一つのこと言うのに凄く時間がかかる訳ですよ。例えば、私この苺が好きーって言えばいい所を、そういう人達の言語で言うと、いやー、ここのこの苺のラインが何々の流線型に似ていてとかこういう表現になってって、その、好きだって言うのが恥ずかしいから、形にばっかり執着したような言い方でもの凄く長くなるんですね。で、またそれを聞いた人はうん、そうそうこの流線型のこの行き方がさあ、ってこう（笑）なってく訳ですよ。そうすると、たった一言、僕はこれ好きなんだよね、うん、僕も好きって言えばいい事を、一つの言葉に説明をつけないと好きっていう感情を表出できなくなっちゃってる訳です。そういうのが今、凄くこう、細分化してあるわけ。だから、最初にそのオタクって言われた人達っていうのは本当にみんなコソコソしてて、

オタク

自分達の言葉でしか通じないし、一つのこと言うのにも凄く時間がかかる訳だから、仲間内で、ねーっていう間柄だけでやってた、そういうコミュニティがいっぱい濃くあった訳です。だけど、インターネットとかでやってる人達が浮上して来て、マニアって言われる人達が全然恥ずかしい事でないって思わされるようになって来ましたから、そうするとあんまり言葉を喋れなくても平気だよっていう事になって来て、そういう人達の言語で普通の会話もしてるわけ。だから、傍から聞いてても全然さっぱり何を言ってるかがわからない。たった一つ好きだって言う事でも三時間、五時間かかるんだから、わかんない訳ですよ。そういう事がもう今、当り前になっちゃってるから、コミュニケーション自体が必要とされてるのかどうかって所まで行ってるんじゃないかなと思います。

鶴崎　私、仕事以外ではずっと家にいる事が多くて、友達に月三回ぐらいしか会わないみたいな（笑）感じなんですけど、そうすると人と喋りたい！ってなります。

川﨑　て事は、人と話をしたいと思ってる間はまだコミュニケーションする事に対して前向きでいられると思うんですよ。でも今ほらもう人と会話するのも苦手な人も多いでしょ。まあ、それはちょっと置いといて、言葉と意思と素直さみたいな事なんですけど、素直じゃないって所からみてった方がいいと思うんですね、素直が難しいんだから。これには体の見方として、言葉がそのまま使える人と、そのまま使えない人がいて（笑）そのまま使えない人は、私はそれは下手だと思っていいと思うんです。コミュニケーションていう事を自分から前向きにとろうと思ったらそういう言葉の使い方を出来るだけ見直して、わかるように話をして行く方に近づけて行って欲しいなあとは思いますね。わかって貰う方が先じゃんっていう考えの人が多くて、特に女性

女性

は言葉に関して感覚がちゃんと発達しているのに、自分がその言葉を使えるっていう自覚が少ない。ところが男性の方は自分が言葉を使うのが不得手だって思ってるから、一生懸命話すんですね。だから素直に言葉を使うっていう意味では男性の方が思った通りの事を言います。ところが女性の方は、使えるのが当り前の所から始まってるから、より高度な事を相手に求めるんですね。これによって男性と女性との会話がめっちゃくちゃ噛み合わない事になるんで。じゃあどうすればいいかって言ったら女の人の方が上手いんだから、自分がまず上手いっていう自覚を持って、下手な人に合わせてあげなきゃいけないでしょ。そこが優しさなんだけど(笑)

鶴崎　より高度を求めるってどういう事なんですか?

川﨑　つまり、例えばデートに誘えとか言う訳ですよ、女の人は、好きな人にね。凄いでしょ?あとほら、プレゼントをくださいとかって言うでしょ?で、彼が一生懸命考えてくれて、貰ったプレゼントに、え、何これって言う時がある訳ですね。つまり私が好むもの持って来なさいよって言う訳です。凄く難しい事なんです、これは。だけどそれを要求して来るっていうのが女の人の中の怠惰な部分。つまり上手い側はちゃんと補助してあげないといけないのが言葉の問題。女性と男性ではだいぶ言語を使うっていう能力に差があるという事があって、男性は概ね自分の事は上手く話せないっていう理解があって、ここで話した方がよかったのかなとかちゃんとこう反省したりするんですけど、女性はもうあの、息みたいに言葉を使ってますから、自分が言葉を使えてるかどうかもわからないくらいにペラペラ喋る人が多いので、適切に言葉が使えるように、ちょっと意識してお話できるようになる事は大切だと思います。そしてあの、その人の言葉がスーッと出て来るかどうかっていうのは環境なので、お家が、お父さんお母さんが素直に言葉を使ってた

男性

補助してあげる

らさっきみたいなレトリック、言語技法っていうんですけど、一つの言葉にいくつもの意味を持たせるような話し方っていうのは、あまり起こりえないんですね、その言葉のまんまにちゃんと育てられてると。これもやはり教育が大きく関係があります。で、これが蓄積して行くから、そういう風に言葉を覚えているっていう事が、話をして行くうちにわかるし、あとさっき言ったような、どんな職業が背景になってるお家かもすぐわかってしまうんですね。

教育

鶴崎　喋ってると？

川崎　うん。すぐわかる。環境が大きいです、言葉は。まあその金魚の話にしても、お母さんのそういう事であったり、こちらが聞く側に立って対話をして行くと、観察してその仕組みがわかって来ます。じゃあ、素直に言葉を使えるようになるって事で言えば、例えばインターネット上の言葉でやりとりしてる間は、そこでしかやり取りしてない言葉であって自分の言葉ではない。でも、自分が本当にある人に伝えたいっていうこの一言のために、色々と振り絞る言葉っていうのはその人の言葉ですから、本心てやつですからね。本心を言えるようになるっていうのは大変な作業ですけど、コミュニケーションを前向きにおこないたい人にとっては必要な事ですね。本心で話していれば、本心を話すような相手が出て来るはずだから。自分の言いたい事を伝えたい人が見つからないじゃなくて、自分が言いたい事を伝えていればそういう人と出会うという事なんですね。本心、本当の心。あの、本当の心って、自分でもわかんないって事なんですよね。言葉にすればするほど、自分が大切だと思ってるとか、伝えたいと思ってる人に伝えるって事も、わからなくなって行くのが言葉じゃないかなあと思います。だから本当に自分は、何を考えてるとか何を思ってるのかなあって、話をした所から考えるものなんじゃないかなあと思うんですね。この人

本心

に私の気持ちを伝えたいとなると、本当に自分の本心みたいなものも理解して、伝えなきゃならないでしょ。そしたらもっともっと言葉に乗せるまでの距離って、出て来ちゃうと思うんですよ。この人にこういうこと本当に伝えたいと思ってるのかなとかね、言えなくなるという事が出て来る。だから、言葉にするっていうのは意外とあの(笑)小田和正じゃないですけど、言葉に出来ないと、言えるんじゃないかなとは思うんだけど、

言葉に出来ない

鶴崎　うーん。

川崎　あとはね、体調によって言葉を使う内容が変わりますから、観察してると楽しいですね。何かほら、体調の事で調子が悪い調子が悪いっていうような言い方する人がいて、だけどよーくよーく聞いてると、それを元気に喋ってる時があるから、元気なんですよ(笑)だからあんまり言葉で聞かないで、怒濤のようにあそこが痛いとかここが痛いとか言ってるのを聞くと、ああ元気で良かったなあって(笑)私は思うのでね。ですから、まあ古典みたいですけど少女漫画の中にその、好きな人には悪態つくとかっていうのは如実にわかりやすく、私はこの人のこと好きですって言ってる表現ではある(笑)場合もあるという事ですね。逆に本当に関心がなかったら会話もしない訳だから。だけど聞く側はね、勘違いしちゃいますよね。だってその言葉を聞けば、嫌われちゃったんだあって思うでしょ。だけどそうじゃないんですね。そこがちゃんとこうスラッと行けたらいいんだけど、誰かをそれで傷つける事があるとしたらやはりちゃんと意識した方がいいかもしれないよね。やっぱりこういう部分で人間はすり替えを起こすので、会話をよーくよく観察して行く事。特に相手が使ってる言葉の中に必ずキーワードがあるんです。キーワードを見つけて行く事です。あの、キーワードっていうのは、ちょっとそこだけ異質に聞こえるんです、そ

体調

キーワード

の人が使った時に。ん？ってこう、
鶴崎　引っ掛かる言葉ですか？
川崎　引っ掛かる言葉というよりはねえ、意外と常日頃使ってますね。繰り返し使っていたり、あと、癖で使ってたりって事もあります。私がよく使うのは、やっぱり、なんです。どんだけ諦めてんだっていう（笑）くらいね。どっちかって言うと物事をみる所が斜めってる、捻れてますからね。こうなるんじゃないかなって自分の中に常にあるんですね。だからああやっぱりって言うと、それを肯定してるんですよ、自分で。それによって自分で自分を励ましてるんですよ（泣）
鶴崎　合ってる合ってるって（笑）私、ふーんかもしれないです。
川崎　ふーんとか、あと、ん？とかね（笑）こういうものっていうのはその人の言葉で、相づちっていうのも運動・動作だから、特に活発な五種の人達が使う言葉で、そうそうそうそうそう、っていう言い方、これも特徴的な言葉です。あと、体癖九種の人達は、自分で喋ってる事がわからなくなるっていう事があって、最初にスパッて言っちゃった後に、どんどんどんどん疑問が出て来て、それを言葉で説明しようとすればするほどわからなくなってって、それで結果的には何言ってんだかわかんなくなるって事があるんですね。つまり最初は勘でスパッと言い切った自分の判断力があったのに、それは何でかって考えると全部揺らいで行くっていう、こういう仕組みがある。だからあの、繰り返しが多い。繰り返し繰り返し言ってる間にわかんなくなっちゃうんですね。あと話が飛んじゃうんです。凄ーくしつこくその話をしたかと思ったらパッと変わって、全然違う事から始まるとか、
鶴崎　あー、確かに私、キーワードを最初に言ったらもうどうでも良くなるんです。

川崎　（笑）それは、どっちかっていうと三種・九種が入るとそうですね。あの、特に三種の人は言葉にしても音感なんですよ。音で聞いてるんですね。だから意味はあんまり関係ないんです。言葉の、音、響き。そっちの方がふっと入ると、気持ちよくなっちゃう。その体癖運動の言葉があるっていうのはあると思う。

鶴崎　うーん、また人と話すのが楽しみになって来ました。

体癖運動の言葉がある

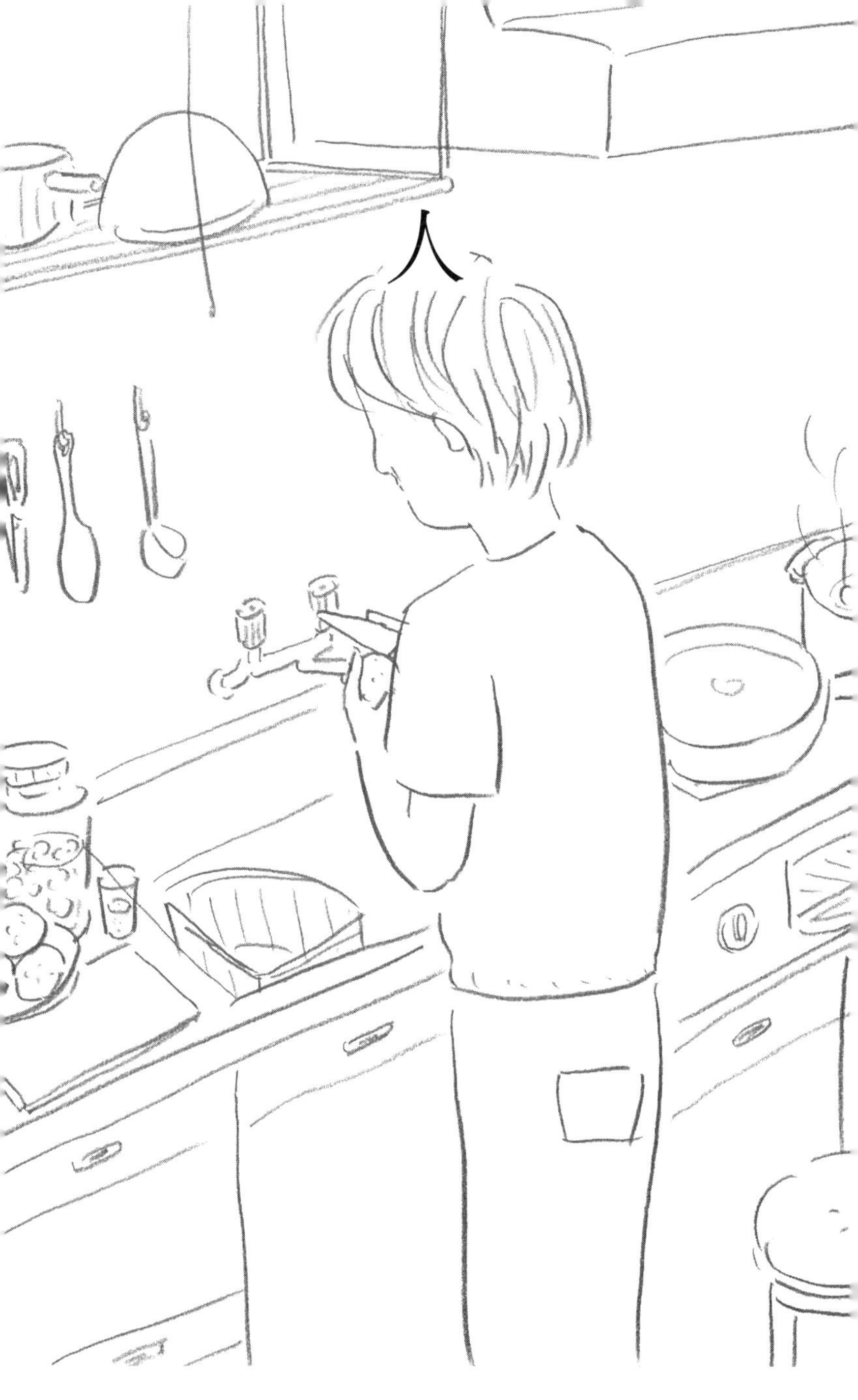

人間はゴキブリ並に強い

2015・9

言語

鶴崎　川﨑さんと喋ってると、言葉が凄く残るんです、面白い言葉が。面白い事だけはよく覚えてるんですけど、その中でも、人間はゴキブリ並に強いっていう言葉が忘れられなくて、それは多分食べるとか、そういう話をしてた時だと思うんですけど。

川﨑　そうですねー

鶴崎　例えば震災後に、放射能の問題があったりして、食べ物への意識みたいなものがみんな高まったりしましたよね。それで元々自然食とか、食にこだわりを持ってる人っているじゃないですか。そういう考え方とか知って、面白いなあと思ったりもしたんですけど、と同時に、人間はゴキブリ並に強いんですよって言われた時に、何かもうどうでも良くなった。

川﨑　（爆笑）

鶴崎　なーんだ、もっと気楽でいいんじゃないかなと思ったりとかして、印象に残ってるんです。

川﨑　ああー、そうですね。まずそれで言うと最近私も言語みたいな所と、意識みたいな所と、それがどういう風に頭の中に残るとか、そういうのにとても関心があって、こないだゴキブリでも印象的な事があったので、ああなんか繋がってていいなと思ってお話しますけど、きっかけはですね、私は子育て広場のボランティアをしていて、そこに色んなお母さんがいて子供さんと遊んでるんですけど、その時に来たお母さんが、長野の出身だったんですね。しかも、ちょっとまあ、山の方の出身。それでその時に、暑いとゴキブリも出て来るよねっていう話を丁度してて、そしたらそのお母さんが、ゴキブリを東京に来るまであまり見た事がなかったって言って、そうなんだと思って。それでもうひとつ、ご主人になる方とお付き合いしてる時に、東京でね、初めてゴキブリを見たんですって。だけどゴキブリを知らない訳です。で、どうしたかって言うと、お外で歩いてるのを見たらしくて、ねえねえこのカブトムシは？って言って手に取ろうとしたら、それはゴキブリだよ！って言われて、あ、これがゴキブリなの？ってなったんだって。

鶴崎　うん

川﨑　つまり、ゴキブリは汚いもんだよとか、ゴキブリっていうのは感染症及ぼすよ、とか、テレビのCMなんかで見て、本気にしてる人もいるだろうけど、でもそれを見た事がない人が見た時に、全くその、虫に対してイメージがない訳ですよ。で、そうなると、ゴキブリっていう名前のおかげでゴキブリはまあ、たくさん殺され続けてるんですけど、あとはあの、季節があるよね。今（※この対談がおこなわれたのは八月上旬）が丁度卵を産むために一生懸命ご飯を食べてる時期だから、夏に出て来るもんなんです。で、元々は森にいた人達ですね。だからまあ、ゴミムシさんとか、ああいう仲間っていうのは黒くてでかくて、一生懸命色んなものをこう、食べてた人達の中でも丈夫な人達なんですね。うちの場合は猫が三匹いるから、ほとんどあの、ゴキブリが出ないんです。

鶴崎　ふうん

川﨑　見つかったと同時に微塵にされてしまうので、ゴキブリが一度覚えると、そんなに食べ物も置いてなければ来なくなっちゃう。で、飲食店にいるようなちっちゃいやつね、茶色っぽいや

何に怖がってるのか

つがいるんですけど、あれはもうあの、食べ物のために来てますから。でかい人達っていうのは、よっぽど何かそういう環境がないといっぱいは集まって来ないんですね。あとはご飯つくるお家だったらまあ、食べられるものがあったり、家が古いと湿気てたり、そうすると来る要素はあるんだけれど、最近はそういうのがなくなって来てれば、ゴキブリもちょっと減って来てるんじゃないかとは思う。で、ゴキブリ並に強いって言った時に、人間もたくさんいる訳ですね。あとは、結構たくさん殺されてるんですね。やっぱりこういう仕組みみたいなものが何か丈夫さと関係あるんじゃないかなとは思う。丈夫なんですね。じゃあ何を怖がってるのかっていう事で、放射能とかね、添加物の話とかっていうのは、じゃあそれは何に怖がってるのか。事実そういうものに怖がってるのか、そう煽られる事に怖がってるのかっていう所でだいぶ違うと思うんですけど。もうちょっと言うとやっぱり人間ていうのはこの、頭があるもんだから、想像力があるんですね。その中でも、こうしてしまったらこうなるんじゃないかっていうパターンの擦り込みは凄く、多くあるんです。そこにとっても関係があるんじゃないかなあと思います。放射能はいけないとか、牛乳が飲めないとかね。過敏になったり、あの、現実じゃなくそういう風な発想みたいなものに萎縮しちゃう。そういう事はあると思うんですね。

鶴崎　例えば添加物とか避けてる人は、もう全然知らずに食べても具合が悪くなっちゃう時があって、後から入ってたって事がわかるような事があるそうなんですけど、そうやって直《じか》に体に反応として現われるっていうのは、どういう事なんでしょうね。

川崎　そうですね、ここでちょっとまた気の問題があります。前もお話した事があるかもしれないけど、気を出来るだけ集中させると、どんどんどんどん細分化して、敏感になって行く。もっと言うと敏感じゃなくて過敏に反応するっていうのが体にはあるんですね。だから、一つの事で気になるのが止まらないとなると、よりそれを調べ出す。そうすると関連づけによって、ワーと全てに反応する体が出来る。一度そのパターンを覚えると、サッと体が感じたら、バアッと何か出る。一番簡単なのが吐き気ですね。想像するだけで吐き気がする。あと面白いのは、鯖って聞くと、ぶつぶつが出る人もいるんです。鯖って聞いただけで体に出る。これぐらいに人間っていうのは自分がやりたいように、なりたいようになれるんですね（笑）だから、常にその事だけ、とにかく添加物、添加物と毎日呪文のように言って行くうちに、もうあの、リトマス紙のように体がなって行く。最近だと、それに近いもので一番相談されるのが、電磁波。

鶴崎　ああー、よく聞きますね。

川崎　そう。それで言うと放射能は調べれば調べるほど、実際あの、病院でレントゲンを受けても放射能受けてるんだけど、そういう時は病気の検査だからっていう言葉のおかげで、放射能の量が多くてもあんまり気にしない人もいる。病院で、良くなるための検査だったら平気なんです（笑）ところが原発の放射能受けたから、って想像すると気持ち悪くなる。こういう事が日常茶飯事色々あるもんだから、例えばそば粉のアレルギーであるとか、それは確かにあると思うけど、どう適応してくかっていう事で言えば、気にしなくなって行くって事が、その範囲を狭めたり広げたりするっていう所があると思ってください。じゃあ赤ちゃんはどうなのかという事になりますね。赤ちゃんていうのは小さい時に色々ぶつぶつが出るんですけど、それをすぐにアレルギーにしたり名前をつけてアトピーにしちゃうと、ずうっと親がそういう目で子供を育てますから、よりそこが強固になる可能性はあります。だけれど子供の間、だいたい十歳、十一歳ぐらいまでは

自分がやりたいように、なりたいようになれる

色々と反応があって、で、十一歳から思春期っていうのが始まるんですけど、大人になってそこで残るものが本当のね、元々体の性質が持ってるもの、っていう風にみる。ひとつそういう見方はあります。これが他の西洋医学はどうかわかりませんけど、なにぶんその、十一歳っていうのがひとつ変わり目っていうのが確実に人間にはあるもんだから、特に女の子は生理が始まると、皮膚の色も変わるし、髪の毛の質も変わる。声も変わっちゃうので、

十一歳

鶴崎　ふーん！

川﨑　だから、こういうものも考えてみると、反応しやすい時期は子供であると。じゃあ三十になっても四十になっても反応しやすいっていうのはどうかと。どう思われますか？

鶴崎　呪文にかかってる。

川﨑　（笑）まあ、反応しやすいからまだ子供なんでしょうね。

鶴崎　ああー

川﨑　なので、電磁波に関してもそこに気を集めて行けば、電磁波探知機のようになるから、どこ行ってもあの、鬼太郎みたいにね、わっ、ここには電磁波が！だとか、もう電磁波のために生きてる体になるから、集めちゃう。そういう生き方をどうするかはその人の問題。これは職業もそうで、写真の人だったら、あっ、ここの構図！そういう構図で全てを見る見方。まあ整体師だったら、あっ、ここの骨が動いてる、とかね。そういう気の集め方の一つだと思ってるので。じゃあゴキブリ並に強いっていうのはどういう事かって言えば感受性の問題なんです。人間はその、敏感になったり、とても感受性が豊かのように思われてますけど、他の動物からしたらかなり鈍いって事です。

鈍い

鶴崎　感覚的にですか？

川崎　そうそうそう。鈍くしないと、そこに適応できない環境がたくさんあるから。それは都市部であろうと、地方であろうと、そういうものがあります。子供の時は敏感です。だけど、大きくなるにつれて鈍くなって行くようにして行く訳ですね。だから、ゴキブリの方が敏感かもしれないよね(笑)人間の場合は例えば、ただ一言、誰かに言われた事でも、ずっとそれを思い留めてしまってとても辛い時がありますよね。そうするとやはりあの、体っていうのは、こないだも痛みの影響でも話をしたけど、忘れるっていう機能がちゃんとあるんです。鈍くするっていう意味では、忘れやすくなる。だから、特に人がいっぱい集まって傷つきやすい環境が多いとこだと、鈍くなって鈍くなって、体を守ってる所があるんです。そのかわり、丈夫になる事と鈍くなる事はちょっと違うので、あんまり鈍くなると病気になるんですね。つまりそういう抵抗の仕方だけでは通用しないって事が起きて来ますから。そしたら体としてはどうするかっていう事になって来ます。まあ、私は最近そういうのを脱皮っていう言い方しちゃいますけど、さっき言った女の子が生理になったみたいにですね、ペロッとこう、それまでの体から変わるような事が起きるんですね。鈍さっていうのも鈍くして行く事による固定化があって、それがあまりにも古くなっちゃうと、何か起こるって事です。で、元々鈍い人もいます。そういう体もあって、運動傾向としてなかなか表に出ない。特徴としては体が硬い所があるとか、あと、気持ちもなかなか融通がきかないとか、こういうのは全部硬さっていうものなので、古くなりやすいんですね。だけれどそこから始まって、いつでも若返る可能性はある訳だから、自分で何とかしなきゃなあ、っていうような事が起こると、柔らかくなる可能性はあるんですね。

脱皮

鶴崎　うん
川崎　その、ゴキブリ並にっていう所でホッとしたっていうのがあるんでしょうか。
鶴崎　あはははーっていう感じです。何か、笑いに転換されます。そんなにシリアスにならなくていいんじゃないかなあ、とか。そう言えば私は最近、人に態度でかいって言われたんですけど、ちょっと鬱傾向の人で、もう寝耳に水っていう感じで、何か最近暗くなる事があんまりなくて、何でも面白いから、だから鬱状態の人の気持ちとかもあんまりよくわからない。

笑いに転換される

川崎　（笑）鬱状態の人っていうのはどういう人かっていうと、やはり、融通がきかないっていうのがひとつあります。真面目な人が多いんです。この通りにやらなくちゃってこう、求められたり、思い込んじゃったりするとそういう状態が起きるんですね。それがひとつでも違うと凄く不安になっちゃう。そういう事が重なるともっと不安になっちゃって、もう何も出来なくなっちゃう。つまり期待に応えようとすればするほど、自分をより高いところに持って行きたい。それこそ、その人も自分勝手かもしれない。自分の見方しか出来ないって事がもう自分勝手なんだからね、だけどそれに気がつかない。それが鬱状態の人。でもそこでまあ生き残れればね。ちょっと油断するとやっぱり、治りかけで油断すると死んじゃう人も多いんだけど。

鬱状態の人

鶴崎　ふーん
川崎　だけど、それがちょっと違って、あ、平気だって事に気がつけば、ペロッと剥《む》けてやっぱり脱皮しますから。もうあの、環境適応なんですよね、やっぱり。米ばっかり食べてるとか、野菜ばっかり食べてるとかそういう事と一緒で。生きてる世界がどうしても許容が決まっていて、そこに安心する人がそうじゃないとこに連れて行かれた時に起こる反応だから。だからけっこう都

環境適応

会に出てる田舎の人に多いですね。田舎にはとても美味しいものもたくさんあるし、会う人の数も少ないし、刺激もそんなにたくさんじゃない。でも東京来たら、美味しいものもあんまりないし、人との交流もなんか冷たいし。そうすると、それまで通用してた事が全部通用しなくなる訳だから。そこで初めて考えなきゃならないんだけど、怖くなると帰っちゃう、田舎にね。やっぱり田舎の方が合ってた、これならいい。でもそこで一人で抵抗する事になると、大体そういう鬱傾向になります。東京と私！みたいになっちゃうんですね。これは一人で気を立ててる状態、気張ってる状態っていう言い方をします。そこから力を抜くっていうのは難しい事で、やっぱりそこでどれだけ頑張れるかによって、その人の体力がわかるから。そういう意味ではどこで生まれ育ったか、あと、どこに自分が培われたものの基礎があるかっていうのは意外と大きいものがあります。自分だと思い込んでる中に色んな要素が入ってると思って、ああ、全部自分なんだなあと思って頂くといいかなあ。で、そういう色んな自分がいる事さえも認めて頂くと、楽しくなって来ますから。だからあなたの中にも傍若無人なあなたがいる訳ですよ。その人にとっては傍若無人な人なんだから、ああそうか、そういう人もいるんだね～で、いいと思うので。いや、そんな事ない、私、傍若無人じゃない、じゃなくて（笑）

鶴﨑　いや、傍若無人だと思います。

川﨑　（笑）で、そうするところ、バリエーションがあるとね、傍から見られてる自分て、へ～そうなんだって事がいっぱいあって、またそれが楽しいから。何でも面白いなあって言えるといいと思う。だから、捉え方ひとつで笑いに変わったりっていうのは、つまりそれはユーモアっていうものので、転換させる力があるから。シリアスな事から、緊張から、それを緩和させるっていう事です

ユーモア

ね。ユーモアは大事ですね〜

鶴崎　あ、そうです、だから食べ物の事も自分の体の事も、緊張して捉えようと思えばどんどんシリアスになってってったりとか、暗くなってってったりする事も出来るし、ゴキブリ並に強いって聞くと、なあんだみたいな感じで全部を楽天的に考えられるようになったりとか、何かそういう事を思いました。

食べる運動が好きな人

2015・10

毒

川崎　それで、やっぱり一番いいのはそれをちゃんと自分で調べるかっていう問題です。誰かが言ってるからじゃなくて、本当に心配なら自分で調べて、食べてみるとかね、やってみて欲しいなと。自分で調べた上で、これも体で言うと腑に落ちるかどうかっていう所だと思いますね。もういっぱい聞かれましたから、本当に、あの震災。放射能はどうなんですか、整体的にはどうなんですかって言われてね、いや〜だって、すぐじゃわかりませんって言ったんですね。

鶴崎　ふうん

川崎　見えないし。ただ言われてるのはその、蓄積されるっていう事があると。じゃあ毒一般と一緒なんだったら、それで言うと毒も知らないで薬の良さもわからない所もあるんですね。大人に限って言えば、あえて毒をとるっていうのは、それによって体を変えて行きたいっていう欲求がある時には、タバコとかお酒とか、体を壊すっていうやり方をするんですけど、特に男の人に多いですね。女の人はやはり子供を産む性だから、あんまりそういうのをよろしくみないんだけど、男にとっての仕事って言ったらもうそれ以外にないですから。そうすると疲労があった時にお酒を飲んだりタバコを吸う事によってホッとしたり、壊してく中にちょっと新しくなる所とか、あとは、自己確認が出来る所があるんです。これはまあ成人した人達の体の実感の仕方の一つとしてあります。だから、アルコールもニコチンもなぜか許容がある訳で、あの、駄目だったらほら、毒で死んでるはずなんだけど、そこそこ許容が人間にあるもんだから、いまだに残ってる。で、放射能に関しては、技術が発達して見えないエネルギーを使ってるもんだから、感じられないと。だけれども、証明されるのは使った後。これは恐ろしいですよね。科学っていうものは実験した結果、正しいと思われてる事が間違ってましたと言えるかどうかというのがあって。それで言ったら、まあ、日本は受け身的な形で原発をいっぱいつくる事によって、これなんか襲われたら大変な事になりますよっていう武器を、国ってものが意図的にね、つくって行った訳だから。結果、凄くあの、汚染されたおかげで迷惑をかけてるという現状がある訳で、それによって日本に対しての見方っていうのは、ちょっとほら、あー、ちょっと危ない国だよねっていう見方が広まりましたから、

鶴崎 うん

川崎 それはやはり武器を持ってるっていう見方では、あの（笑）何て言うんですか、効果があったかもしれません。しかもまだ稼働させて使うなんて言ってる訳だから、汚染させ続けててもやれるっていうくらいに、やっぱりあの、これこそ麻痺なんですけど、鈍くなるんじゃなくて麻痺って言うんですね。麻痺の感覚まで行くと、もう物事がわからなくなる。そうすると速度感が出て来ます。すぐ買いたいとかすぐやってしまいたくなるんですね。麻痺した人の体はそういう事が起きますから、そっか麻痺してる部分があるのかなあっていう所は注意してみてるといいかもしれない。さすがにゴキブリは麻痺する所まで行きませんから。じゃあそれを自分達でどうするかって言うと、自分が鈍いかどうか、鈍さに気がついたらそれをどうするか、もう観察して行くしかないです。ある事は平気なんだけどある事は凄く怖くなるとか、ある事は出来るようになるけど

麻痺

ある事はなかなか出来ないとか、個人の感受性がその鈍さと関係があります。整体の目指す所は出来るだけ全てにおいて柔軟に適応する事。そうなると、これを食べちゃいけないとか、これを摂取できないって事は元から発想にないもんだから、美味しいと感じられる体を持って下さいとしか言いようがないんですね。

鶴崎 整体だと、何でも食べられるのが強いっていう話も印象に残ってます。

川﨑 そうなんです。あとは、危ないものはまず食べない、口にしないって事ですね。それが感じられるかです。何となく嫌だなと思ったら出されたものでも断らないと駄目なんです。私はあの（笑）訪問先で出されたもの、すみませんって言った事ありますね。

鶴崎 何を出されたんですか？

川﨑 それはね、サラダ。

鶴崎 ふーん

川﨑 いやお腹いっぱいでって。お腹いっぱいじゃなかったけど、食べる気がしなかったから。

鶴崎 見た感じですか？

川﨑 そうそうそう。だからこういうものはまあ整体を知ってる間柄では自然に、そうねで済むけど、何で食べないんですか？とかね、そうなるともうあの、太刀打ちできませんから、ごめんなさいしか言いようがないけど、でも自分の身を守るっていう意味では大事な感覚だから、出来るだけ正直にした方がいい。無理して食べない。あと無理して全部食べきらない。お腹いっぱいなら残す。それをみんな頑張って食べたりね、あとは負けず嫌いで食べたり、色んな食べ方をして体を壊してるから、まあ食べ過ぎですっていう言い方の中には色んな食べ過ぎがありますけれ

食べ過ぎ

ど、概ねやはりお腹が空いて食べてる問題よりもそういう人間関係で食べてる事が多いんですね。運動として食べてる人もいるんです。だから、食べる運動が好きな人。

鶴崎　私です。いつも食べ過ぎてしまうんですけど、何か、もぐもぐしてるのが好きなんです。食べ物に触れてるのが好きなんですけど、

川﨑　それで言うと食べてること自体に関心がある人と、食べ物に関心がある人といて、好きか嫌いかっていう事で言うと、口に入れている状態を楽しめる人がいるのは確かなので、それはちょっとまた、体癖の話とかもあるんですけど、その、消化器系統が活発に働く人達っていうのがあって、そういう人達は好き嫌いが激しいって言われてるんですね。

鶴崎　ああ、三種ってやつですね。

川﨑　そう、三種って言われててもう一つ、四種っていうのもあります。で、何かあったら、もう悲しくても楽しくても食べちゃうっていうのが三種。あとは、食べるだけじゃなくてつくるのも好き、素材とか材料とか、こう盛りつけるとか、なんせ台所にずっといるとか、そういう傾向。三種の人すべてっていう訳じゃないですけど、消化器系統が発達してるもんだから、そこに敏感だって言われてるんですね。もう一つの四種っていう人達は、何かあると、嫌だなと思うと食べられなくなるとか、感情が動かされると、また消化器系統が動いて、胃袋までが大体その、三種なんですけど、四種は小腸とか、大腸とか、吸収力と関係あるんですね。場所が違う。どちらにしても消化器がよく動く人達で、口に何か入れてるのが（笑）幸せな感じがするのがそういう消化器系統が発達してる人達の特徴なんですけど、だから何かとにかく入れとかないと寂しいって感じるし、そこら辺で言うとやっぱり女性のほうが寂しさを感じやすくて、あと男性に比べると

運動として食べてる人

好き嫌いが激しい

三種

四種

女性のほうが消化器系統が発達しています。

鶴崎　心の隙間を埋めるように食べている気がする。

川﨑（笑）心の隙間っていうのはどういう時にそういうものを感じますか？

鶴崎　多分、自分の仕事が定まらないというか、自分の所在みたいなのがはっきりしてない、そういう隙間だと思うんです。なんか、多分それが充実して来ると、すごく充実して埋まって来るという隙間だと思うんです。何かそういう宙ぶらりんな所在なさを感じる。

川﨑　ふーん。あとはその、食べてるものですね。何をよく食べてたか。

鶴崎　パンとか、炭水化物。楽しい感じがするもの。お菓子とか。

川﨑（笑）じゃあ、その楽しい感じって、食べ物に楽しい感じを求めてるんだから、楽しくありたいんでしょうね。

鶴崎　そうです！

川﨑　食べてる間は食べてる幸せ、それとその仕事が関係があって、仕事もそうありたいっていう事ですね。でも仕事自体の中には楽しい事ばっかりじゃないし、大変なものもある。とにかくその、食べるっていう事には好き嫌いがあるから、好き嫌いでものを決めてしまうっていう所があるんです。好きな事はやるけど、好きじゃない事はやりたくないっていう事なので。で、一般的にはとてもわがままに思われる事なので、感情で動くっていう事だから。だけど、消化器系統の発達した人にはそれはとても重要な事なんですね。じゃあもうちょっと砕いて行くと、好きなものを好きなだけ食べられる生活のために働くと。好きな事をするために働くにはどうすればいいかっていう事と、嫌いな事をやらないっていう事だから、それがどこまで出来るかっていう事なんですね。だけどこの好き嫌いっていうのは、前にもお話をした事があるんですけど、意外と可能性を秘めていて、好きなものは嫌いになる可能性があったり、嫌いなものを好きになる可能性もある。常に流動してる。変わらないで好きでいるって事があるかどうかっていう問題なんですよね。だから自分の中に変わらず好きなものがあるようであれば、それは続けられる事だろうし。そうするとその、継続できるかっていうのは体の問題で言うと持久力の問題なんですけど、持久力ってどういう所で出てるかって言ったら、飽きないで続けられるかどうかだから、飽きやすいかどうかなんですよね。好き嫌いがはっきりしてる人は、飽きやすいんです。あとは嫌いな事は他の人に任せちゃうから、上達しないっていう事がある(笑)だから、ここが何かちょっとこう、矛盾してる所もあるんだけど、やめないで何か好きでい続けられる力は、消化器だけでは難しいって事になりますよね。

鶴崎　うーん……

過食症と拒食症

川﨑　それを他の言葉で転換してくと、一つには今よく言われてる過食症とか拒食症っていうものがあって、だいたい過食気味な人は熱がこもりやすいっていう特徴がある。だけど自分で過食症なんですって相談に来る方でも、本当に過食か？っていう人は結構いるんで、実際ちょっとずつ話を聞いてると、そんな食べ過ぎてもいない人が多いんですよ。やっぱり周りから見てやめさせなきゃいけないものが、過食症・拒食症の本来の見方なんですね。そこまで行くとちょっと違う意味が出て来て、依存傾向みたいな事と関係があると思ってください。そういう状態になると違う働きが出て来て、そうせずにはおられない感じが出て来るから、

依存傾向

鶴崎　依存傾向です。

川崎　そう。何に依存してるんですか？

鶴崎　食べ物に。

川崎　（笑）それで、もう一つ消化器系統の発達している人の場合、ワ〜ッてこう、頻繁に気持ちが出て来るのを抑えてる所があるので、この感情表出と表現が違ったりすると、もの凄く溜め込むようになって、そういう時はやっぱり食べ過ぎっていうのはあるかもしれないですね。で、それを見せないようにするためにもう一つが出て来るんですね。拒食。あとは過食に、一つ余計について、過食嘔吐。食べたものをその都度吐く。ここがもう一段階あの、ステップアップ（笑）過食に嘔吐がつくと、ちょっと考えなきゃいけなくなって来る。で、だいたい過食嘔吐する人まで行くと、ある骨があるパターンの動きをずっとして、ある程度まで過食嘔吐をした後も、ある時間帯に吐くっていう、習慣性をつけて行くんですね。それによって感情が一定になる。つまり感情がこう、安定する骨と、お腹いっぱいになったよ、とか、足りないよっていうのは同じ骨が動いてる。きっかけはどうあれ、やっぱり寂しいなとか何とかで、ちょっとその可動性が悪くなった所から骨によって動きを止めてる。今までみてる感じでは、やっぱり運動の不足が起きると過度に出て来る。つまり、本来は運動をしなきゃならない人が抑制された時に、ドドドドッと食べちゃう。一番出て来るのは食べる速度が速い。で、ゆっくりずうっと食べていられる、草食動物みたいな人っていうのは意外と問題ないんですけど、とんちんかんにバアッと食べてって人の方がちょっと衝動的だから。

過食嘔吐

鶴崎　うちの弟は小さい時に食べては吐いてました。過食だったのか、胃が弱かったのか、

川崎　それで言うと、過食の理由と嘔吐の理由が違うんですけど、溜めるとか、何かを言い出せ

過食の理由と嘔吐の理由が違う

吐ける体

振替

るとか、そういうこと自体、出すっていう事と関係あるから、ものが言えないとその練習のためにそうやって吐くっていう事はある。だから、ちゃんと吐ける体も大事なんです。吐けない人、大変です、中毒起こしちゃって。そうやってちゃんと体に悪いと思ったらパッと出さないと。だから、これも何かを言えるとか反射的に反応できるかどうかって所。もしかしたら、あの、ちょっと弱くて、丈夫にするためにそういう事が必要な場合もあって、あとはそういう時期があって、二十代の人だと拒食症みたいな人が多くて、食べられなくなっちゃう。食べるの拒否するっていう事があって、女の人の場合、女の人が拒食になるっていうのは凄い事なんですね(笑) 男の人はまず拒食は少ないので、拒食症になるっていうのは生きる事をやめちゃうみたいな意味があって、大体その場合、拒食による反抗の対象がいる。デモみたいな。家族だったり、気持ちがこう、いちばん意思疎通したい人と仲良くなれなかったりすると、そういうあの、ボイコットみたいな事をやっちゃう、っていうのが拒食症なんです。愛情の不足だとか寂しさがあるんですけど、対象っていうのは、だいたい女の人の場合はお母さんです。だから、食べること自体はいろんな振替が起きると思って頂くといいと思います。

鶴崎　ふーん。表現として吐くはわかるんですけど、食べるは?

発散

川崎　だって、ホッとする訳でしょ? 食べた時に。ホッとしたいって事なんですね。て事は、ホッとするような事を先にやればいいんですね。それで一番おすすめするのは、先に風呂に入る(笑) そうするとその、骨が緩むから、食べる量はちょっと控えられるからね。あとはあの、お腹が空いてから食べるっていうのとは別に、寂しくて食べたりっていうのは一つその、発散になるんですよね。抑制してたり我慢してたりすると、そういうものを発散する機会として、刺激として食べるという事になります。

鶴崎　刺激が欲しいんですか？

川﨑　そうですね。っていう事はどういう事かと言うと、刺激がいる体だから。一番大きいのは、退屈してる。生きてる事に退屈してるんですね。だから退屈しなければ食べないんです。食べる事よりもっと楽しい事があったら食べない。あとは食べる回数も三回じゃなくていい事だから、一日お腹が空かなかったらそれで食べなくて済む。二日経ってもお腹が空かないんだったら食べなくてもいいんですけど、どっかでその、一日食べなかったら駄目なんじゃないかとか、考えて食べるから、余分に食べちゃう。時間も、朝だから食べるとか昼だから食べるとか、決まってるからって食べると、余計食べちゃう。主にその食べ過ぎ、もしくは食べなくなるっていうのは、骨盤の開閉と関係があるんです。まあ女の人は基本開きやすいんでよく食べるんですけど、そこの中でも右の骨盤が開きやすいとよく食べる。逆に食べられない人は左の骨盤が閉まりやすい。まあ、それでも平気な体、食べなくてもやって行ける低燃費な体、という事にもなります。あともっと言うとそれで殺生が減るんだから、いい事ですよね。草や米を殺さなくてもいいし、牛を殺さなくてもいいんだから。だから、加工品ばっかり食べて良くないっていうのは確かにそうなんだけど、もう既に死んだものを食べてるっていう意味ではそれでも生きて行けるんだから、それはそれでね、いいと思います。

鶴崎　うん。あ、コーヒーがもうなくなりましたね。早いですね。

川﨑　いや、飲むのも食べるのも本来早くて、

鶴崎　私はケチなんです。まだ飲み続けていいたい。

刺激がいる体

低燃費な体

川﨑　やっぱり口の中に何か入れときたいんでしょ？　私は口の中に何か入ってると駄目だから。待てないんですよ。その時に食べたいもの食べに行きたいから、気が短いっちゃ気が短い。だからずうっとちょっとちょっと、ずうっとっていうのは（笑）話をしてるんだったら話をするとか、食べてるなら食べるのに集中したい、っていうのがあるから。

鶴﨑　私は出来るだけ長めに楽しんでいたい。

川﨑　（笑）やっぱりその人によって食べ方も勢いっていうのがあって、そういうのも観察対象なんです。基本、早いっていうのは体力がある程度上がってる状態。で、ゆっくりちまちま食べるのは体力的にも少しくたびれてる時とは言いますけどね。でも人によって違うからね。私も最近少しですけど山に登るようになったら、登る間は食べてるんですよね。ずっとチョコ食べたり、そこだけそういう食べ方になる。普段はお腹そんなに空かない。お腹空かないで、食べないでいられるかっていう事ですよね。

お腹が空いたら食べる

鶴﨑　お腹が空いたら食べるっていう事ですか？

川﨑　そうですそうです。お腹空かないで食べないでいられるかって難しいんです。やってみてください（笑）

空っぽ

鶴﨑　うーん、難しい。要は空っぽでも大丈夫かっていう事ですよね。

川﨑　そうですね、というか空っぽに出来るかどうか。空っぽにするっていう経験をしてない人の方が多いんで、生まれながらに。本当はその空っぽにする経験を持つっていうのが大切なんですけど、頭にしても胃袋にしても。だからって断食じゃ駄目なんですよね。断食は食べるの断つ、っていう事だから、食べたい欲求から離れたいっていう欲求なんで。そうじゃないです。お腹が空いたら食べる。だから（笑）お腹を空かせるって事をまずやるって事です。

鶴崎　なかなか難しいですね。

川﨑　難しいんです、あと断るのも。やっと断れるようになりましたけどね。空っぽにする運動が起き始めると体が変わるのは確かなので、出来れば空っぽの経験をして頂けたらまた、いいと思います。機会があれば。

つくる人

2017・1

みんながつくれる訳じゃない

鶴崎　今日は全然違うこと話そうと思ってたんですけど、何かいま話していた話が印象的だったので掘り下げてみたくなって、その、川崎さんから、運動特性からみるつくる人の話とか、あと、みんながつくれる訳じゃないですからっていう話はよく聞いてましたけど、なんか、つくる事に関しては自分の内にもの凄く葛藤があって、なんというか、ああ～……

川崎　（笑）自分に返ってくるでしょ、どんどんね。それはとってもいい事だと思うんですよ。あの、常に考えてる事だから返って来るっていう事だから。

鶴崎　自分はつくるっていう事を考えるって事をずっとしてるんだなって思いますけど、なんかこう、あたらしく何かをつくり出すっていう事は凄い事だなあと思うんですけど、同時につくる事が素晴しいっていう強迫観念みたいなのが自分の中にあるなあっていうのを感じていて、もっともっと孤独になってやらなくちゃ、っていう気持ちは昔からものすごく自分の中にあるんだけど、それだけをやろうとすると全然集中できなくて、なんか、ものすごい働いちゃったりして、それでやってられない自分をこう、駄目なやつだなあと思ったりとか、するんですけど(笑）それは自分で自分に強迫観念を持たせているのか持たされているのかわからないんですが。

川崎　まず、何かね、あの、つくる事が出来る人はつくるんですよ。あとつくってしまうものであって、つくらなくちゃならないっていうのはもう既に間違ってる訳でしょ？ 宿題じゃない訳だからさ。だけど、じゃあどうしてそういう評価するような人間が自分の体の中にいるかって事なんですね。言われる前からつくってる子はつくってる訳だし子供の時から絵は描いてたりしてるっていうのはある訳です、その子の好みとしてね。そこからそれがどういう風に変わって来たかっていうのは、やはりそこに何かもっと違うものが働いてる訳ですよね。で、大体はあの、考え方が間違ってます。まずその創造するっていうこと自体と、評価されたいとか認められたいっていう事は全く別問題なんですね（笑）なのにそれを一緒くたにしてる人がとても多いので、あとは、これは創造してる人と言えるのかわかりませんけれど、その、美術系の人とか、ものづくりをしてる人の特徴みたいなものですが、自分がおこなってること自体を認めて貰いたいっていうのが人間の中にとってもあってね、価値があるはずだって思いたがる所があるんですけど、この価値を持つっていう考え方自体も、自分の考えではない場合が多いんですね。価値っていうのは何かっていう問題がここに潜んでるもんだから。だから創造するっていう事と、価値があるって事がまた別なんですよ。で、あとは評価ですね。だいたい学校に行ってると評価で決まるものだから、創造するっていう事も評価して貰えるものだっていう風に、勘違いしちゃうって事ですね。だけど創造するとか創造性っていうのは、そういう価値の外にあるものです。あとは評価の外にあるんです。だから、それがわかった時に創造性っていうものがその人にとって大切かどうかだと思います。で、この創造性っていうのはエネルギーがとってもあるものなんで、えっと、前に怒りの話をしましたね、怒りの精度がものすごく高くなると、ちょっと違う形になって行くみたいに、創造もそういうものに似ていて、どんどんどんこう創造性が高くなって行くと、普遍性っていう言い方をしますけど、みんなの中にこう、染み渡ってくみたいに、凄いなあと思うような何かね、

評価するような人間が体の中にいる

創造

価値

評価

憧れみたいなものを生むような所があるんですね。だからここが出来て行くような過程が創造にはある。つまり創造性は全くその、価値観とか評価っていう、そういう小さい枠には入らないものだと思って頂くといいです。なのにみんな評価されたり、あと価値観を持たされるっていう所に創造性の方を小さくして入れ込もうとしちゃうんですね。これはとっても勿体ない事ですよね。じゃあそれはあくまで評価されたり価値観を持たされるだけの創造である訳だから、創造と言えるかどうか。どうしてそうなるかって言ったら、やっぱり絵とか音楽を採点する人がいるからだと思うんですね。採点される絵とか音楽ですから、それが魅力的かと言うと、どうでしょうか。

鶴崎　いま自分採点してないかなって。

川崎　（笑）だからやっぱり一般的とか認められたいってなると、そこに評価とか価値とか採点という発想が出て来てしまうから、そういうものとの葛藤がみんなの中にあると。じゃあ美術とか音楽にはそういうものがないんだったら自由じゃないかって言えるかもしれない。だけれどどこにもう一つ大事な点があって、どんな生き物も創造性を持ってる訳ですね。もう昆虫とか見るとどうしたらこんな色になるんだろうとかさ、不思議な事があります。人間がそれを見て美しいなあって思うこの感覚的なもの。これにはやはり、何かある訳です。それを美しいと感じる一つのものの見方に一定の規則性があるって事ですね。だから美には規則性があるんです。これがわかる人において創造性ってものがより深くなってくと思う。まあはっきり言っちゃうとセンスって問題ですね。じゃあセンスって何かって言ったら前も話をしたけど、才能の才の方、持って生まれたものって事ですね。これがとても、ものをつくる時にも関係あるって事です。て事は早くにそれに気がつく、それが大事な事ですね。みんなが創造性があってみんながものをつくる事が出来

創造性は価値観とか評価っていう小さい枠には入らない

どんな生き物も創造性を持ってる

才能

るっていう考えの方が違うって事になります。

鶴崎　今、会社に通ってアルバイトしてますけど、体調不良で一週間ぐらい休んでた人がいて、超暇だった〜って言ってて（笑）私なんか超暇の方がいいけど、だからその人にとっては創造したいなんて、知らないですけど、そんなのは問題じゃなくて、私がそういうつくる人達の中にいるから悩んでるんだなって今思いました。

川崎　うん。だけど創造性ってのはさっき言ったみたいに、昆虫でもやってる事なんですね。だから、能力っていうものはみんなあるんですよ。才じゃなくて能力、その力や運動はあるんです。だから、それを見て凄いって言う人がいたとしたら、本人は何もやってるつもりがなくても、すげーって思うものをつくっちゃったりしてる可能性がある訳です。それは前話をしたゴッホとゴッホの弟みたいなもんでね、ゴッホ自身はもうあの、そうしたくてやってる事。だけどそれでは食べて行けなくて、最終的には弟との関係性で画家になれましたから、このくらいの事であって、評価されうるとかされないとかって事じゃないのが創造だからね。だから、特別じゃないって事。みんなが出来るっていうのはそういう事なんです。それはどっちかっていうと歌が歌えるとか（笑）歩けるとかって事の意味で出来るってこと。ただそれを考えようとしたり職業にしようとしたりした時に才能がないとかセンスがないって問題になる訳ですよ。例えば蝶蝶は凄く綺麗ですけど本人は綺麗かどうか気がつかない訳でしょ？ そういうのに似てると思う。虎は凄くかっこいいし美しい。だけど虎は自分がかっこいいとか美しいなんて考える事もないです。

鶴崎　その蝶蝶が美しいのは才の方ですか？

川崎　才です。その必要性はやはり生き抜くために磨かれたもので、何代も何代も受け継いで来たもの。だから、特別じゃないですよね。どっちかって言うと逆で、命がけで地味な雌に選んで貰うために頑張ってそういう体になってる訳だから、つまり生き残るためにやってる事であって、美しく見せるためにやってる訳じゃない訳ですね。こういうものってたくさんあって、傍から見て創造的だなっていう事と本人が生産性があるって事は別な事ですから。だけど評価されたいためにそれを合わせると、才能がない事だけに気づいて行く訳です。じゃあ、才能がないんだなーって気がついたらどうすればいいか。自分が素敵だなあと思うものを勉強して行くしかない。それで身につけるっていう事になります。才がなければ能力を活かすしかないから、能の方をしっかりとやって行く。技術的にそこのとこを上げて行くって事になると思う。

鶴崎　うん

川﨑　あとはものをつくるっていう事は、ないとこから何かつくる事ではないですから。よくほらオリジナリティとか言うじゃん。その部分ていうのはやっぱり、ずうっとこう継続して考え続けてる時間に比例すると思います。だから創造性には時間がいるって事ですね。

創造性には時間がいる

鶴崎　……そうです……

川﨑　（笑）でもだいたい創造的な人を見てみるとそれを優先して生きてるんだから。だからちょっとの人しかいないです。それを優先して生きられるような勇気がある。まあ勇気あるって言い方変ですけど、その人にとっては当然なんですよ。創造性を優先する生き方なんて、当り前なんです。だけど、そこで葛藤してる人達っていうのはそこまで創造性に自分を賭けられないから、羨ましいと思うだけでね。でもそうしちゃえばいいだけです。だけど、このそうしちゃえるかどうかの溝がもう何百メートルもあるんですよ、奥底まで。これが才能。だから、これは他の

創造性を優先する生き方

問題と関係があると私は思います。つまりプロかアマチュアかっていう問題と同じ。玄人と素人の間もそういうものがある。スパーンとあるんですよ、見えなくても(笑)だけど、その事に大体は、プロは気づいてますけど、アマチュアの方は気づいてません。アマチュアの人達はプロになれるもんだと思って頑張るんです。プロ意識ってだから難しいんですよね。

鶴崎　そのプロがかっこ良く見えるからみんな創造しなきゃってなるんじゃないかな。

川崎　そうですね。でもそのこと自体で既に淘汰されて行く訳です。プロはこんなもんだっていう自分の中の思い込みがアマチュアにおいて、諦めさせるように持って行く訳です。諦めなさーい、諦めなさーいっていう風になって、最終的にプロは一握りになる訳ですね。つまり自分の中にそういう断絶を起こさないでプロを見られるかっていう所からプロに近づいて行く訳で、だけど、あなりたいなーってなるともう遠くなっちゃう訳ですよ。そういう現象があの、自然に起きる(笑)努力しようが努力しまいが、時間をかけようが時間をかけまいが起こる。だからそれに一生費やす人もいるんですよ。何十年もかけてプロになれると思ってる人もいるけど、死ぬまでアマチュアの人もいますから、これは本当にわからない。で、なれた時初めて、あ、プロってこういうもんかーっていうのがわかる。こういう部分ていうのが実際目に見えなくても職業っていうものを決めていたり、職業選択の自由っていうのがね、法律上はありますけど、ないです(笑)あなたはどんな職業にもつけますよって書いてるけど、ない。早くにそれに気がつく事ですね。厳しいけどそれが現実。まあ、実際はどうなんでしょうかね。私は美大に行っていないので、あの、美術の大学を出て、作家になっている人っていうのはどれくらいいらっしゃるのかわからないので。

鶴崎　そういう人達はまず迷いがない感じ。絵を描いて、発表する事が当り前で、あとお母さん

プロかアマチュアか

現実

がそれだけしてなさいっていう家の子もいたり。

川崎　そうなんです。前も話したけどもう子供の時から親が美術館に連れてってたり、本物を目にする事が出来るような環境があるんです。だからそれが当り前になっちゃう。その価値観でものを見る見方も違うし、あと、買う材料も違うんですよ。画材を値切ってなんて言わないからね（笑）もう私あの、予備校の画材屋にいたから凄かった、値切りが。そういう事じゃないからさ。これを描くためにこの材料が必要なら買う。安かろうが高かろうがそんなのは関係ない訳です。まあそれはピカソもそうですよね。お金がない時も奥さんとか愛人とかいっぱいいて無心して、二色あれば絵が描けると思ったらいい色を二色買ってそれ以外は買わないんだから、やっぱりそれで生きてってる人はそういうものの見方でしょ？　シンプルですよね、決まってるから。だからまあ環境が大きいと思う。あとその、創造性には時間が関係あると。でも、時間をつくったらそういう時間に費やせるっていう事でもない。だから、ものをつくる中には材料がいるって事なんじゃないかなとは思いますね、なんか。

材料

鶴崎　材料って、体験とか?

川崎　そうですね。だから人によって作品の量は違うでしょ。量産する人もいれば、ちょっとの人もいます。これはやはりその人の一生の中のリズムで出来上がる創造物だから。こないだも同い年だったかな、ちょっと、絵はがき展みたいなものをやった時に出してくださった方が、その方は小口版画って言って、木で彫り込んだものの作品をつくってる方だったんですけど、普段はそういう作品をつくって手作り市で売ると。それだけでは大変だから、あとは美術の先生で生計を立ててるみたいで、凄く緻密につくってて、それ見て、うまいですね、って声かけちゃったの、その人にね(笑)絵描く人に上手いですねって。まあでも言っちゃったら、彼どう言ったかっていうと、自分の線が一本も引けないからですって言ってました。だから描き込む、もしくは彫り込むしかないんです、不安だからね。そういう事が気にならなくなるまでやっぱりその人によって時間があるから、自分でものをつくってって、手応えみたいなものを見つけられるまでっていうのは、表現も変えてかなきゃなんないだろうし、自分の環境も刺激してかないと同じになってしまうからね。じゃあ同じ世代の方でやってらっしゃる方あるんですかって聞いたら、ほとんどないって言ってた。今いくつですか?

鶴崎　三十四です。

川崎　それより私、十二上ですから、私の世代になるともっといなくなる。だから、それぐらいで続けてる人がいるかどうかって所かなと思います。で、続けるだけならみんなね、バイトしながらでも続けてく。でも、もうそれで生計立ててる人になるともっといないと思う。これは音楽も一緒。やってる人、ほとんど稀になります、四十代とか五十代になると。

鶴崎　自分が四十四になった時どうしてるんだろうっていうのが、楽しみです。

川崎　私は三十四の時は本当にあの、慌ててましたね。その中でも、やりたいと思ってる事が今までと全然違う事だったっていう事かな、そこの発見が大きかったですよね。それまでは絵を描く周辺の事で付き合って行ければと思ってて、あとは一番やりたい事をやってたから、つまり結婚して好きな人と生活するっていう事が、まあ、やりたい事の中の事で、それであの、十分維持できてたっていうのがまず前提にありますよね。二十代で結婚して十年ぐらいはそういう生活もやりたい事の一つだから、それの充足があった上で自分が体を壊した結果、要は創造性が出て来ちゃったんですよ、体の中から。それに対する好奇心とか興味とか、ブワーッと出て来て止めらんないと。それがその、生活を侵して行く訳よ（笑）それまでの自分は一緒にいる人が創造したり、ものをつくったりって事をやってくれてるっていう満足感でいいと思い込んでたから。確かに良かったんだと思うんです、三十四までは。それが整体のお手伝いやってみるって言った所から、じゃあそのためにパートと、もう一つボランティアで行かしてくださいとか、その隙をぬってやるようになって来るっていうのは、それまでの生活パターンが全部崩れちゃうんだから、どうなるんだろうって思ってましたね。だからそういう流れみたいなものが自分の中に生まれるまでに、そういう年数とそういう出来事があって、だから結果的には絵を描く事もそこに繋がっていたんだろうし、結婚して好きな人と一緒にいるって事もそのベースになってる訳です。そのどれも必要だった、と私はいま思いますから、今の状況をみてみるとね。

鶴崎　うん

川崎　だから、やっぱり何一つ無駄な事は本当にないっていう言い方をしちゃうけれど、どんなに迷っても、どんなに悩んでも、とりあえず死ぬような事がなければ、それなりに生きて行けるという事かもしれない。だけどあの、さっき言ってたような誰か羨ましいなとかね、孤独であるなっていう所を一時的にすり替えて逃げたりとか、そういうものが結果的には一方向みたいなものを壊してしまう可能性がある。だから一時的に寂しいって事よりはもうちょっと、我慢したり耐えたり、辛いと思っても何か自分に引っ掛かるものがあったらそっちを優先させるという方が、特につくる人においては大事な感覚で、そういう覚悟みたいなものは多分、プロの人はみんな持ってる感覚だと思います。それがなかったら自分はいなくてもいいと思うような、なんかそういう

何一つ無駄な事はない

覚悟

あの、覚悟。だからそういうものが自分の中にあって代え難いものであれば、いつかそれが支えてくれるでしょう。だけどそうじゃなければ、色んな事をやってつくって行くしかないし、早めに気づく事が出来るっていう意味でも親から反対される方がいいですよね、絵とか音楽とかスポーツの才能はね。お父さんお母さんが全然音楽とか絵とかスポーツの世界と関係なくて、しかもお金があって、いいのよあなたやりたいのやりなさいっていうの、本当に危険です(笑) 勘違いしちゃうから。だからいつも私がお話する時に、みんながやれるもんじゃないですよっていうのはそういう意味での現実を言ってる訳で、あ、才能ないなと思ったら、そっからどうするって自分に聞けばいいと思う。

鶴崎　川﨑さんがすっきりしてるのは、やっぱりやりたい事をやりつくしてるし、だからこそマグマのようなものが吹き出して来るからだと思うんですけど、私はなんか、十年ぐらい前から、住む所も友達もあんまり変わらない。まあでも自分は自分で自分の性質の向くような生き方を、いくら話を聞いても、やってくしかないと思う。

川﨑　(笑) それで言うと、そうありたいものよりも、そうなりたくないものの方はどんどんやめてくっていうのが一つ、楽になる方法だと思います。煮詰まる事がないように、体の負担にならないように。それより自分が気になるものに時間を割いてください。そっちの方がよっぽどストレスからの回避も出来るし、あの、馴れ合いってものに自分が気を削がれてるのなら、集中できない訳だから、一本にしていくっていう。今はどうしても選択できちゃうからね。あと、選ばされるような状況が多いでしょ? だからやっぱり自分にとって表現ていうものが重要であれば表現に、自分を一本、ポンとこう向けさせてあげる時間は重要です。これが分散してたら分散した分

一本にしていく

の表現にしかならないんだから、ここはグッと一個の表現に逃げないで向き合うと。これは辛いけど、それを選ぶと考えなくて済むから、それ以外の事を。

鶴崎　ずーっと、働く事と表現との間で、ああでもない、こうでもない、あー時間がないって揺れ続けてますけど、なんというか、四十四になった時が楽しみです。

川崎　（笑）楽しみですね。

虚

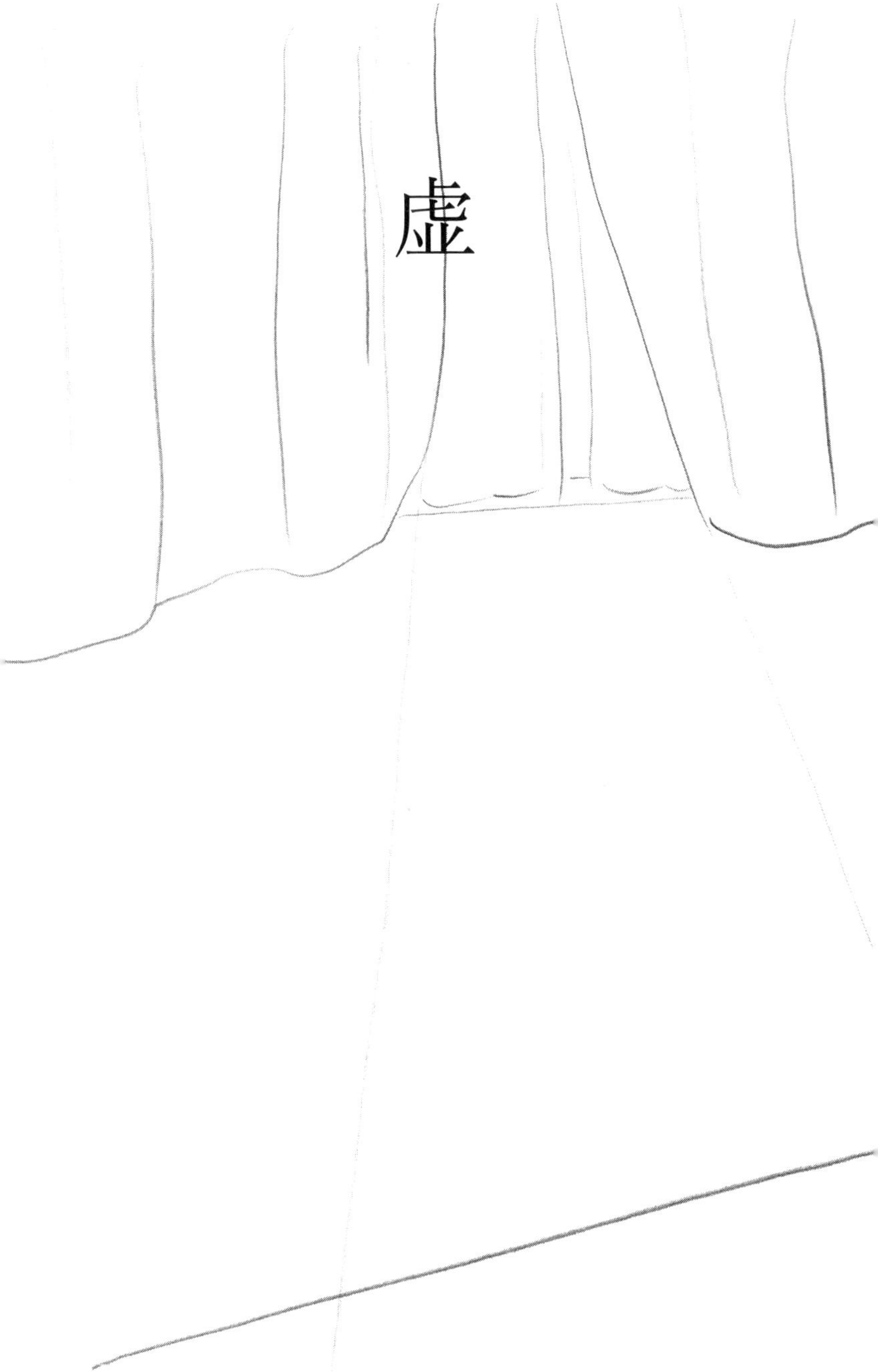

寂しさと孤独

2014・9

寂しい

鶴崎　私は最近「寂しい」という感情が気になってます。それは何か寂しいと感じる事から生まれる動きの予感みたいなものがあって、あとは単純に周りで寂しい寂しいって言ってるのとかよく聞いたりするんですけど、三十代の独身の、男性だの女性だの……

川﨑　えっと、それは色々寂しさの種類があるんですけど、この辺りで言うと、恋愛とかね、パートナーがいるいないって事からの寂しさっていう事ですよね。

鶴崎　そうですね。ただそれと、前に、寂しさと孤独は違うっていう話もあって、あとは川﨑さんがツイッターで呟いてた、寂しさは自分の物じゃないという話、その辺を詳しく聞いてみたいなと。

虚

川﨑　なるほど、うーんと……孤独とも関係がある事なんですけど、寂しさは一人のものではないっていうのは、寂しいっていう感覚自体は、ちょっと整体のある方法に似てるんですね。寂しさっていうと、整体の中の表現で言うと「虚」っていう言葉があって、虚っていうのは空虚の虚。それもまた辞書で引いて貰うといいんだけど、空虚の虚っていうのは、あるものがなくなった状態。例えば一番具体的なのは、廃墟っていう言葉がありますね。元々は建物があったけどそれが何らかの形でなくなってしまって、今は佇まいがなくなっちゃって、ぽかんとしてると。あったものがなくなる状態が虚っていう事ですね。だからこの虚っていうもの自体は、とても大切な事なんですね、体の中で言うと。で、この虚っていうものの中に力が実は隠れてる。だから寂しいと言う時にですね、あるもの、もしくはあって欲しいものがないっていう寂しさ、これは実はもの凄くその人自身にエネルギーがある証拠でもあります。

エネルギーがある

鶴崎　ふーん

川崎　と、みる。ですから虚、寂しさ、この寂しさの中でも一人でいる寂しさっていうのは、まず誰かがいた上で一人になってしまったっていう寂しさなのか、生まれてからずうっと一人でいつの間にか寂しく感じられてるのかで、また全然違う訳ですね。で、誰かがいていなくなってしまった方の寂しさは、とても実感があるはずなんですね。だからこちらの方が皆さんもしかしたら大きいのかもしれない。つまりある程度みんな誰かがいるのが当たり前であって、身近に信頼できる人がいるという、まあ家族だったりっていう事ですね、そういう風な寂しさかな、と思います。ところがここにあの、一人でいるっていう寂しさ、最初から一人である、つまりこれは意味的には孤独って事ですけど、孤独っていうのは孤立して一人であるっていう事だから、一人になってしまったっていう事ですね。この一人になってしまったっていう寂しさは、もっと自分一人の内側から来る寂しさなんです。そして、実はこの孤立してる孤独っていう事は、何かがある所から無くなった寂しさよりも、もっともっとエネルギーがあるんですね。ですから、孤独を持つ人ほど丈夫です。

孤独

鶴崎　ふーん！

川崎　孤独を持つ人という表現をしましたから、孤独を持たない人と持っている人がいるという事ですね。なので、仲間が欲しいとか友達が欲しいなあっていうのは、常に自分の理解者が欲し

孤独を持つ人と持たない人

いと思っている欲求、そっから来る寂しさ。とするならば、みんなそういう寂しさを持ってるはずなんです。ところがもう一つの方ですね、孤独であるっていう事は、実は一部の人です。で、自己発生的にそう感じること以外は、あまり寂しさを感じてない場合がある。孤立したっていう意識がないと生まれて来ない。周りがその人を孤立させるって事は出来るんですけど、だから寂しさの中でも、自分のものと、人との共有が出来るものがあるっていう事ですね。ここをちょっと分けて貰うといいかもしれない。で、私がその時に言った、寂しさは一人だけのものじゃないよという表現の寂しさは、こっちの共有できる時の寂しさの事ですね。

鶴崎　さっきのずうっと一人でいる孤独から生まれる寂しさは、共有できない寂しさですか?

川崎　そうです。孤独からの寂しさっていうのは共有できません。なぜここで言い切れるかと言うと、全く一人であるという事は、その人自身がその、表に向かってなくて、内側に向かった働きなんですね。表に出て来ない訳です、本人が訴える事がなければ。孤独なんです、ってね。で、孤独なんですって言う人、要は訴えかけて来る人の多くは、孤独ではないんです。

鶴崎　うーん

川崎　これが少しわかりづらいんだけれど、で、あともう一つ、寂しそうな人がいますよね(笑)見るからに。だからと言って、寂しいかどうかはわからないという事。これもあの、付け加えておきます。多く何々そうって見えている人は、そうでない事が多いんですね。何をもって寂しそうと言うのかとしたら、主体になってるのはやはり見てる人側の問題で、本人が寂しいかどうかっていう事とはまた別だったりするって事ですから、多く自己表現が出ている人を見て、あ、この人は寂しいんだなっていう風にはすぐには捉えられない所も、寂しさの特徴です。

鶴崎　孤独は内に向かってるから共有できないんですよね。理解も出来ないっていう事ですか？

川崎　そこが難しいんです。つまり、気づく人がいるっていう事です、孤独にね。自分の中の孤独に気がついている人が、他の人の中にある孤独に気づく事はある訳ですね。本人は気づいてない孤独もある訳だから。そこでどうなるかですね。そこで寂しいと思うのか、その孤独に対してどう接するのかによって、その孤独っていうものは、もしかしたら共有できる可能性はあるかもしれない。でも、やはりその人のものなんですね、孤独は。少なくとも私はですね、孤独に対して全くマイナスのイメージがないので、もっと言うと孤独であれって言いたいくらいのものはあります。孤立せよ、とも言いたい所があります。つまり連なったり連帯してる事が当たり前であるという所を疑わないとならないんですね。人間の中でも、孤立で運動する人と、連帯の働きかけの中に意欲を持つ人と、やはり気の問題で違う訳だから、それを自分自身で学んで行かないと、自分は連帯の人間なのか、もしくは連帯も孤立も両方なのかわかりませんから。だからまずそういう意味で、エネルギーをいっぱい持ってる事においても孤独になれる人っていうのは……それは仕事をするとか働くっていう上でも孤独っていうものはとても重要だと思ってるので。必要不可欠かもしれません、孤独を持つという事は。

連帯

鶴崎　なんか、自分の感覚が、ひとりにならないとちゃんとわからないと言うか、ぶれるって言うか、そういう感じは凄くする。自分を把握した上で連帯するならいいけど、それもなく人といるとよくわかんなくなるんです。

川崎　あとは、そうなると今の言葉の中から孤独っていう所にはちょっと自立っていうものも出て来たと思うんです。つまり自分の中から発生的に起きるものが孤独であって、その感覚は否定

自立

されるものじゃなくて肯定して行った方がいいもの。だけど周りを見るとそれはとてもね、否定的に思えてしまう感覚です。私は自分自身が周りと違うという風に意識した事は小さい時はあまりなかったんだけれど、周りからは変わっているという表現を受けました。それで孤立した気持ちにはならなかったけれど、他の人との違和感というものはあったので、多く違和感を持って生きている人の中には孤立、孤独感というのは起きやすいと思います。つまり一般的でないという感覚、みんなと共有できない、共感できないっていう所から来る何か違うのかな？っていう部分。しかもそれがはっきりわからない。わからないって事が大事で、なんだかんだ言ってみんな、わかってるつもりになってる事の方が多くて、わからない領域の方にその人らしさがあると思うんです。で、この孤独っていう中にも自分を知る鍵があると思うので、わからないなりにもこの孤独に付き合って行けるっていう事が大切だなあと思います。孤独の中には本当に凄く力があるんですね。比較も出来ない。だけれども自分で確固たる何か欲求が強く現れているから、整体の体の言い方にすると、やっぱり体に気が集まりやすい、集中しやすい人に起きやすい。拡散して行く人には孤独っていうのはないですね。だから女性のほうが孤独になりにくい。つまり骨盤が開いてる訳だから。拡散して行く力な訳だから。共有しやすいものもある。だけど男性のほうは骨盤が閉まって行く訳だから、やはり孤独になりやすいという事がありますね。あとは孤独になっていても孤独感を感じるかどうかっていう問題。

鶴崎　はあ

川崎　孤独も平気っていう人には全然問題ない。でも孤独感を感じるとなるとそれが助長されますから、一番大きい孤独感っていうのは、自分でもある程度周りへのアプローチを絶った状態、

ベートーベン

閉傾向と捻れ傾向

そして周りからも絶たれた状態で固定化された人。これが完全に孤独感を感じているはずです。それに耐えられる人もいて、そういう人はもの凄い仕事をします。整体の中で有名な人にベートーベンがいます。とてもこれは閉傾向もあるけど捻《ねじ》れ傾向もあるので、お耳を壊しちゃうっていうのは捻れの人の特徴なんですけど、その人の中には怒濤のように色んな音が渦巻いている。でもこれが共有できないんです。耳が聞こえないから、他の人と共有できないんですね。だからそれが表現された時は凄い表現になりますね。でもこれはベートーベンの孤立感、孤独感から来ている訳だから、それがみんなを動かす訳です。共感は出来ないけど凄まじいものを感じるのがそういう孤立感というものだから。でもそういう出し方を知っている人は、ピアノひとつでもね、表現として出し方を知っていれば色んな意味で周りの人に影響を与える力を持っているんですね。多くその閉傾向、それと捻れ傾向のある体の中に力のある人がそういう働きをしますし、影響力を及ぼします。しかもその同時代の人だけじゃなくて世代を超えて影響力を持つ人がいます。思想家の人とか、革命家の人とか、社会的に影響力がある、そういう人には、そういう孤立を持ってる人が多いです。だからその時代の人には受け入れられません。自分でも何やってるかわからない。だけど後になったら、ああ、凄い事やってたねって事になる。例えばガウディって人もそうですね。訳わかんないですから。

鶴崎　未だにやってますよね。

川崎　だから共有するのが全て人間の仕事ではない。そういう風に、しかも表に出さずに一切言わないで続けて活動してる人は今この状態の中にもいっぱいいる訳です。そしてそのエネルギーが発散して表現になるのは百年後かもしれないし、認められるのはもっと五百年後かもしれないんですよ。これはもうわかりません。それぐらいの莫大なエネルギーを、孤独っていうものは可能性として持ってると思ってください。つまり一人分のエネルギーじゃないものを一人が抱えちゃってる状態が孤独の中には可能性としてあるって事です。面白い。

鶴崎　面白いです。

訳わかんない事やってる人

川崎　だから訳わかんない事やってる人っていうのは大事なんですよ（笑）何してるんだろうこの人、みたいな人がいていいんです。出来ればそういう人をそっとしておいてあげるっていう事。これは大事。聞いても絶対答えません、そういう人は。言ってもわからないだろうと思って、一切言わない人もたくさんいます。それでいいんです。孤独にさせてあげる事。だからそこの中で

我慢

言うと我慢ていうものがあってね、我慢しないでくださいって整体の中ではよく言いますけど、孤独を持ってる人には我慢が必要なんです。我慢さえも使えるから（笑）

鶴崎　使える？

川崎　そう、我慢の能力がある人は、我慢し切れるんですね。だから色んな仕打ちを受けても、それを一切口にも出さない、誰にも訴えない、助けも求めない。一人だけで抱えて生きていく。そして死んで行く。

鶴崎　段々かっこ良く思えて来ました。

川崎　（笑）かっこいいけど共感・共有できませんよ、その人がその人自身で言わない限り。その人に憧れる人はいっぱいいるかもしれないけれど、その人の孤立感を満たせるかどうかはわかりません。だけど整体ではそれが一番丈夫になるって言われてるんです。もっと言うと、我慢は責

責任

任と関係があるから、自分のやってる事は責任があるんだな、と思えば、我慢できちゃうんです

よ。これが大人です。大人になれば我慢が出来ます。それで言うと女の人はほとんど我慢できませんから(笑) 難しいよね、大人になるって。ところがさっき言った仲間としての訴え、誰かと一緒にいたいという欲求、こちらは本当に手軽です。なぜそういう事が起こるかと言うと、今日の話としては三十代の寂しさが出てますから(笑) はっきり言っちゃうよ、三十まで何もして来なかった人、自分から一切働きかけをやって来なかった人に起きてると思ってください。

鶴崎　はあ。

川崎　つまり、構って貰うのが当たり前であって、構って貰えない事にやっと気がついた年齢が三十である訳だから、それまで苦労をした事がない人です。ですから、はっきりもっとね、ざっくり言っちゃって、気がついて貰おうと思って言いますけど、売れ残りです。もう早い子だと十代からモテモテですから、早くに売れちゃう。みんなあっという間にパートナーを見つける訳です。もしくは友達を見つけて行く訳です。そうやって過ごす。二十代もそうです。その辺りから寂しいを実感する人は探しに行く。もしくは孤独とか、人間関係で悩めば一生懸命働きかけを始めます。アルバイトをしたり働いたり、自分で気づく人はそうやって友達づくりなり、やりたい事を見つけて行く。そうやって運動してる間に知り合う訳です。で、自分にはどうにもならないような事もある。あとは喧嘩したり傷ついたり、いい加減な事、無責任な事をやり合ったりして覚えて行きます。そういう経験を経た後に三十というのがやって来た上で、多くはもうパートナーがいて、もっと言うと子供もいます。もっと言うと責任を持つ仕事をやっている人もいます。あとは寂しいと思う暇がないんですね。次の仕事が待ってる。責任を果たさなきゃいけないという仕事が待ってる。女性だったら子育て真っ最中の人が多いです。男性だったら仕事でも役割を

大人

三十まで何もして来なかった人

売れ残り

持ってる人が多いです。これがある程度、成長過程において素直に体が成長して、生殖器が成長してれば、三十の前半までにそういう事になってるはずなんです。

鶴崎　はあ。

川﨑　（笑）なのでこれと、寂しさが関係ある。で、三十になって初めて寂しいってふっと思う訳です。羨ましいって思うんです。気がついちゃって、男も女も。

鶴崎　三十代は寂しいってよく聞きます。

川﨑　そう、それは何もしなかったから。結局構築したものもないし、そういう事にも気がつかなかった訳で、そっから始めなきゃなんない。そっからお洒落したり、かっこ良くなるために仕事したり、そういう事をやり始めないと注目されません。でも見て欲しい相手っていうのは、もう三十のおじさんおばさんにね、かっこいいって言ってくれる人は年下ではあんまりいませんから、年上を探してください。まあ三十代前半の女の人だったら、そこそこ四十半ばぐらいの人。男の人だったら、難しいですね、もう女の人にはあんまり選ばれません。三十代の半ばぐらいの、それまで恋愛も付き合った事もない人はなかなか選ばれない。もう既に結婚してる女の人とかはね、寂しくて一瞬付き合うような人はいても、難しいですね。だけどまあそれでもそういう相手がいれば、努力して、素敵になって頂ければと思います。そういう人達には努力が必要です。努力っていうのは、何かやってる人には必要がない事。でも何もやらない人には努力が必要なんです。やって来なかった！って気がついたらね。なので、その三十代の寂しさにおいては、みんな自分たちで本当に何とかしてください（笑）

努力

寂しさは西からやって来る

2014・10

鶴崎　えっと川崎さんが言ってた、寂しさは西からやって来るっていうのが気になってるんですけど、それとその三十代の寂しさは別ですか？

「何処かの誰かさん、寂しさは自分のものだと思ってる。西から、海を越えてやってくる、巻き込む風のように、いつか体を通過してしまうものなのに。寂しさは所有物ではない。世界の寂しさに出逢っていこう。」（鶴崎は川崎のツイッターでのこの呟きが気になっていた。）

川崎　そうですね。これはまた、西からやって来る寂しさっていうのは、そこの中に風という言葉があったはずなんですよ。西風。つまり寂しさの共有って話を今度すると、一人のものではないというのはどういう事かと言うと、みんな寂しいって事が事実としてあるけど、それは認識した事がないという事です。感情はみんなあるはずだけど、感情がみんなにあるという風に実感してる人は少ないという事です。自分の寂しい、自分の楽しい。自分のものだと思ってるんですね。だけど、みんな悲しいとか楽しいって言うでしょ。ていう事は、みんな楽しい思いもしてるし悲しい思いもしてる訳です。で、もうちょっと前の話をすると、私は私と私以外を分けないっていう話をした訳だから、私の寂しさも、誰かの寂しさであるという事。可能性がある。で、誰かの

西風

感情

悲しさも、私の悲しさである可能性があるんですよ。そうすると、これも分けませんから、どこかから寂しいっていうものをね、感じる事があるっていう事です、漠然と。自分の悲しさとは違う悲しさをどこからか感じる時があるという事。

鶴崎　それは感じる時があるのであって、自分の内側にあるものを感じている時とは別っていう事ですか？

川﨑　そうです。それで言うならば、夏が来たねと、日差しが強いねと同じように感情を感じる訳です。で、例えば私の体の感受性を含めて話をしますけれど、仕事で訪問していますので、とても移動が多い。そうするとね、電車に乗る機会が多いんです。で、ここから話す話はそれをどう捉えるか人によって違うかもしれませんが、まあ電車に乗るっていう事は、色んな事が起きてる訳ですから、ある時期に多量にね、事故が起こる訳です。そうすると、行きたい目的地に行けなかった事もあります。訪問先に行こうとするその途中でですね、人身事故がある。で、人身事故があった直後はわかりません。移動している最中ですし、何の掲示もない訳だけれど、ある所から気分が悪くなる。ある所からは冷や汗が出る。別に何も食べた訳でもない。そこでだいたい自分の感覚で自分の整体をしている方と気のね、共有がありますから、そうかなって見直しを最初の頃はしてたんです。でもそういう時のものは独特のものがあるんです。突発的に気分が悪くなって、あとは、喪失感があります。漠然とした自分の何かが喪失した感じがある。凄く落ち込むんですね。まあ、体のもう少し生理機能で言うと、心臓から左の肩にかけて硬直が起きます。それでですね、まあ行かなきゃならない所に行こうとして、いつも行っている所であっても迷う時があるんです。辿り着けない時がある（笑）で、結果的にその日は一日に三件人身事故があり、人身事故の前辺りから死んだと思って、自分が。咄嗟に「死んだ！」っていう風に心の中に声が出て来る。

声が出て来る

鶴崎　電車に乗る前とかですか？

川﨑　乗ってる最中ですね。で、全然その路線とは違うんですよ、乗ってる所は。だからああ誰か死んだんだろうと。

鶴崎　その死んだって言う声は、誰かの声なんですか？

川﨑　誰かの声なんでしょうねえ。

鶴崎　女とか男とかあるんですか？

川﨑　そういうのはない。ただ死んだっていう認識が出て来る。言語化して体の中から。だから自分が死んだんでしょうね。

鶴崎　ええ～？

川﨑　うん。それで、そっからどうするかなんですね。自分の目的は仕事で、ある方のおうちへ行く事、でも意欲より喪失感が先であるならば辞めた方がいいっていうのが気の問題だと私は思ってるので、その日はキャンセルしました。すみません、帰りますって言って(笑) まあ、これは極端な事で、よっぽどじゃないとそういう事は起きません。なぜならその背景はもうひとつあって、その三日前に私の祖母が死んでいたんですけれど、連絡を受けたのは死んでから数日も経った後でしたから、いくつか重なると体の中にそういう喪失感が起きるものなんだなあという事です。これで考えて頂くと、どっかからやって来る寂しさも、誰かが超寂しい訳です。

鶴崎　うーん

川崎　それは、雲みたいな感じで私は感じていて、乗ってやって来る訳です。
鶴崎　……雲に乗ってやって来る？　西から？
川崎　大体ほとんど西からです。全て西から変わります。西からずぅっとものは変わります。
鶴崎　それは天気の気とその気と関係があるんですか？
川崎　そうでしょうね。モコモコやって来る訳です。だから、ちいちゃいものでは個人的なびっくりした気だったり、そういうものはヒョイと入るかもしれない、体に。でも漠然と大きいものでもそういう、何かわからないものがやって来て、何か悲しいってものが体の中を通り抜けて、それで去って行く訳です。
鶴崎　それは季節とかあるんですか？　大体この時期とか。
川崎　季節性のものはありますけど、その場合は人間の寂しさのようなそういう感覚のものではないですね。季節が過ぎるもので言えばもっと大きくなります。例えば植物だったり動物だったり全部が気になる訳だから。海なら海の気だったり山だったら山の気だから。もっともっと大きいと、そんな寂しさは感じません。
鶴崎　じゃあどっかの人間の寂しさが雲に乗ってやって来るっていう事ですか？
川崎　そういう事です。それは複数なのか何万人なのかわかりませんし、何百人なのかわかりませんし、どっかで何かが起きてる事なのかもわかりませんが、時差があるのかもわかりませんが、だけれども何かそういうものがやって来て、
鶴崎　じゃあここからやってってる場合もあるって事ですか？
川崎　そうです。だからあなたの周りの三十路がみんなして、あ～寂しいって言うと、それが集

雲に乗ってやって来る

全て西から変わる

ここからやってってる

まって、ワ〜ッて移動して東へ行く訳ですよ。で、そこに三十路のそういう人達がいれば、あ、なんだか寂しいって思いがもしかしたら向こうの東の方々の所にも辿り着いてるかもしれない。

鶴崎　でも嬉しいとかも流れてったりしてるって事ですか？

川﨑　そりゃそうです。悲しい事ばっかりじゃありません。やっぱりそれは人間が持ってる生理機能の運動だから、楽しいもいっぱい浮かんでるでしょう。だからこそ悲しい事ばっかりみないで、楽しいも流れてるし、全てそういう気ってものが流れてる訳だから、私のこの悲しさとか、自分一人のものとして大事に大事に自分の傷を舐めるみたいにね、かわいがらないで、

鶴崎　それは区別がつかないっていう話ですか？ 自分のものなのか他人のものなのか。

川﨑　まず、自分のもの以外知らないという事です、悲しさを。つまり誰かが悲しんでいるっていう事に関心がない人達っていう事になるから、無知であって幼いという事になります。だって子供は悲しさにちょっと鈍感ですよね。お葬式があっておじいちゃん死んだとしてもわからない訳だから、そういうわからなさ。大人になってもそういうわからなさ持ってる人たくさんいますし、他人の悲しみが共有できない人達ですから、まあ極力運動して楽しみとか悲しさを共有できるような体になるといいですね、生きている間に。一生それがない人もいますから。感覚が鈍い人、自分の感覚だけがとても鋭い人も多い、不思議と。自分に対しては感覚が集まりやすい人にはそれで手一杯で、他の人にそういう感覚があるという所にまで気が及ばないんです。だから寂しい寂しいって言う人は、さっきとくっついちゃいますけど、他人に関心が薄い人であって、他人に関心の薄い人は恋愛しづらい訳ですね。

他人に関心が薄い人

鶴崎　はあ。

川崎　大人になるっていう事で言うと、私自身もやって来なかった事いっぱいありますから、今からそれやらないと。小学校のとき登りたかった山登りをし、遊びたかった事をやり尽くすっていうのは大人になるためにも必要で、終わらせないといけないから、夏は遊びましょうと。

夏は遊びましょう

鶴崎　それがまた気になるんですけど（笑）全然違う話なんですけど、川崎さんが夏は本気で遊びましょうってよく言うじゃないですか。その辺をもうちょっと詳しく聞きたいなあと思っていて、その、身体的にって事ですか？

空っぽにする

川崎　全部です。空っぽにするって事なんですね。使い切らないとならないのが夏。それをもうちょっと言うと生殖機能も一緒なんです。夏っていうのは生殖器の季節で、もう食べてる場合じゃないんですよ。雄を探したり雌を探したり、騒ぐっていうのが体の中でしっかり感じられないと。それは実は生命に関わる事なんですね。蝉がなぜ鳴いてますか？

鶴崎　子供を残して一週間で死ぬからです。

川崎　そう（笑）凄い事ですよ、これ。相手を見つけるっていう、そのためだけに生まれて来て死んで行くんですから。人間だけです、ヘラヘラ遊んだりご飯食べたりしてるのは。一生懸命遊ぶっていうのはその代わりになる訳です。だけど相手を見つけたい人は自己アピールする事。もしくは楽しむ事を十分にやり切って、子供である所を成長させないといけない。空っぽにする。そして本当に空っぽになった時に、ここからですね、季節としての寂しさが体にちゃんとやって来ます。ちゃんと遊んで汗もかいて、体も動かして、やりたい事をその一夏の分やっちゃった人は汗もかき終わるし、虚がやって来る訳です。そしてこの虚の感覚から寂しさってものが生まれる訳だから、なんかもの悲しくなる訳です。秋の空を見て、ハアッとため息が出る訳です。

鶴崎　その虚はやって来るものなんですか？

川崎　その虚はやって来ます。つまり盛りが終わるからです。全ての生き物は「終わっちゃったよ……」と思ってる訳です。蝉もみんな死んで抜け殻になります。

鶴崎　それがやって来るんですか？

川崎　そうです。だから秋がやって来る国は寂しさがやって来てるはずです。秋がない国もあるし、暑さだけの国っていうのもあるし、ずっと暑い国は怒りが多いです。やってられないって暑さですね。これは怒りに変わります。これもいい変換になりますから。寒い、これもやっぱりやってられない。これもやはり怒りを育てますから、寒い地域は。あと粘り強さ、我慢強さ。そういうものも季節と気候と関係あって感情はちゃんとね、育てられますから。日本の場合はもう本当にあの、全ての感情は全部深みがないです。その代わり全てにおいての移ろいってものがとても重要。常に移ろっていて、ずぅっと変化してるって事。これが日本人の感情ってものの動き、柔軟性なんですね。だから秋が来たら物悲しくなり、冬になったらせっせとものを考えて、来年の事を考える。こもるって事ですね、代謝も落ちるし。で、春になって来たらまた体がカタカタ動き出す訳だから、楽しむ。そのきっかけとして自分で行動を起こすのが春。季節の通りに体を動かして、季節の通りに感情を動かせば、体がいつでも空っぽで軽いんです。

鶴崎　川崎さん軽そうですね。

川崎　（笑）まだね、やりたい事まだまだ。だから本当にいいのは、子供の時のような感受性をもう一度感覚的に取り戻す事。気っていうものがある程度鍛錬されて行くと、体が幼年化して行くんですね。見栄えはおじいちゃんとかおばあちゃんになって行きます。でも働きや運動は柔ら

怒り

移ろい

かくなって、子供のような働きになって来る。私の中では精神の柔軟性で言うならば、十歳、この年齢だと思ってます。自分の中に十歳の時の感受性をもう一度しっかりと感じ取れるような感覚を養う事。そうすると、体がなくなるような状態が起きて来ますから。つまり気の状態になる訳です、体が。物質化した体よりも気の体の方が重要で、気の体として動いて生きていられれば、生きてる間は生きてる、気としてね。それが中国だと昔は仙人と言われた訳です。そんな状態まで行ければいいねっていう憧れ。まあ本当に仙人になれたかどうかは別として、生きてる間はそれを目指しましょうね、っていう事です。そのためには体が重くないかは常にみとかないといけない。精神もそう。精神が重たくないか、あと固くなってないか。

鶴崎　固くなってます、珈琲の飲み過ぎで。

川崎　固いのは全て老化ですから、あ、この人固いなと思ったら老化だと思ってください。年齢は関係なく。十代でもおじいちゃんおばあちゃんたくさんいますから。そういう事になります。

気の体

仙人

固い

体の中に虚がある

2015・11

虚

鶴崎　食べる話をした時に、最後に、空っぽにするのがなかなか難しいっていう所で終わりましたよね。で、今まで話して来た中に時々、川崎さんから虚っていう言葉が出て来て、虚には凄く力があるんだとか、聞いたのを覚えていて、その辺と繋がって来るんだろうなあと何となく思って、虚の話というのもまた面白いんじゃないかなあと思って、

川崎　うん

鶴崎　それと、虚かどうかわからないですけど自分の実感としては、パッと何か辞めるとか、捨てるとか諦めるとか、思い切ってやった後に必ず何か別の動きが出て来るっていう、何かそういう感じがしていて、それと虚に力があるっていうのは似てるのかなあと何となく思って。

虚実

川崎　（笑）あの、虚っていう感じ方とか考え方っていうのは、まあ古いんですけど、それが、どこから出発してるかはわからないんですけど、主に東洋思想の中に、実と虚っていう言葉があって、虚実っていう言い方もしますけれども、ちょっと対比的に使われる事があって、整体っていうものはこの虚実っていう思想とか考え方っていうものを、体感してください、その過程の中で気っていうものも学んでみましょうね、っていうのがあるんですね。整体は整体である状態の事を言う、っていう風にここでは話をしてますから、整体になって行く過程に、虚っていうものが起きて来るっていう風に想像して頂ければいいと思うんですけど、で、これは凄く大きーい話なんで

すよ、本当は。莫大なでかーい話、なんですよ。

鶴崎　ふーん

川崎　で、虚っていう言葉自体はぽかんと置いてあるような感じなんですけど、動きを表すんですね。虚である、だから運動なんですよ、やはり。止まってない。虚っていうのはポタッとこう、しーんとしてるものではないって事です。じゃあ虚をみなさんがどこからどう感じるかっていう所からなんですけど、さっき言った空っぽっていう言葉ですね。空っぽからみた方がわかりやすいし、いま話して頂いたみたいな、何か捨てたりとか、そういう後にも何かやって来る感じがすると。

空っぽ

鶴崎　うん、する。で、捨てられない人もいて、辞めちゃえばいいのに辞められない。でも自分の感じとしては辞めると必ず何か、また動くな、っていう感じがあります。

川崎　(笑)うん。で、その前に色んな状況があって捨てたいとか空っぽにしたいとかっていう欲求があると思うんですね。それよりも、なんせ空っぽの状態をつくるっていう言い方。それはおにぎりをつくるとか(笑)それと同じで、空っぽをつくって行く。そういう体にするって事ですね。空っぽが存在してるっていう風にみる訳だから。これが虚と関係があるんですね。それで、もう一つ、隙っていう言葉があります。隙っていうのはあの、ピチッと何かがこう収まってるんではなくてそこに少し、間に余白というか、空間があるんですね。ピッチリ入ってしまうところ、動かないじゃないですか。だけどそこに少ーしだけそういうものがあると、次に動かす事が出来る。で、体の中にも隙があるんです。ここで隙をつくるっていう言い方をします。これと虚が関係あるんですね。それこそ野口晴哉さんが目指した所によるとですね、最終的には整体は虚の活かし

隙

整体は虚の活かし方である

方であるっていう言い方をします。虚をどういう風に使えるものにしたり、生活の中で取り入れてやって行けるかどうかっていうのが健康っていうものであったりとか、人間がね、どんどん丈夫になって行く過程の中には大切なんだよっていう事です。じゃあ虚を活かすっていう事は何だろうっていう事ですね。まずは、空っぽの状態のものが自分の中で想像できるかどうか。お腹が一杯とか、何かに溢れてる状態だったりとか、一杯っていうものは意外とみなさん感じやすいんですけど、空っぽの状態の感覚っていうのは、なかなか実感しづらい。その辺りで言うと鶴崎さんは空っぽの状態であるっていう実感をお持ちになった事は、覚えてる範囲でありますか?

鶴崎　床に寝転んだまま、平気で二時間とかぼんやりしてられる。世の中では時間を大切に使おうとか言いますけど、その感覚から行くと、何をしてたんだっていう(笑)風にハッとする事が時々あります。その、社会的な(笑)時間を大事にするっていう価値観から行くと、ですけど。

川崎　(笑)そっちからの見方だったら無駄な時間っていう風に思えて、でも自分がその時間、二時間こう、横になっている間はどういうふうに感じられてるんですか?

鶴崎　考えた事とか、ぼーってしてると自然に整頓されてく感じ。回復して来て、まとまって来て、いい感じになって来ます。

川崎　それは、そっちの方がいいよね。それは、何かしようと思う事よりも何もしないって事をやろうという事と関係があって、それを、ああ楽なんだなあって思うっていう事。常に動いていなくてはいけないっていうもので自分を動かしてる人の場合はまず立ち止まれませんから。そうするとそういう時間が大切である事も気がつかないし、そちらの方は実っていう言葉を使います。実っていうのは、実力とか、実行とか、実体とかね。なんせ実がある(笑)中に何か入って

実

るって事だから、それ自体、力があって、運動してる感じがします。本当にあの、リアリティを持って感じ得るものっていうとこで実っていう言葉があります。だから、それを動かす事っていうのは実は結構疲れる事かもしれませんね。

鶴崎　うーん

川崎　虚という言葉は、ぽかんとするっていう言い方をする。活元運動っていう、気で体を動かす体操をやると、ぽかんとしてくださいねっていう言い方をしますけれど、何にも考えられない状態になる。だけど何にも考えられない状態が全て虚かって言ったらそういう訳じゃないですね。例えば何か一生懸命その運動に没頭するような場合、集中力があるような場合も、考えられなくなります。だけどこういう種類のものは虚とは言わないですね。どちらかと言うと実っていう状態。だけど、ぽかんとするっていうのは、その働き自体が違う。つまり人間が人間として運動してるような習慣性から離れた状態の体に起きるのが、虚っていう状態ですね。で、その虚っていう状態が体に起きるともの凄く危険なんです、本当は。

鶴崎　ふうん

川崎　体からその人の実態が抜けたような状態が実は虚っていうものの中にはある。あまりそういう状態は起きないですね。もうちょっと言うと死んだ状態が虚です。生きてるって事は実なんです。体の事、み、っていう言い方しますからね。み、じゃなくて抜け殻のこと亡骸って言いますよね（笑）空っぽになるっていうのはそこに存在しない感じになって来ると。そういう状態が心地いいっていう事になると、体の中にそういう働きを求めてる、生き急いでる所があるかもしれないって事です。で、生き急いで頑張っちゃってる時に虚はポンポンっと隙をつくって、入る事が

ぽかんとする

活元運動

ある。隙あり！とかって言葉があるでしょ。つまり体の中に一生懸命何か実で頑張ってる所があると、同じようにぽかんとする所が出来て来ちゃうんです。そういう所は体の色んな所にあるし、それから頭の中にもあります。色んな事を一生懸命考えて悩んでたりすると、それ以外が見えなくなる状態。こういう時にあの、隙が生まれたり虚がどんどんどん出来上がって行く訳です。で、そっち側から、あなたそういう所、集まりすぎると危ないですよって事が起きて来る。一番大きいのが怪我をしたりとか、そういう事もあります。

鶴崎　虚は死に近いっていうのは、体の中に死の部分も必要っていう事ですか？

川崎　その通りです。死んで行くっていうものは代謝と関係がある。体が古くなって行くと、硬いと要らないなあっていうのが自然に起きて来るんですね、細胞の中で。どうするかって言ったら死なせて新しいのをつくろうっていう運動が起きて、まあそこら辺をちょっと調整する訳です。気の巡りが少し滞ってる所は死にやすいもんだから、風邪をひくとか、風邪っていうのは代謝を上げますから、あとはどっか打撲するとか、そういう事を体が起こして色々やる訳です。そして虚には力があるって言いましたけど、実の作用と一緒で、色んなもの引きつけて行く力があるんですね。だからこういう状態が常に色んなとこで起きると、そこに集まって来るものがどんどん出て来るって事ですね。そして、整体は出来るだけ自分を生きていながら虚の状態にして行くと、そこに無理して働きかけしなくても自然にそういうものが集まって来る。

鶴崎　集まって来るって何が集まって来るんですか？

川崎　そうですね、色んな気が集まって来るんですね。それがちょっと東洋思想の中にはあって、道教、要はタオっていう考え方ですね。自分の意思でもなく相手の意思でもなく、そういう組

代謝

集まって来る

タオ

み合わせが虚として起きると何かが起こるっていう。タオっていうのはそういう見方なんですね。作用で物事が変わって行く。西洋みたいに誰々の責任でとか、そういう事でなくて、ここでこういう状況でこういう事があるって所から物事が変わって行く。それはあなたの責任でもなく(笑)私の責任でもないけど、その間の立場では私は虚になっていよう、あなたは実になってる状態ですねっていう事が、意思と関係なく起こると。ちょっと難しいんですけど、こういう発想っていうのは何で出て来たかって言ったら、あの、アジアの国の中に元々個人ていう風に人をみる見方があんまりないからだと思います。あとは王様がね、ずうっと戦争しててたくさん国をつくった歴史が中国とか長いから、そういうのは嫌だなっていう人達から(笑)そんな発想が出て来たんだと思う。つまり実ばっかりの世界にいると、そういう事にくたびれちゃって、もうそんなの何も関係なくても物事は動いて行くんじゃないの(笑)ってこう、なって来る所もあるんですね。中国はそういう発想です。だけど、整体の中にある虚っていうのは意思で何とか変わって行くものなんですね。隙をつくって行く事が出来る。体を鍛える中に虚をつくって行ける体力づくりがあるって事なんです。

鶴崎　実に向かってばっかりっていう人は、どうなるんですか?

川崎　この虚と実っていうのはどんなものにもありますから、自分の体の中に実っていうもの自体の速度感を持てば持つほど、虚の速度感も上がって行くんですね。一番あるのは実になり切っちゃうと虚に気づかないまま、ある日亡くなるとか、あとはその人のエネルギーを使い尽くすっていうのがあって、整体の中の言葉で全生《ぜんせい》っていう言葉があります。まあこれは、こういうのがいい!って言い切っちゃった、始めた人の目標みたいな所があるんですけど(笑)全部使い尽くし切った

全生

ら、しっかりとまんべんなく死ねるんではなかろうかと。それをわかってれば、体をもっともっと活かす方に使って行けるんじゃないか。で、それはどうしたら出来るんですか？って言ったら一番効果があるのは、やりたくない事はやらない事なんですね。

鶴崎 ふーん……！

川崎 そういうこと言うと、わー怠け者な思想だ！ってこうなって来る(笑)ところが、話をしたように空っぽであるって事がそれと関係がある訳だから。ちょっと話題になりましたよね、不食って言って、食べないのを二十九日か三十日か続けたっていうのがありましたけど、みんながやれるかって言ったら、なかなかやれないですよね。その結果どういう事が起きるかって言ったら、常に動かしてた所を休ませる事になるんだから、他の動きが出て来るんです。つまり、持ってる脂肪をまずはエネルギーに換えるって事をやりますね。人間は一応お水があれば一ヶ月は食べないでも何とか維持できるっていうのがもう、そうらしいですから。そして空っぽになると、今度は実になる欲求が出て来るんですね。わー、何かないよ、何か何かないよ、ってなって、無かったらどうすればいいだろうっていう発想になって来る訳ですね。一斉にそれに対して真剣になる訳です。食べ物がないと体が感じたら一斉にそのための感覚器を色々使い始める。だからそういう風に休ませる事はある刺激であるっていう事だから、自分が何か捨てたいなっていうのもやはり、そういう運動が起きるまで体に溜め込んでたなっていうのをちゃんと見極めなきゃいけないんですけど、ここが難しい。仕事はやはり、自分一人でやってる訳じゃないから許容量がわからない訳で、それでみなさん体を壊すって事がある訳ですね。

鶴崎 食べないのも難しいけど、やりたくない事をやらないっていうのも難しい気がします。

やりたくない事はやらない

自分の要求

川﨑　そうですね、それに気がつくっていう所もだし、そんな事には向き合わないで凌《しの》いで生きて行った方が、実はまあ、何とかやって行けると思う。だけどそこに向き合って、空っぽにしたいんだとかやり始めると、やりたくない事をやらないっていう事に徹底的になって来ちゃうんですね。だけれど、もしそれが出来るようであれば、自分の要求ってものに目が行くようになる。本当に自分がどうしたいかがわかって来る。それを一番色々な所で言うのがまあ、宗教なんですよ。でも、宗教が勧める事っていうのは、矛盾してますけど社会生活から離れて行く事なんですね。

鶴崎　最近、魂に興味が出始めてて、スピリチュアル系の本を(笑) 図書館で借りて来たんですけど、そうすると、やりたくない事を辞めれば、本当に魂が望んでいる事がわかって来るし、やりたい事を仕事に出来るって、みんな同じこと書いてるなって。

川﨑　(笑) そうです。そしてそれは簡単に一番難しい事を書いてある訳だから、本当はあの、そうなんだーって想像する程度でいい事なんですね。それを実際におこなおうと思ったらみんな修行し始めちゃうから、もっと言うと暇じゃないと出来ませんから(笑) それよりも生きて行くって事に向き合うことの方が、ぼーっとしてても、ああこういう事が自分には大事なんだなってこう、感じられる方が生きてる実感がある。

鶴崎　はあ

川﨑　だから、何でこんなに話が熱くなるかって言うと、間違えては困っちゃう内容なんです、虚って。虚っていうものはその裏に実っていうものがあるもんだから、自分がどういう事をおこなったかっていう事が、結果的に虚に繋がる。例を一つあげると、ある方が整体でいらっしゃった時に、首を打ったと。鞭打ちみたいな感じでいらっしゃったんですけど、その方は凄く集中する職人さんで、ある事をおこなうために費やす時間が長い仕事をしていて、連日連日、何時間でもやると。それでまあ休みが出来たんで、車に乗ってドライブに行った。そしたら、カーブを曲がろうとした所でちょっとスリップしちゃった。車は大丈夫だったんですけど、首をグキッとやってしまって。それを体でみると、首に虚が出来るわけ。隙が出来てる。つまり、あまりにどこかに集中し過ぎた結果、首に弱い所が出て来る。虚っていうのは弱いんです。へこんでる。何にも力がない感じがある。そういう状態を体が求めると、自分の急所として出て来るんですね。そして、虚が出来た場合は、そこに何か実が入って来る可能性がある。

鶴崎　うん……どっから?

川崎　そうです、このどっからが色々あって、例えば凄く忙しいなーと思って一生懸命やってて、虚が首に出来た。そしたら後ろから、あんな作品最低だよね、とこう言われたとする。なぜかその虚が出来た時に後ろからそんな声が聞こえると、サーッと首に入る訳です、ひと突きでスパッと。もうそっから眠れなくなったり、首も回らなくなったり、仕事が出来なくなっちゃう。普通の状態なら聞ける事が、後ろからスッと入っちゃう事がある。で、これが意外とやっかいで本人は気がつかなかったりするんですね。ところがある程度愉気をしてくと緩んで行くから、首も回るようになって動くようになってから、そういえばドライブ行く前にそんなこと言われた事を思い出したりします。で、その人が悪い訳ではない。自分もあんまり考えてない(笑)だから虚っていうのは、どこかにポコッと出来て、そういうものを潜ませているようなエネルギーがあるという事ですね。そこに上手い事タイミングとして実が合うと、そういう事が成立して、エネルギー変換が起きて、虚は虚でなくなるし実も実でなくなるんですね。その後は何にもなくなっちゃう。つまり通常の運動に戻る訳ですね。

鶴崎　この作品駄目だよね～って言われたのが入って通常の状態に戻るんですか？

川崎　（笑）要はどっかで一生懸命一生懸命やり過ぎて、体はそんなにやっても、その角度じゃ多分違いますよって所までやったとします。限界の所まで来ると、そこがもう動かなくなる。死の方に行っちゃう訳です。そしたらそれに誘われて、よりそれを強化するために、ぴょいっとそういうものが入って来る可能性がある。そういう事が起きちゃうっていう事がある。

鶴崎　それで通常の状態に戻るってどういう事ですか？ 残るんですか？ 入っちゃったものは。

川崎　入っちゃった物は残ります、それに気づけばね。打撲じゃないけど止まってる事もあるかもしれません。で、あるタイミングを持ってワーッとそこで発散が起きれば、それでフラットになるかもしれない。そんな状態ですよね。だけどちゃんとそのとき消化すれば本人がそれに向き合って、あ、こういう事かなと、頭じゃない、体が納得すればそれで元に戻るんです。

鶴崎　体が元に戻る？

川崎　そうそう。あの、面白かったのは、お腹に愉気して、ある所もの凄く虚の状態があって、この角度で奥の方まで、何か動きがない。でも動きがない所でもし危険な場合はちゃんと手が行かないって、前も言いましたよね。だけどそこにはペタッと行く訳です。虚なのになんで行くんだろうっていう感じです。つまり、もう終わっちゃってる跡みたいなものがあるんですね。痕跡みたいなものが（笑）で、ポコッとなってると。気になって、何かここでこうなるんだけどねって言ったら、そこはあの、剣道で突かれたとこです。別に切ったりなんかもしてない訳です。皮膚

通常の運動に戻る

気の痕跡

も何ともない。だけど中にその打ち込まれた気の痕跡があるわけ。

鶴崎　それは何か死に絶えてるんですか？

川崎　（笑）その試合は負けたんですって。だから多分そこでそういう勝ちたい同士の気っていうものは、片方が勝った事で片方が負けちゃったって自覚したとこで気が終わっちゃう訳ね。それで終了しちゃってる状態。だけど気を通した跡が明確に角度を持ってそこに残ってるって事がある。何かそういう跡があるって事は、私としてはとても興味深かったですね。だから、やっぱり相手の事を考えたり相手に気を集中させるって事はそういう作用があるんだなあとその時は思いました。気迫とかありますけど、気で相手を倒しちゃう、気で相手に威圧を与える事によって回避させるっていう事があるんですね。実が入った気にはそういう威力みたいなものがある。

鶴崎　ふーん

受け身で小さくて弱い力

2015・12

川崎　で、それで言うと愉気っていうものは基本、虚です。愉気の質は基本虚の状態を起こす。もう一つ虚っていうものの中の大事な点は緩める作用がある。緩まる。ビヨヨ〜ン、ボヤ〜ンとして来る。緩むと虚になるんですね。隙が出来る。て事はもうちょっと言うと、女の人は、基本虚です。女の人自体のつくりが虚なんですね。だって、へこんでるでしょ。で、男性のほうが実の働きがある。だから、こういう所で好みも違うし、要求も違うし、生き方も女の人と男の人の運動自体違う。ただそれはあの、仕事とか、体の使い方で変わる場合はありますね。でも、基本的な体のつくりは男性は実の運動で体を使っていて、女性は虚の状態で体を使う。で、整体はこの中であくまでまずは体の中に虚っていう状態が出来るようにして行くんですね。

愉気

緩む

鶴崎　愉気は虚だっていうのは、不思議ですね。結構、ハア〜っと、気を注入してるイメージがあるんですけど。こないだも、気ってあるんですか？って聞かれて。で、気ってあるんですか？っていう時の「ある」ってやっぱり実的なイメージを持ってますよね。でも実はそうじゃないっていうのは、また気の見方を変えそうですね。

川崎　そうですね。まあ他の言い方をすると、息吹、息ですね。呼吸の中の勢いとか、もうなんせ見えないけど動きがあるものに対してみんな色々と苦悩して表現をして、それが色んな所で動いてる事は感じられるんだけど、実態がわからないから。だけどその感覚的なものを緻密に感じられるようになると本当にあの、考えるんじゃなく、あと知識じゃなく、ものが理解できるんだよって事までわかって来ます。体の中にそういう感受性を持って生きて行けるような準備が、生き物すべてにあるっていう事ですね。

鶴崎　ふーん

受け身

川崎　じゃあ普段どうやったら虚っていうもの自体を活かせるかっていう事ですけど、虚と関係あるものが受け身っていうものです。自分があくまで受け身であるっていう事。これは整体が日本で生まれた理由でもあると思います。あの、中国の気功は気っていうものに有限性がある。要は人間の命分、一人分しか気はないんだよっていう風な判断。だから自分じゃ足りなかったら外気功って言って色んな植物とか、外から気を取り入れましょうって言う訳ですね。でも、有限性がある気が存在すると言った段階で、有限性がある気しか入って来ない訳です。だけどそうじゃない。整体の中での虚の気っていうのは、対応の中に相手の必要性を感じられるっていう感受性と関係がある。それをとても感じやすいのは日本人の体とか気の特性である、受け身である所からそれを引き出す力があるんですね。だから弱いです、とても。とても弱い気、すごく小さな気、っていう事を自覚する所から整体の気っていうのは出発してると思います。広大で強い気っていうものではないと思いますね。

鶴崎　受け身っていうものが重要になって来そうですね。受け身って結構、一般的には印象が悪いじゃないですか。自分もイライラする事があるし。でも受け身って、見方を変えると肯定できるものになったりするのかなと、時々思ったりもするんですけどね。

川崎　うん、そうですね。面白いなと思うのは、私にとっては整体を知るもっともっと前からずうっとそれがあったので、受け身に関しては。凄く恥ずかしい話でなんですけど(笑) えっと、高校出て東京にすぐ出て来たんですけど、自分だけで住んでアルバイトしながら絵を描きながらの生活で、全部自分の時間。もう、やりたい事は何でも出来る、と思い込んでる(笑) そこの中で最初にぶつかったのが何も出来ないっていう事だったんですね。それまでの欲求で言うと、ものがないっていうのがあった。田舎だと画材がないとか本がないとか、美術館がないとか。全部ある訳です、東京。楽しませてくれるものはたくさんある。でも、自分としては何かつくりたいと思ってるのに、一向にそういう所に手が届かないっていうのが半年ぐらいしてから出て来て、それどころか生活に追われる事が多くなって来ちゃって、何やってんだ自分って短絡的にね、考えるようになって。その時に、よし、何か続けてみよう、と思って、日記を、思いついたら書こうっていうのを始めたんですね。それが結果一年半ぐらい続いて、まあ一冊溜まる訳です。色んなものを見たり読んだりしたものの感想なんかを最初書いていて、楽しいから。そうしてるうちにその、疑問形みたいなものを書き始めるようになって来て、そっからこう、詩らしきものを書き始めたんです。そうやってる間に、出て来た言葉の中にその時の自分が凄くこう励まされた言葉があって、それが、受動的能動者、っていう言葉だったんですね。つまり色んなものに対して受け身である、だけど物事に対してそうあるねって一旦こう受け止めるような前向きさみたいなもの。これは好感が持てるな、いいなあって、そのとき感じたんですね。毎日こうやって楽しいし、働いていても色んな友達も出来たり、色んな人と知り合えるって事も楽しいし、ただ楽しいって事でもいいじゃないかと。受動も能動もあまり意味としては理解してないんですけど、感覚的にその言葉を、ずっと意識してたんですね。

受動的能動者

鶴崎　うん

川崎　だけど結果的には、今やってる仕事がそういう事だから、変わってない訳です、二十五年。じゃあ一般的に受け身でって言われるような言い方はどういう事かって言うと、あくまで自己中心的に物事を捉えてる、私に外側から何かがやって来る、っていう意味で使ってると思う。ところが私がそのとき受動的能動者っていう風に表現したのはちょっと違って、色んな所に対応して側に必ずいると。そこにいる観察者みたいなもの。そういう一定の立場みたいな事を指してたと思うんですね。あとは、受け身が格好いいってずっとその時から思ってて（笑）何でそれがあるかって言うと、もうちょっと恥ずかしい話をしていいですか（笑）

鶴崎　はい

川崎　あの、子供の時から格闘技が好きで、私の世代になるとテレビでまだね、プロレスとかをやって人気があった時代があるんですね。そこの中で、受け身をとるっていう言い方があって、武術の中にあるんですけど、さあ来いって言って、自分から行かないでまず自分の懐を開くっていうやり方。例えばボクシングとか、西洋のものっていうのは、相手を崩して行くっていうやり方なんですけど、日本の武術は、まず自分が相手に対して、かかって来なさいっていう姿勢があるんですね。お腹の覚悟みたいなものがあって、それを一番端的に格好いいなと思ったのが、アントニオ猪木という人がいて、その人があの、ルールが凄い厳しい興行をやったんですね。モハメド・アリっていうボクサーの人と、異種格闘技戦っていうのを一介のプロレスラーがやると。で、ほとんど全部向こうの条件をのんでやったんですね。そうすると、一切自分から殴りかかれないっていう状態になっちゃって（笑）だけどじゃあ、始まってどうしたかって言ったら、向こうは詰め

受け身が格好いい

て殴って来るから、コロンて真ん中に寝ちゃったんですよ、試合のその場所で。来いって寝ながら言ったのね、猪木がね（笑）格好いい！って思える。自分の一番弱い所を出発点に、表に出して行く。日本人独特のものなんじゃないかなあと思うんですけど、ここに何かあるんじゃないかなあと思う。元々皆が受け身になってしまうような体があって、弱いとこなのに見せられるような潔さをとるって言うか。どこの国にもそういうのないんですよ。

鶴崎　ふうん

川崎　まあそういう感覚と自分の感覚がこう、一致したんでしょうね。だから、そっからは全く私は受け身っていうものに関して、何の抵抗もないし、あとそういう態度の人に対しても、違和感なくいますね。これが基本その、生き方なんだなっていう捉え方をするといいんじゃないかなとは思う。そう考えると、受け身の中のどういう所にイライラしますか?

鶴崎　例えば人の決めた事に対してはああだこうだ言うのに自分では何も決めない、受けるだけ受けて文句ばっかりとか。じゃあどうしたいのあなたは、って、自分で決めたり自分から提案したりすればいいんじゃないですかって、イライラしたりするんですけど。

川崎　（笑）うん、そうですね、ここで大事なのは決めようとしないのか、決められないのか。ここが難しいのは決めた事がない人もいるから。て事は決めるのも、前の話じゃないですけど、才能なんですよ。決めて行ける力っていう事ですね。だから、そう思うと受け身の中でも、決められない人にもしかしたらイライラするのかもしれない。そうするとイライラしてる部分ていうのは自分の中の決断力と関係があって、お互いに刺激する側とね、刺激される側があるとしたら、イラっとする側が実になる訳ですね。イラっとさせる側が虚になる訳です。で、お互いにそれによっ

決めるのも才能

て、バランスをとろうとする。つまり自分の方式で相手をある程度自分の方向に持って来たい。やはりここに自意識ってものが高い人かどうかって問題がある。だから、受け身である事はそんなに問題ないとしても、自分が自分がと常に思っている人、受動的能動者というよりは能動的受動者っていう人達ですね。率先して受け身のアプローチをする人達っていうのが、邪魔をし始める人達っていう事になりますね(笑)

鶴崎　こわい(笑)

川崎　こわい話ですね(笑)もう一つ大事なのは、そういう自覚がない事なんですよ。で、これは整体のほうの見方をすると、体癖と関係がある。つまり、虚の人と実の人がいるという事です。

鶴崎　それって奇数と偶数ですか?

川崎　その通り。だって奇数っていうのはそのまま実を現してる。ポコッと出てる。一、三、五。で、偶数は割り切れちゃう。二、四、六、八、十、十二っていう。じゃあどういう時にその奇数偶数を野口さんは分けたかっていうと、咄嗟なんです。咄嗟にその人がどう反応するかで、受け身の人なのか、能動的に働く人なのか受動的なのかっていうのを観察したと。だから普段からバリバリやってるぞ!っていう自己主張が強い人でも、咄嗟はどうかっていう見方をする。で、咄嗟の体癖がその人の重要な要素であるという風にみますから、これもわからない訳です。本人も頑張ってたらわかんないし。まああの、自覚があるなしはとても大きいっていうのもここにはあるので、自分が虚の人なのか実の人なのかっていう事ですね。で、咄嗟でしか出て来ません。あとは、虚実の気の相性によって変わって行く。例えば虚ばっかりの人が集まるとどうなるか。

鶴崎　……怖い、穴みたい。

能動的受動者

虚の人と実の人

奇数と偶数

体癖のうち、奇数体癖は能動的、偶数体癖は受動的特徴を持つ

咄嗟

川崎　（爆笑）そう、穴みたいにね、ぽっかーんって穴ばっかりになるのと、実、俺が俺が、が集まると、どういう事が起こるのか？

鶴崎　うーん、それも怖い。

川崎　で、この組み合わせのパターンが、要はほら、表裏みたいなものです。だからこの中で色んな事が動いてるとするならば、意外とこれは仕事をする上でも関係がある。だから、本当に行動力起こして欲しい場合は虚の人ばっかりにするとか、やりたい人ばっかりだったら一回やりたい人ばっかりを集める事によって抑止をつくるとか、こんな事も実は考えられるんですね。あの、実の人もじつは頑張ってるから虚になりたいんです。だけど機会がないと疲れちゃうっていうのも言えない。つまり甘えられない人が多い。虚の人はどうか。常に他の人に決めて貰ってそれが自分の意見だと思い込んでるから、自分の自覚を持って貰う必要がある。言わざるを得ないようにして行かなきゃなんない。それが両方とも自立だよ、って事ですね。まあリーダーって言われる人達は何気にあの、実行力とかいう言葉もあるくらい、実な人だと思われてます。だけどそういう訳ではない。つまり私はやりたくないけど、あの人なら……っていう虚の人達が集まって行けば行くほど、指導者が出来上がって来るんですね。まあ有名なとこだとヒットラーっていう人がいますね。集団になるとこういう状態が人間の中に起きて来る。自分でなりたいなりたい！って思ってもなれないのがそこの部分。でも気がついたらなっちゃってるって事が関係性で起きて来る可能性もあるから、難しい。それで言うと整体ってもの自体は受け身。虚から始まってますから、それをおこなう人は、虚ってものの存在がある人って事になりますね。受動的な中にもそういう能動性を見出せる人が多分整体には向いてるんじゃないかなあ、という事になります。じゃあ

リーダー

能動的な受動者の人達はどうするかっていう問題ですね。どうしてもそういう方々は実の人達とくっつきたがりますから、自立してくださいっていうのは難しい事です。だから、自分がその人と会って、違うなと感じた所からどう関わるかを今度は考えられる人が自分で考える事。諦めないように持って行くっていうのが、整体では指導って言います。そうすると、ここからはちょっと技術が要る話になっちゃう。

指導

鶴崎　ああー

川崎　だけど、そういう人もいるんだねって、自分の生活の中に関わっているんであれば、関わり方においては自分の中の問題点としてみる。これは考えられる人の問題点です。相手のせいではなく、そういう虚の人とのお付き合いも自分で実として、使って行かないと。あの、気がついたら使われてますから、不思議です。って事はじつは、意識して虚を使う人達っていうのは、強いんです。で、実の人達は意外とやりたいこと一生懸命やってるから隙だらけの事がある。何かに一生懸命集中しちゃうと、ぽかんと虚ができる。だけど虚の人達は常に虚でいるから虚がみえちゃう訳です。あ、この人こういう時ポケッとしてんなー、ていう所にやって来て話しかける訳だから。だからこういう事は、虚の人たちが生き抜く技術なんです。

鶴崎　でもそれはそれで肯定して行くべきものですよね？

川崎　そうです。虚の人として肯定して行く。虚の人としての生き方なんだから、実としてその邪魔をしないという事ですね。あなたこういう事したほうがいいわよって言って、邪魔しない事です。じゃあ自分が実の人間なんだとか虚の人間なんだっていうのを自覚するにはどうすればいいかっていう事なんですけど、例えば虚のアプローチをされて自分がイライラした場合ですね、同じ事をしてあげる事です。鏡になる事、これが大事ですね。同じ事を目の前でやって貰うと、その人が気づく事って色々あるんですよ。だから、同じように同じ事としてそこで動作してあげる事。これが親切っていう事ですね。

鶴崎　指導とはまた別ですか？

川﨑　別ですね。指導になると、ある方向性を持たせるって事になりますね。修正がある訳ですから、そこに足したり引いたりして、より自覚させるって事をやる訳です。操法の中で体の中に虚があるとそこを指で押さえるって事があるんですけど、より強調させて自覚を促すっていうのはそういうやり方です。だけどそうではない。あなたがおこなってる事はこういう事ですよ、全く同じように返してあげたらいい。それか待っていて、あちらが実になった時に同じ表現で返してあげる。向こうがもし不快になったら親切です。まあなかなか出来ないよね。なぜなら人を不快にさせる人にはみんなりたくないから(笑) みんないい人になりたいから。

鶴崎　出来るだけこう、ザラザラをすり抜けたい。

川﨑　(爆笑) それは虚の人をそんな風にさせる、邪魔する実の人もいっぱいいるから。私が正しいんだとか、私がやってあげるわっていうのも、余計なお世話なんですね。これも自分達は正しい事してると思ってる人達の、邪魔してる、迷惑をかけてるって事になるので、もっと気づきづらいですね。って事は、虚も実も同じなんです、邪魔するっていう意味ではね。

鶴崎　うん

川﨑　あとは、整体の気はとても弱いという事。弱いっていうのはまた難しいんですね。あんまりいい印象がない。受け身で弱いっていう事がなぜ肯定されるのかっていう事ですからね。

親切

鶴崎　でも相手を感じるためじゃないんですか？

川崎　その通りですね。つまり、一番弱い立場、一番儚い、一番脆いっていう所に気がつくっていうのが感受性の問題で、ここはあの、過敏ではないですよ、敏感にならなくちゃいけない。敏感になればなるほど弱くて、小さくなって行くんです。そういうボリュームをどんどん覚えて行くっていう事。私も自分だけじゃなくて周りの人が気を通して行ってそういう感覚が養われて行くのを見ると、ああやはり愉気の質にはそういう性質があるんだなあと感じられるようになって、あとは実際そういう仕事をしている方々も、あの、弱くて、繊細であって欲しいですね。そうでなかったらやはりそこに整体があるかどうかがわかりません。初夏なんかだと、玄関出てこうピッて止まる時があって、何か後ろをふっと見ると、だいたい生まれて一ヶ月ぐらいのカマキリが、風にふらふらこう、疑体して動いてるんですよね。なぜそこにいるかわからないし、なぜそれに気づくかわかりません。だけどふっと見たらいる訳です。気の疎通がある。そういう事に気がつくっていう事が敏感さです。そうすると今度は鈍さにも気がつくようになるんですね。自分の中の鈍さ、他の人の中の鈍さ、同じように感じる事。あ、もしかしたら自分にもあるかもしれないなって、今度はそっちを考えるようになります。想像して行く事ですね。なので、受け身である事、小さい事、弱い事、儚い事、こういうのに共通する生き物の状態があります。赤ちゃんですね。受け身！弱い！動けない！これが整体の中では理想なんですね。こういう力を持つ事。他の言葉で言うと、天心って言います。天の心と書くんですけど、自分の意識も相手の意識も関係なくそこにいて、ただ機嫌がいいって事です。お腹が空いたら泣いて、食べたら機嫌がいい。眠たくなったら寝て、機嫌がいい。うんちして、機嫌がいい。なんせ、生きてるだけで機嫌がいい。

敏感

赤ちゃん

天心

これが整体が目指す健康な状態、元気である状態であって、それは、生きて行くっていう力が素直に肯定された状態でそこに整ってれば、その人自身が生きてるだけで成立すると。抱っこしたくなるでしょ？

鶴崎　うん

川崎　こういうものが、整体が目指す所の気です。本当に儚いです、弱いです。でも、もの凄い力を秘めてますね。本来はみんなそういうものを核として生きてるっていう風にみますから、自分が好き嫌いなのは構いませんし、気が合わないのも構いませんけど、本当に悪い人がいるとしてもその人はある状態で悪くなってしまってる訳で、その人と言えるかどうかもわかりませんから、これは難しい。って事で、整体の気はとても弱いし儚いし脆いし敏感ですけど、その代表としては赤ちゃんがいるので、赤ちゃんから学びましょうっていう事ですね。そしてみんな赤ちゃんだったんだから、思い出せますよ、っていう事ですね。

鶴崎　こないだアルバイトで水道検針してて、目が虚《うつ》ろな人につかまっちゃって、

川崎　そういう人も赤ちゃんだったんですけどね(笑)何かがあって虚ろになっちゃったんだけど、だから何十年か経つとね、かさぶたみたいになっちゃう。だけど生まれた時はそうでもなかった訳だから。

鶴崎　うん。

死ぬのは気持ちいい

２０１６・１０

鶴崎　私の中に残ってる言葉があるんですけど、川崎さんが死ぬのは気持ちいいですからねって言ったのがずうっと残ってて、そういう発想がないし、どっちかって言うと死ぬのは痛くて苦しそうで怖いなって思うんですけど、死ぬのは気持ちいいっていうのはどの辺にあるんだろうと。

川崎　そうですね、あの、まず、死ぬっていう事をどう捉えるかっていう事になっちゃうと思うんですけど、死ぬっていうこと自体は、私にとってはですよ、終わりであるっていう事なんですね。で、終わりが来るっていう事な訳だから、それがその、無理やり終わらせる事なのか、終わっちゃう事なのか、それによって色々あると思うんですね。それで、死んじゃう本人しかどうなって行くかわかんない事だし、死んでみないとわからない。だけど、気持ちいいなあっていうものをどうして死っていうものから感じられるかって言ったら、それは全部の意識が死んじゃう状態は今まで自分の経験上はないですよ。だけれども、今まで生きている間に苦痛っていうのは常にある訳です。心の苦痛であったり体の感覚的な苦痛ってものですね。この苦痛から逃れたいな、そういう事は体験してると。で、もうちょっと言うと、これは個人差があると思うんですけど苦痛に対しての感受性ですね。苦痛ばかりを感じる人もいれば、忘れちゃえる人もいると。そういう事があります。それで、苦痛から逃れたい、そのために死にたいと思う人もいる訳ですね。そういう人にとっては、死は楽な事かなっていう想像が働く可能性はある。生きてる事の方が苦痛であると。

終わり

で、どちらかと言うとまあ、いま初めてお話をしますけど、私はどちらかと言うと、出発点が絶望です。

鶴崎　うん。

川崎　そういう事をあの、発言するっていう事は仕事上はないですけれど、私個人的な体の感覚とか、自分ていうものをもし顧みたら、まあ、未だに自分ていうのはわかりませんし、自分の事はさっぱりわからないで死んじゃうと思うんですけど(笑)だけれど、生まれてからの感覚の中で言ったら楽しい事もありますけれど、感覚的に嫌だったり辛いって事が先に立つ体だった。あとは、違和感ですね。自分の体っていうものと、外の感覚的なものとの間っていうとこの気持ち悪さみたいな、こういうものを、一番早い頃だと、四歳ぐらいから感じてましたから、機嫌がいい時は機嫌がいいんですよ。だけれども、何か怖いなと感じたり、そういうものがあると本当にもう嫌な事ばっかりになる訳ですね。ですから例えば、テレビドラマで、誰かがこう、争っている。それで、一人が逃げる。で、そこ追いかけられて捕まっちゃうよみたいな場面があると、もうそれだけであの、そこにいられなくて、それが本当だと思っちゃう訳ね、子供ながらに。それで落ち込むんです。

鶴崎　ふーん。

川崎　こんな事で落ち込む訳ね。それで、まあ母親からしたら、とても神経質な子供。元気な時は元気なのに、神経質なときは神経質。もうちょっと具体的に言うと、皮膚感覚みたいなものですね。例えば葉っぱが虫に齧られてこう、虫食いになってるの見ても落ち込んだり、

鶴崎　ふうん、私には全くないです。

嫌だったり辛いって事が先に立つ体

川崎　うん、林檎が腐っているのを見ても落ち込んだり、そういう感覚ですね。だからこういうあの、腐って行ったり死んで行くっていうものに対してもの凄く抵抗があった。そうするともう執拗に病的なとこまで行っちゃいますからね。それがもう幼い時にある訳ですから、でも言葉に出来ない。まだ何て言っていいかわかんない感覚でしょ？　一方で、動物が好きだったり、面白い事もいっぱいあるんですよ。だけどそういうものが自分の内側にあると。だから、一見するとこう、わからない、複雑な感じっていうのが自分の中にあったんです。こっから何を見るかって言ったら、死んで行く方のものの見方っていうのが、自然と身についちゃう。つまりあの、虫が好きだから虫をこう、見つけますね。手に取る訳です、バッタなんか。そうすると取った瞬間にバッタは逃げるためにポトッて足を落とす時がある。もうそれだけでびっくりしますよね。もの凄い事をしてしまったと思うんです、その当時は。今はそんな事ないよ。やっぱりこういう感覚を、あの、一人っ子だったので、内側に内側にこうね、押さえ込むような感じが出て来て、要はあの、抑鬱って言います。この抑鬱傾向がある子供っていうのは、確実にいます。で、もう悩み始めるように出来ているんですね。だから最終的には、母親や家族に対してはそういう面は見せないけれども、自分の中で何だかわからない漠然とした悩みを抱えたまま大きくなって行きます。その悩みの中から色んな事が起きる。で、一般的にそういう感覚を持ってる子達っていうのは、言いませんし、そういう事をわからないように隠していますから、中々わかんないんですけど、ただ、前も孤独の話をした時にちょっと言ったけど、孤独である人は孤独な人の事が感じられるっていう感覚ね、これに近いものがあるんです。

抑鬱

鶴崎　ふーん

川崎　だからちょっとそういう事を共感できたなっていうきっかけは中学校一年生の時に、国語の教材が、ヘルマン・ヘッセの『車輪の下』だったんですね。それを読んだ時に、どうしてこういう文章が国語の本に載ってるのかって思ったんですね。それは綺麗な蝶の標本を盗む場面が書いてあって、そこにこう色々気持ちがウーンってうねってるような事が書かれてた。それが国語の教科書に載ってたわけ（笑）自分が嘘ついたり、欲しくなってこっそり盗っちゃってっていう事が書いてある。で、その描写があんまりにも自分のそういう鬱々とした感じの感受性と近かったんですよ。で、あ、これはみんなそういう所もあるのかなとそのとき初めてね、何となくだけど、ホッとした。で、それをもうちょっと今なら他の言い方が色々できるんです、大人になれたから。整体を知ってからはこれはこうですねっていつものように快活に言えちゃうんだけど、その時はそうじゃない。つまり、死ぬのは気持ちいいっていうのは、その時はそうなって行くっていう事に対してちょっと願いがあった。死んで行くっていうこと自体は楽になる事じゃないかなっていうのが出発点にあります。生きてるのがとっても辛いと思ってる子がいるって事です。ここをまずあの、わかって貰えるといいかな、と思います。本当はこう生き生きとね、子供っていうのは元気に育って何も考えないように生きて行ければいいんだけど、その子の性質としてそういうものを持ってる子がいるって事。

鶴崎　私の大学のとき一番仲良かった子が、小学校の時に死にたいと思ってて、その当時太宰治が好きで、治ちゃん治ちゃんって言ってたって。私は能天気な子だったんですけど（笑）ただ私も大学で東京に出る事になった時に、もの凄いホームシックになって、何もかもが新しい環境だから、もう新しい環境が何も欲しくなくなっちゃって、私も死んだ方が楽だなと思ったんですね。

家にひきこもってたんですけど、そしたら父親が本を一冊出して来て、治ちゃんの本を（笑）で、そこで文学の世界にはこんな綺麗な言葉書く人がいるんだと思って。『晩年』て本だったんですけど、死のうと思っていた、から始まって、暗ーいんですけど、で、自分の目の前を石が歩いてると思ってたら子供が紐をつけて引っ張っていたっていう（笑）のがあって、それを読んでてなんか落ち着いたんですけど。だから、死ぬ方が楽だなっていう感覚は私はその時すごく感じて、ただ家族がいるから死なないですけど、何か、悲しませるなあとか、そこで思いとどまるっていうか。

川崎　そうですね。やはり大人であればそういう感じになるんですよ。自分が生きてるのは自分だけじゃないって考えられてるのがもう大人になれてる証拠だからね。だから、もっと違うもの。子供の時のその死にたいって思う、嫌だっていうのはもっと根源的な感じなんです。

鶴崎　性質？

成長したい

川崎　そう。つまり成長したいんです。いま言える範囲ではね。成長したいって勢いが激し過ぎて、それに抵抗を起こす。それで死にたくなる。もう、凄い事が渦巻いてる訳ね、子供の中で。つまりもの凄い勢いで体とか意識が大きくなって行くっていうその、自分の中のこう、代謝ってものね。

代謝

それまでの体を壊して行く、それで新しい細胞がプリプリプリプリ出来て行く、そういうのについて行けない。何かわかんないその速度感にもう、翻弄されちゃうわけ。それでもう、どうしていいかわかんないっていう事ですね。だから早い子だと八歳九歳で死にたいと思う。

鶴崎　ふーん

川崎　つまり成長してるからなんですけど、そんな事もほら、大人に言えないでしょ？　だから子供は子供なりに本気で生きてますから。それで、自分が悩んでる事さえ気がつかないんですけど、子供だから（笑）そういう事も忘れて平気になる時期が思春期が終わるとやって来ます、落ち着いちゃってね。そしたら今度はそれどころじゃなくなる訳ね。環境の方が忙しくなるし、体力がついて来るとそんな事も忘れちゃう。ところが今度は一人で何か始めるとか、社会に出てから自分と向き合う事になった時、出て来る。きっかけは色々ありますね。例えば一番大きいのは結婚した時とか、家族がいなくなった時とか、そういうきっかけでその人がこう、収めたもの、もしくは気づかないでいたものが出てくるわけ。で、そうすると悪くなったって考えるんだけど、そうじゃないんですよ。つまり、やっぱり成長にしたがってそういう勢いみたいなものがダーッと、マーライオンの口からお水が出るみたいにドワーッと自分で止められないみたいに出てくるわけ。それに逆らうかどうかっていう所でその後の人生が変わって来る。あの、前に、あまりにもショックな事が起きると体がパッケージングするっていう話はしたよね？

鶴崎　はい

川崎　あまりにもそれが抱えきれなかったら人間っていうのは、受け止めるよりはちゃんとやり過ごすような機能がついてて、それを受け止められる時まではきちっととこう入れといて、それで、あ、こういう体力が出て来たら大丈夫かなってなった辺りから悲しくなると。だから、まあ奥さんが死んじゃったり子供が死んじゃったりして、なかなか泣けないんです、なんて言う人は、それは体がちゃんと守ってくれていて、一年ぐらいしてから、ワーッとこう寝込んじゃったりするんだけど、そこからがやはりその人がね、一人でやって行くとか、自分じゃない人の悲しみを受け止められる体力なんですね。それと同じように、自分ていうもの自体をみなきゃならないっていうような事が起きます。で、死ぬのは気持ちいいっていうのはどっから来てるかって言ったら、そういう周りで見る他者の死じゃなくて、自分の中の死っていう事なんですよ。じゃあそれはどういう所から来てるかと言うと、本当に死にたいなあって思って、辛いなあ、生きていたくないという理由で死にたいですから、別に生きていたくないっていう事と死ぬっていう事は違うんですよ、本当はね。だけど、もうわかんないとくっついちゃうわけ。生きていたいなあという事と、生きていたくないなあっていう事と、死にたくないなあって事と死にたいなあって、みんなこう違うんだけれど、ぐちゃぐちゃになってくる訳ね。それで、私の場合は自分の中でこう抑鬱的なものに対して、それこそ違和感から付き合ってったっていう時間がちょっと長かったかなと思うんですね。困ってはいなかったんですよ、そういうこと自体に。だけど、なんせ一人っ子でしょ。莫大に自分と話す時間があるんです。兄弟がいたら話しかけられたり、そういう事がある。だけど、大人しかいない。しかも性質上一人がいいって感じる子の場合は、全く一人で考えちゃう訳ですから、一日のほとんどを自己対話に費やす訳です、連日。ずうっと自分に問いかける時間を莫大に子供の時から持つ事になる訳で、それで中学校ぐらいの時にやっぱりちょっとおかしくなりましたね。だけど、そういうものを何度も経て行くと、調子悪くなったあと楽になる事を覚えるんですよ(笑)その時にね、あ、死んじゃったらその後はまた楽になるんじゃないかなって何となく感じたのかもしれない。あとは、動物を飼ってた事が多いので、そうすると、動物は自分が死ぬ事に自分では気がつかない。こっちは見てて悲しい訳です。だけど動物本人は死ぬ時までしんどそうだけど、もうあとは終わっちゃうだけですね。だからこういうの見てても、どういう事なんだろうなあって、常にそれは感じてましたね。

鶴崎　ふん

生きていたくないという事と死ぬという事は違う

一人っ子

川崎　で、二十三で結婚したんですけど、結婚して三年ぐらいしてから、何となく、何かおかしくなって来たんですよ。自分がどうしたらいいのかとか、どうして行きたいのとか、まあ、そういうのが全部こう、ワアッと出て来て、とにかくもうあの、何を見ても辛い。だからまあ鬱みたいな感じになっちゃってね。それでその時に、例えば病院に行ってたらそれは、抑鬱傾向からみる何かそういう事の世界に入っちゃってるんじゃないですかねって言われるだろうけれど、自分の場合はそういう状況である自分ていうのを観察してる自分がいたので、あの、怖くはないんですけど、それこそ見えないとこに見えるものが感じられたり、聞こえない所から声が聞こえたりして来る。でも私の場合はそれに関しても、あららら一っていう風にそれを眺める自分がいたんです。自分で受け止めてそれをこうみてる方が楽だったんですよ。だから病院に行けって言われても行かなかったし、まあそういう話を夫にしても、わかんないだろうなあと思って、話もしなかった。それまで自分の家族にも話をした事がないんだからさ。ただあるとしたら私の母親が元々そういう神経の過敏な傾向があって、子供にそういう影響があったのかもしれないですね。それで、最終的には生きている感じがしなくなっちゃったんですよ。

病院

鶴崎　ふーん

川崎　うん、まあその二十代前半からそういう状態がちょっとずつ続いて来て、やっぱり母親が亡くなったのがきっかけかな。三十のとき母親が亡くなって、半年ぐらいしてから急に、ぐうっともう動けなくなってしまって、パートも行けなくなって家から出られなくなってしまった時に、生きてる感じがしなくなっちゃった。だからって死んでる訳でもない、体の状態で言うと。ただ何かこう、そこにいるだけな感じがして、全くこう、意欲とかそういうものもなく、ただ言われ

生きている感じがしない

た事とか、それから色んな事はするんですよ。例えば夫が帰って来たらご飯の用意をしたりとか、それは出来るんです。だけどすぐ横になってしまうし、あとは、一回横になっちゃうともうなかなかお風呂とかにも入れないし、そういう事が続いて、で、ある日ですよ、寒ーい日で、蒲団からもあんまり出られないいんですけど、ああ寒い今日は、って朝思って。朝って言っても五時とか六時。で、ちょっとふっと気がついたらお昼。何か食べなきゃと思って有り合わせのもの食べてまた横になって、で、夫の方はもう働いてお外に出てくれてますから、帰ってくるなあ帰って来たら申し訳ないなあってこう、またそういう事を考えなきゃいけないなあって思いながら横になってたんですけど、本当にもうあの、自分がいらなくなっちゃった感じがしたのね。そしたら、何かやっぱり全部終わっちゃった感じがしたわけ。で、終わってもいいと思ったんです。つまりあの、これはもう死んでるって（笑）実感しちゃった。ああもう死んじゃってるんだと思って、だからって自分をどうにか傷つけるなんていう気はしなかった。意識が死んじゃってるなあ、死んで行くんだなあって感じだったんです。そしたら、カーテンの隙間がこうちょっと開いててね、その日そちら側からお日様が入ってた。カーテンの隙間からお日様がちょっとね。で、あー今日お日様出てんだなあ、そしたら、横になってたんですけれど、後ろに、

鶴崎　こわい（笑）

川﨑　後ろに気配がしたんです。

鶴崎　ほお

川﨑　私しかいないはずです。で、気配がして、もう死んでるし、自分としてはね、いないんだから。でも誰かがいるんだなと。一人じゃないいんです。三人の人が、後ろからやって来た。そして、

お日様

言語じゃないですね。とにかくそのままお日様に当たってみましょうかっていうような意識が感じられたんです。え、死んでんのに？　まあ、いいから。それで、這いずってって、立てないんですよ、何か力が抜けて。だから自分で這ってって、それで、カーテンとこ行って、ゆっくりこうカーテン開けたら、確かにあの、冬のね、寒い時期の日差しなんですけど、あの、お日様がポカポカして、体に当たったんです。それで、顔にも当たって額にも当たった時に、ああこれだけでいいんだなと思った。つまり、お日様に当たれば生きているって事なんだなってそのとき感じたんです。何にもない、あと。何にもそれ以外には全く感覚的には、ない。お腹すいてるとか眠いとかしんどいとかないんです。それで、そう感じた何かわかりませんけど、あの、妄想かもしれませんよ。だけどその三人の、三人なのか、だけど人ではない事もわかったので、

鶴崎　ふーん

川崎　そういう意識的なものに励まされたと言えば励まされたし、それは自分の中の誰かかもしれませんけどね。なんせそっからです。その日から、ちょっとずつあの、もう一回死んだし（笑）しかも死んだら楽になったし、あとはお日様に当たるだけであれば、いいらしいから、お日様に当たるようにしようと思って、ちょこっとずつ日差しに当たるようにしてったのね（笑）植物か！みたいなね（笑）そしたら三ヶ月ぐらいしてからだいぶ動けるようになって、外に行けるようになって、パートに行けるようになりましたね。だからあの、これはとても自分としては転機になって、そっからすぐですよね、二年ぐらいして、バリバリ働いちゃって、体の電池が切れちゃった時に整体に会いましたから、そういう流れだったのかもしれない。抑鬱的にものを考えてた時には、色々と自分で支えになってたものがあったんですね。それは宗教的な本だったり、考え方だっ

自分を観察する

意識が死ぬ

たりもしました。だけど、全然入って来なかった。でも、自分を観察するっていう感覚はもう二十代の頃からあったので、それはずうっと自分で続けてた事なんです。で、結果的に死ぬのがそういう事で終わって、終わっても平気だ、意識が死ぬ事なんて、自然な事なんだって受け入れられるようになってからは、もうあの、怖くなくなっちゃったんですよ、死ぬとかって事が。

鶴崎　一回死んでるし。

川崎　そう。そしたら、意識が死んだらどうなるかって事です。意識が死んだら、体があれば、あとは心臓が動いていて、まあある程度の機能があれば、また意識が生えて来るんです。つまり、死んだら死んだままじゃないって事なんですよね。死んだ後があるって事ですね。

鶴崎　ふーん

ぺんぺん草を引きちぎる

2016・12

どんなものの中にも生きてる方向をみる

川﨑　それでこれは、日頃の生活の中にある、死につつあるとか生きてるっていう話なんだから、やはり生き生きとしてるって事が大事で、あともう一つはね、日本人の中には、嫌がってる事ではあるはずなのに、死に対してもの凄くこう一生懸命な所があって、生きてるって事に対しては、あまりこう、認めたがらないんですよね。それがよくわからない。
鶴﨑　認めたがらないってどういう事ですか？
川﨑　あの、生きてるものっていうのは生きてるだけでとっても嬉しい事なんですよ。それはそう感じるんだけれど、お日様も生きてるものだと私は思うんですね。毎日お日様やお月様がこう昇って沈む、生きてると私は感じるんですけど、それがなんかほら、いや、石の塊ですとか言っちゃうでしょ？　そうするともう、生き物って感じがしないじゃない。それはどんなものの中にも生きてる方向をみようっていう見方の事なんですけど、自分は死につつある所を自覚する、だけど、その事によって生きてるって事はどれだけ重要な事かっていう風なものの見方が、もっともっと言われてもいいような気がするんですね。生きてるのは当り前じゃないって事。あと生き生きしてるのはどういう事かを考える事。それを一生懸命感じられる人っていうのは同時に死っていうのもちゃんと実感してる人だと思います。生死に関わる所でそういう死生観っていうのは養って行けるから、それまでのものと全然違う見方が本当に、出て来る。教われないですね、その事は自分で学ぶしかないですね。

鶴崎　うん

川崎　一つだけ言いたい事があるんですけど、前にもその、弱くて小さいものへの関心ていうお話はしたと思うんですけど、それがやはり生に対して敏感になって欲しいっていう事なんですよね。小さい時にはわからないから、色々な虫を殺したりって事があるでしょ？　そういう時にやはり、生きてる事が大事なことを教えられる機会だと思うんですよね。で、私はもう本当に嫌な事なんだけど、あの、命の大切さを教えるために家畜を育てて潰すっていうもの見せる、あの必要はまったくないと思う。そういうのは教育とは言わなくて、何か違う事を見せてるような気がするし、そういう鈍さが私にはよくわからないので。想像する事で間に合う事がたくさんあるでしょ？　それよりは、例えば綺麗な花がここに咲いてるとしますよね。小さいとわかんないから摘んじゃうんです。しかも一番きれいな部分を摘みますからね。それは本能的にそういうものがあるから。だけどそれを、人間になるためには見守るんだよって事を教えてあげられる機会だと思うんですよね。あなたがもしお花さんだったらどうですかっていう想像力をそこで使えると思う、という事です。どうでしょうか？　そういうのって。

鶴崎　なんかそう聞いて、それはそうだなって思ったんですけど、でも、花飾ってあったりするのはいいなあとか思いますけど。なんだろう、そういう事も認めて行くっていうか。

川崎　私ならそれはあの、例えばお肉食べるために家畜を育てて殺しますよね、それはわかるんですよ。殺した肉を食べればいいし殺してくれる人がいるし殺す事によってお金を貰ってる人があるから。だけれど、花は買っても買わなくてもいい。自分が殺す行為だったら極力殺さない方がいい訳だから、とは思いますね。
鶴崎　なんかこう、植物で猫の尻尾みたいなのとか、ピッて、よくやるんですけど。
川﨑　（笑）だからそれをどうするかですよ。触れる所まではまだいいよね。でもピッて抜くっていう事の中にもし暴力が入ってる可能性があるとしたら、それを知った上でやれるかどうかっていう事を言ってる訳で。
鶴崎　でも、例えばゴジラが出て来て、私、踏まれてもしょうがないと思ってるんですけど。嵐に巻き込まれる事もあるし。
川﨑　（笑）それは当り前ですよ。そんなのは別に死んじゃったって構わないです。あくまでいま自分が責任を持っておこなう行為の事を言ってる訳ね。人が人を殺すっていう中に倫理観があるとしたらば、最後まで殺さないっていう生き方か、いや、殺すのやむなしっていう所で生きてるのかっていうだけの事だから、その事を言ってる訳です。
鶴崎　でも、猫が鳥を獲って遊ぶじゃないですか。そういうのと似てるんじゃないかと。
川﨑　猫は食べる練習だから、弱らせて、いたぶるっていうやつですね。人間が、ぺんぺん草をこう、むしるっていう事も似てると？
鶴崎　暴力性を発揮したくなる瞬間があるんじゃないかな。
川﨑　て事はその段階で暴力を認める事になるって事はどう思いますか？そういう事があってても、そういう事だなあっていう風に、目の前で起きても肯定して行くっていう生き方っていう事になるのかしら。
鶴崎　そういう事もあるなあと思います、私は。

川﨑　て事はあなたの中にその暴力性が生まれて来る可能性がある訳で、じゃあそれはそういう種をまく事になる可能性があるかもしれないでしょ。そのこと自体はどう感じますか？

鶴崎　どうしてそうなるのかなあと思います。いい悪いじゃない。

川﨑　いい悪いじゃないですよ。前もガンジーの話をしましたけど、非暴力って言った段階で暴力的なんです。だから、暴力に関してどういう風に接するのかっていう事から注意するっていうのは、自分の中の暴力性をみる事なんだから、やらないでおける事はやらないって事でいいんじゃないかなと私は思うけれど。知らないでやってるって事と、知っててやってるって事では全然違うって事だからね。じゃああの人はやってるからどうなんですか、いや、その人がやってる事なんて知らないです。自分はどうかっていう事だから、自分が今からそのぺんぺん草を引きちぎり続けるのかどうかっていう話だから(笑)

鶴崎　私は今のところ引きちぎります。何となく。

川﨑　じゃあ何となくで殺された人の気持ちっていうのはどうなるんだろう。

鶴崎　浮かばれないですよ。私も何となくで殺されたら浮かばれない。でもそんな事もあるかなと思います。

川﨑　そう。じゃあ何となくで殺してる人を見てどう思いますか？

鶴崎　何でそんな事するのかなと思います。

川﨑　でも、あなたがいま言ったのだと、それを認めるんでしょ？　何となく殺すっていう人も、ああいるんだな、そういう人も、って認めるって事でしょ？

鶴崎　だから、その人はどうしてそういう状態になってるのかなって思います。

川崎　なるほど。どうしてそういう状態になってるのかなあ？　てとこまでで終わり？　それ以上は考えない？
鶴崎　それ以上は、考えたくなったら考えます。考えなきゃいけないような状態が来たら、自分がどうしてもそれをやらないといけないっていう状態になったら考えると思います。
川崎　じゃああの、言われたら考えるって事でいいのかな。
鶴崎　いや、言われても考えないと思います。自分が考えなきゃってなったら考えると思います。
川崎　それまでは別に関心は持たないって事？
鶴崎　持たないというか、関心が生まれない。
川崎　なるほどね。まあ、それはそれで多分いいと思いますから、関心がある事を中心にそこの中にそういう事が出てくる事もあるし、そうでない事もあるから。まあ、私はどっちかっていうとそれを見るのが嫌なだけ。あの、醜いからです、見るからに、そういう事をしている姿が。そういうものが醜いなあと感じる自分の感受性があるから、それだけの事かもしれないですね。だからやはりそういうものを見た時に考えますよね。あ、こういう所に色々暴力っていうものがあるんだなって。出来るだけそういう暴力的な人とはあの（笑）どう注意して話をするかなっていう風にやってるから。話して行くうちにそういうものどんどん出て来る人もいますからね。話せば話すほど、そうやって内側から。まあ、でも動作にも出てるけどね、暴力的な人っていうのは。だけどこれがその、子供においては難しいと思うんです、やっぱり。
鶴崎　教育ってなると難しそうですね。
川崎　そうです。本当に自分は迷惑を受けたっていうものしかないから、大人達から。原爆の映画をいっぱい見させられたりね。もう、そんな必要ないでしょうって思うからね（笑） それより遊ぶ方が大事ですから。

鶴崎　そういう価値観で語る人もあんまりいない気がする。その映画を見なきゃいけないとか、なってると思うんですけど。

抵抗

川崎　違和感を感じるっていうのは自分でないものとして抵抗を感じる訳だから、それを表出して言える事が大事だし、それを考える事が大事で、いや、みんなやってますからとか、そんなのは関係ない事なんですよ。とにかく嫌なんだから。嫌な事をされるっていう事なんだから。で、そこの中には自分は醜さをみる訳ですから、そういう事を言ってるだけの事なんです。それは嫌でもみんな学校行かされる。だけど、そういう嫌な気持ちが未だになぜ残ってるのかって言ったらやはり、おかしいと思うからでしょ。子供はもっと違う事をする時間が必要なのに、そういう事を見る時間なんて一つもないのに、見なきゃなんないのはそうさせちゃった大人でしょ？ 子供がそういうのを見る必要なんて、あるのかなあって子供ながらに思ったから。まだ自分は良かったんです。どうして考えたかって言ったら、小学校四年生のときに一年生の子も一緒にその映画を見るために体育館を暗くしてね、見たんです。で、女の子がそれを見て、気持ち悪くなっちゃった。気持ち悪くさせる映画を何で大人は見せるんだろうって思ったんです。原爆が良くないんだとかね、そんな事だけでは、あの、そういうこと言えないから、教育とか言われても。それよりも、もっと生き生きしてる方を見るっていう事の方が、そっちよりも大事だって事を私は感じるんですよ、今ある命を見るとか面白いねとか楽しい事だねっていう事を見て行く方が。前にも言ったけど、物事を肯定的にみるっていう事ですよね。怖い事もあるけど世界は楽しい事もいっぱいあるよっていう事をその時に知るっていう事の方が、大切だと思うんですよね。

鶴崎　体感として、生きてるものを見る方が効果があるっていう事ですよね。

川﨑　そうです。そういう事が出来るはずなのに、あえてそっちを教えるって事がよくわからないし、

鶴崎　ああ、わかってきました。整体の話だったんですね。

川﨑　そうです。整体の話でしょ、だって（笑）え〜（笑）でもほら、こうやって言われると、どんどんどんどん自分が問われて怖くなるでしょ？　だけどこういう事をしないと、本気になれないからね。でも、そういう思いをして、今でも雨露しのいで、いま殺さないとお金がないから誰か殺してお金取ってそれで食べて行こうかって真剣に悩んでる人もいるからさ、同じ人間の中にね。だから、どうするんだっていま聞いてるのは、あなたの中の暴力性はそういう人の暴力性の抑止になる可能性があるから。だから、いやあしょうがないですって言って貰いたくないし、真剣になって欲しいっていうのはそういう事で、どんどんこうやって詰めて、私これで指導してる方をもう何人も泣かせてます。怖くて泣いちゃう。だけどそうしないとならないような状態の人もいるんで、自分がやった事の中でも、知らないでやって、またやろうとしてる事が間違ってる可能性がある場合は、そういうこと聞かなきゃなんない事もあるからさ。

鶴崎　私は、でも怖くなるというか抵抗感が湧きます。

川﨑　そうですね。だからどうしてそれを言うかって言ったら、自分の中の抵抗がやっぱり刺激されるからなんですよ。結局これは私が私の中にある抵抗を見せてるだけだから、怖ーと思ったり、うわーってなるでしょ。でもこれはみんなの中にあるんですよ、一人一人の中に。それは共感

できるんです。で、出させてあげる事が大事なんです。別にあの、自分では望んでませんよ、やりたくもない事ですよ。だけど、仕事なんです。こういう生き方をしてるんですね。

鶴崎　なんか私のおばさんとか、凄いんですけど関わってき方が。私の歳ぐらいになるとシラーッとしてる人が多いじゃないですか。だから凄い、押して来るなあみたいな(笑)

川﨑　つまりそれはその、おばさんの中に押されてるものがたくさんあるんです。団塊の世代の人達はその前の人達からものすごく押されたんですね。戦争して帰って来た人達だから、それがもう、体の中にいっぱいある訳です。で、私たちはそういう人達からまた色んなものを押されてる訳です。で、またあなたの世代は違う世代に違う転嫁をする訳です。これはもうあの、自然にそうなって行っちゃう。だけど、なんせそういうものは伝わりやすいし、それでこう、脅かされてると感じる人の方が多いから。だからやはりそういうものを出す事によって、そんな事より今日焼きそばがうまかったとかって言う方が大事なこと(笑)

鶴崎　そんな事よりのそんなは何ですか?

川﨑　そんなっていうのは、そういういま存在してると言われている暴力的な世界です。そしてそれをこうやって脅して見せつける人達です。現実よりもあの、助長してね。自分はそこにいないのに。だから、そういう人達の事を見ない。常にこっちの生きてるって事が好奇心を刺激したり、あと、楽しくやって行けるって事の工夫の方に集中したいのに、常にそういう側で邪魔するって事がたくさんあるから。そんな事よりこんな事で大変なのよとかって言う訳ですから。ずかずかずか入って来ますから、そういう暴力って。

鶴崎　ツイッターとか、すごいですよね。

押されてるものがたくさんある

アジアの人達

国

川崎　（笑）その、今の人達の人との距離感の中の気持ち悪さっていうのは、きっともうちょっと続くと思うんだよね。だけどそれも多分、また次の人達が出て来たら、ちょっとまた違うのかもしれない。今の十代ぐらいの人達とか、あとアジアの人達、中国の人とかインドの人とか、もっとこう、ガガガガガーとやって来そうな感じがするから。力関係みたいなものがもっとアジアに昔みたいに移って来ると、変わって来るんじゃないかなあっていう気はするけどね。まだ今はほら、中国人が嫌いとかさ、韓国人嫌いとかってそういう啓蒙に乗せられてる宣伝が多いですけど、でもそういうものも全く飛び越えるくらいにまた中国の人とかインドの人も、いっぱいエネルギーみたいなもので増えちゃってるからさ。あと、アメリカだったら、メキシコの人達かな。南の人達がもの凄く強いですから、キューバとか。あとベトナムとかっていうのはアメリカと喧嘩して勝っちゃったんだから、凄いよね。その代償は大きいですけどね。だけど国が国としてやってく事っていうのは、住んでる人には関係ない事だからさ。だから例えば日本ていう国が中国に対して喧嘩売ったたって、関係ないからね。われわれは仲良くしてればいいんだからさ（笑）どこの人とも。

鶴崎　外国人の友達が欲しいです、今。

なくなる

2017・2

『ある』の最終話を、東京・水道橋にある、オルタナティブスペース「路地と人」にて収録しました。二〇一六年十一月六日におこなわれた〈冊子『ある』座談会　なくなる〉の記録です。
〈参加者〉A、B、C、D、E、F、G、H、I
〈会　場〉路地と人　http://rojitohito.exblog.jp
東京都千代田区神田三崎町二‐十五‐九　小暮ビル二階

鶴崎　えっと、『ある』は最初に川﨑さんから整体の本を一緒につくらないかというお話があって、三年間、冊子を月一で発行していってそれを最終的に本にまとめる予定で始めて、その三年がもうちょっとで終わるんですけど、いつもは私が川﨑さんちに行って、二人で話をして、それを録音して、最終的にご飯を食べさせて貰って帰るっていうのをここ二年半ぐらいずーっとやってたんですけど、こないだ十月に行って、帰ったあと何日かして川﨑さんから連絡があって、あなたとの対話はどうやら終わりましたから、もうあとは直接来て頂かなくても郵送でいいですからって言われて二人での対話が終わった、っていう出来事があって、で、これまで私の友達で川﨑さんの所に整体の指導を受けに行ってる人が何人かいたんですけど、その人達も結構、ある時になるともう来なくていいですって言われて。そういうの知ってたので、いつか来るだろうと思ってたんですけど。

全員　（笑）

鶴崎　川崎さんからみて終わらせた方が元気になるなと感じた時にそういう事をされるのかなって自分は思ってたので、何か、私にとっては今日のテーマの予習のような体験だったんです。

川崎　ああ、なるほどね。ありがとうございます。あ、何かこんな感じで始まっちゃいましたけど（笑）あの、出発点のこの『ある』を一緒に出すきっかけっていうのは、まずは鶴崎さんのお話を聞く機会がありまして。で、なんせあの、元気になるっていう所が私の仕事の主としてる所なんで。それで全くあの、深く考えない方なんですね。どちらかと言うとその場でどうするかっていうのを、とりあえずやってみようっていうのが仕事の中にあるもんですから。それで三年ていう私の中には大切な期間がありまして、三年間何か続けるっていう事の効果が自分の中にありましたもんで、三年後があるかどうかわからないけれど三年続けるっていう目標をポンと置いてみたっていう事なんですけど。そして結果的にあの、まあお元気になられたんで（笑）目的はどっちかって言うと冊子の方じゃなくて、お元気になってれば、そちらが大事なもんで、

鶴崎　何かそうだろうなって思ってました。

全員　（笑）

川崎　ただまああの、その後ですね、読んでくださる方とか、置いてくださる所とか、結果的にはちょっとした活動になって、あとここでこうお話をする機会が出て来たので、今日はそこの中でも「なくなる」っていうテーマを置かせて頂いたのは、なんせなくなるっていう事に対してのイ

元気になる

三年

メージがとってもこう、マイナスな感じが多いかなっていうのがあるんですけど、だけど整体の中だとなくなる感覚っていうのはもうちょっと明るい感じがあって、そういう所もお話が出来ればいいなと。あとは、みなさんの中にある感覚みたいなものも、ちょっとここで出して頂いて、お話して頂ければなあと。あとはあの、他の方の考えを聞くとこう、色々と刺激になりますんで、そういう所もいいかなと思います。今日はよろしくお願いします。

全員　よろしくお願いします。

川﨑　じゃあちょっとお話を始めたいんですけれど、ここの中でつくったり表現をなさってる方、ちょっと手を挙げて頂くと。……おお、凄い。そうすると、終わっちゃうっていうのは、作品をつくり上げた時が終わりかどうかっていう事があると思うんですけど、作品をつくって、終わっちゃったって思う事、ありますか？……シーン……（笑）あの、つまり、出して表現した時にそこで何をしたいかっていう所と、自分の中の生きてる進行形とが分離してますから、ここら辺に終わるとか、なくなるとかっていう問題がとっても関係あるんですね。それで、整体は生きてる人をみる仕事なんですけれど、その方の中の、どういう所で何をしたいかっていう欲求をよくみて行くんです。欲求っていうものは、例えば食欲とか、あと遊びに行きたいなあとかこういう欲求もあるんですけど、そうしたくないなあとか、やだなあとか、これも欲求なんですね。で、こういう欲っていうもの自体が終わる事にもやっぱり行程があって、終わっちゃった後の体の状態っていうのはね、実は凄くあの、大切なんです。ですから、先ほどの質問の中でみんながウーンってうなった時に、とりあえずみなさん終わってないという事ですね（笑）て事はここに来てる方みなさん生きてる人だなっていう風にみてます。生きているっていう状態が、まずはなくなるとか終わ

整体は生きてる人をみる仕事

欲求

るって事と対比してあるので、これも大切な点なんですけれど。あと、なくなるっていう事を最近実感して、一つは対談が終わっちゃったっていう事なんですけど、それはもう終わりだよって誰かに教えて貰う訳でもなく、あ、終わりだなってこう納得があって、で、その部分を出来るだけ逃がさないようにする。例えば人間関係の、この人と別れようかなとか(笑)自分では終わらせたいのに終われないとか、そういうような問題。こういうのも含めると、終わっちゃったよって、こう素直に体が終わらせてくれる事っていうのも大事なことで、納得して終わるっていう事ですね。納得して終わった後にこう、ぽかーっと空間が出来るんです。それまでの運動が終わっちゃいますからね。ここに凄くあの、力があって、整体の中では虚っていう言い方をします。虚っていうのは空虚の虚、漢字なので難しいですよね。最近あの、漢字がとってもね、難しくて、喋ってる分には漢字で喋ってる訳じゃないでしょ？だけど読むとき漢字がいっぱいあるでしょ？凄く疲れるんですよ(笑)老眼もあるかもしれないんですけど、で、この虚があの、気と関係があるんですね。で、私の仕事は実はちょっと胡散臭くてですね、気っていうものをちょっと扱ってます。ここまでで何か質問ありますか？

納得して終わる

虚

A　なくなってないっていうのが生きてるっておっしゃってたんですけど、でも生きてる間にそのなくなるっていうのが何回もあるっていう事なんですか？いくつか何かがあって一つがなくなるイメージなのか、それとも何か自分の中でこう一旦、全体的になくなるっていう状態があるのか、どっちなんだろうと思って、そこがわかんなくて。

川崎　らしいです(笑)あの、つまり、このなくなるっていう言葉の中からこれだけあの、複雑にお考えなんですね。それぐらいにあの、わかんない言葉っていう事です。

A　（笑）
川崎　それで、字で書くと、無っていう字なんで、もっとわかんない。何かこう集まってる感じでしょ、字がこう、ムニャニャニャって。だからあの、多分、意味的には漢民族しかわかんないんじゃないですか。中国語がわかんないとね。漢字って見てわかるように出来てるんだから、それが理解できる人だったら多分、どっから来てるか見てわかると。だけど多分、日本語ではあの、なくなるっていう表現になると全然違いますから、だからこの辺りで感じる感覚も少しお話できればとは思います。じゃあ無っていう言葉はちょっと置いといて、日本語の方で、なくなる。なくなるって所でちょっとイメージして頂いて、自分の中のなくなる。
B　はい。おじいちゃんとおばあちゃんが浮かんで来ました。ただやっぱり浮かぶって事はなくなってない感じが凄くしてしまって、人をなくすっていうのが、実はあんまりまだ実感した事ないのかなって最近ちょっと思っていて。でもあの、なくなるって言葉から、パッとすぐに、やっぱり人がなくなるっていうのを想像してしまうっていうのがあるんですけど。
川崎　なるほど。実感がいまいち湧かないっていう事は、周りでなくなった人をこう、見る事とか、そっから出て来る感情の変化みたいな事の経験があまりないって事ですか？
B　いやなんかこう、周りでお葬式とかやっていて、何回忌とかもやったりしてる感じって、何か違和感があると言うか（笑）
川崎　（笑）あ、わかった。それは、死んじゃった後に何かこうイベントがあって、なくなった事よりもそういうお祭り事みたいな事を覚えてる感覚っていう事かな？
B　はい。……なんか話してるうちにわかんなくなってきた。

無

川崎　いいです、あの、まとめる必要がないんで。これあの、いま話してでなくなる所から出て来る話だから、なくなったのにイベントが出て来たでしょ、お葬式っていうね。だからあの、面白いなと思ってちょっと聞いちゃうんですけど（笑）あの、すみませんね、悲しいって感じなきゃいけないはずなのに面白いって言っちゃてね。だけど、おじいちゃんおばあちゃんとか、身内の方がなくなったりっていう表現がとても実感があるっていうのは、一番まあ、なくなるって言葉を使う時に多いんでね。で、なくなるっていうよりもいなくなるっていう事じゃないかなと思うんで。いなくなるって、これ日本語ですよね。いるっていう事がなくなる訳だから、いなくなるっていう。そういう存在感がなくなるっていう、これは人との関係性がなくなるって事で、やっぱりちょっとこう、暗ーく、悲しい方になっちゃうんですけど、その部分も少しあの、見直したいなっていうのがあるんですね。なくなる、人がいなくなる事に対して自分の感情がどう動くかっていう所、ここを観察して貰えれば。ありがとうございます、どうぞ。

いなくなる

C　ええと、私は、なくなるを一番感じるのは、予定ですかね。何か出来事、約束とかなくなると、なくなったなあみたいな。

全員　（笑）

川崎　ああ、予定って言葉はまた難しい言葉だと思うんですね。予定ってあの、そうしようかなっていう辺りの事を言う事であって、確かに予定表ってこうあったりしますけど、本当は確実な事ではないですよね。だけどある方向づけをする上でこうしましょうねっていうものがある。だから現実ではないですね。だけどその予定がなくなった時に、それが残念な感じなのか、それともホッとする事なのか、それともちょっと違う気持ちなのか、いまの何か、ああ予定がなくなった

予定がなくなる

なっていう言い方がとってもしみじみしてたので（笑）どうかなと思ってちょっとお聞きするんですけど。

C　ああ、何かその、さっきのいなくなるという時には、ええと、むしろいる、例えば知ってる人がいなくなった時に、むしろいなくなるというよりかは、なんかいる感じが強くなると思う事がありまして、何かこうその人がいなくなった時から、自分の感覚がこう分岐するというか、いた時の自分と、いない時の自分みたいなものが、何か両方あるような感じがして、何かむしろだからある？って感じ、というイメージがあったりするんですけど。と比べますと、予定がなくなるのは、何か、分岐しかけたものがなくなったような、ちょっとわかんない（笑）

川﨑　（笑）今のいいですね。あの、実感がある言葉を自分から出そうとする時に、今は携帯があったりして、それでやりとりしてる会話がとっても多いもんだから、どうしてもご自分の言葉として直接伝えて頂くって所が、私はそちらの方で仕事をしてるもんで、そういう事に時間がかかっちゃう人が結構いて、だけどこっちはポンポンポンと聞くでしょ？こういう風にね。何だこの人は、って多分みんな思ってると思うんですけど、書いて表現する自分の事と、お話をした時にこう、あれ、何でこんなこと言っちゃったんだろうっていう、こっちの方がご自分の言葉だと思うんですね。だから、分岐って言い方もとっても面白いなと思って。自分が分岐してる訳だから、枝分かれしてる訳でしょ？だけど、その予定するっていう事と分岐するっていう事と、その手前になくなるっていう感じがある訳だから、何もなくなってないっていう事ですよね。つまり予定がなくなったという事さえも、あんまり関心がないんだと思う。

C　あー

分岐する

川崎　（笑）そういう事よりは違う事が起きたんだなっていう現象に対しての認識であって、物事がなくなっちゃったなあ、空っぽになっちゃったな、終わっちゃったなとは感じてないという事。それがどうしてかって言ったらこっからは私の予測ですよ、自分から約束を持ちかけたり、予定をつくってないからかもしれない。どなたかの予定に合わせてたらあんまりこういうのって関心が湧かない。でも逆に予定する側ですよ、問題は。こうしてこうしてこうして、ここまでにこれやろう、で、お願いする訳ですけど、それが何かのきっかけで、あ、電車が止まっちゃった、全部なくなっちゃう訳です。そしたらもう、やっぱりがっかりがありますよね。予定でものを考えてる人も多いですから。て事は予定でものを考えてない人もいるって事なんですけど。あの、普段は二人で話をしているんですが、鶴崎さん、今まで聞いてどうですか？

鶴崎　なんか分岐するとか予定がなくなるとかあんまり意識してないというか、へーって感じで。

川崎　（笑）ここにいま出た中でもなくなる事に対してみんな違う。で、なくなるって事をもう少し具体的にして行くと、あの、日本語の特徴が大きいんですよ。そこをちょっと私も使っていて、何が、を一切言ってないので。何が、を規定しちゃうと、もっと狭くなっちゃいますね。だけど、なくなるんですよって言ったらもう、ありとあらゆる自分の中でのなくなるをこう、総動員して考える訳だからその人の特徴がとってもわかる。なくなるってポッと言っただけでもみなさんの中の感受性が全然違う。感受性の違いを知って貰う事で理解して貰うっていう事ですね。じゃあちょっと、もうちょっと聞いて行こうかなと思います。なくなる。

D　私も予定がなくなるっていうのをポッと思って、自分はどういう理由でなくなるかっていう事も結構気になってしまうと言うか、それが電車が止まっちゃったっていう事なのか、そうじゃなくて誰かの意思でなくなる事になったのか、自分の意思なのか、でも自分の意思でなくならせる事があんまりないんですけど、その辺で、なくなったっていう事の出来事の意味が結構、色分けされちゃうなあって感じがします。

川崎　はい。なくならせるって言い方が出て来たんですけど、これは終わらせるに近い。で、自分で終わらせた事があるかないか。もう終わりにしましょう、それとも誰かに終わりましたよって言って欲しい、そういうものですか？

D　その、自分は結構、前向きな意思で、こう、先があって終わらせるっていう事はあんまりない。出来なかったとかはたくさんある（笑）

川崎　それはどちらかと言うと予定の話ですね。あの、予定通りに行かなかったっていう事が負担になる事があると思うんですけど、人と一緒に仕事をしてる場合は予定があるものなんで。会社とか、お勤め先の予定ってやつですね。ですからそこに、先の事を他の人に任せて委ねてる部分があるって事に対しての負担がちょっとあるんですよね。この辺りは予定というよりは、あの、予告とか、あとはもうちょっと強く感じる場合だったら脅迫とかね、そこまで感じる人もいるから（笑）あの、そうすると自分じゃ終わらせられない事なんだろうかしらとか、終われないんじゃないかなっていう風に捉えちゃう所も出て来ると思います。しかし！それさえもやはり自分が思い込んでる事が多いですから。で、ここまで話して、整体って、体をこうポキポキやったりする事じゃないのかしらとか思う方もいるかもしれませんけど、あの、内側に自立して自分の運動があるという風にみるのが私が学んでいってる整体で、つまり、本来みなさんの中に自立した働きがあって、自己調整能力がちゃんと埋まってる、という風に考えた上でお話してる訳ですね。

終わらせる

内側に自立して自分の運動がある

ですから、他の人からの予定なんて、くらいで当り前に思ってるくらいの（笑）とこなんです、実は。なぜなら、ここまでどうやっていらっしゃいましたか、みなさん。さすがにあの、駅員さんに聞いてね、ここがわからないんですって言うような人はあんまりいないと思うんで。て事は大人になれてて、そしてここまで歩けるっていう（笑）認識と、辿り着けるお金も持ってるので、そのこと自体が十分、自分で何か出来る能力をお持ちであるっていう風に考えていて、それぐらいシンプルに自分の事は自分で決められる。終わらせる事も出来るし、なくなってる自覚も持てるっていう事なんですね。『ある』をずうっと続けて来て、三年間の予定で春に終わるんですけど、これもやっぱり予定なんです。で、最初言ったように、元気になるっていう所からピンと来た予定であるから、まさかここまで続くと思ってないんです。

鶴崎　あ、じゃあなかなか元気にならなかったっていう事ですか？

全員　（笑）

川崎　それはねえ、一か八かとかではなくて、二元論じゃないんですよ。例えばあの、遠足行こう、とか言ってね、こう栞《しおり》つくってね、そんな感じなんです。栞見て、楽しいね、でもいい訳です。だけど実際には遠足でどこどこの山へ行くのにお菓子買ったり現実がついて来ますよね。で、何時に待ち合わせして、そこで分岐が（笑）起きるかもしれませんけど。で、一緒に目的地まで行けた。これは完了ですけど、だけど最初にポーンと、三年だって別に三年じゃなくてもいいかもしれないんですよ。五年でもいいし、十年でもいいし、一ヶ月でもいいです。だけど三年と置くと、三年て何かその人の中の働きが生まれる訳だから。結果的にはなくならずにここまで来て、で、もうわかんないけど元気になったらしいんで（笑）そうすると、適当でもいいっていう言い方

適当

は変ですけど適当である事が大事だって事ですね。その適当の具合っていうのはその人の体力なんです。ここはあの、一つだけ大事な点があります。自分がある程度、体のリズムみたいなものが元気である状態の予定というのは、大体はね、予定通りに行くんです。ところが自分が少し元気がないなあとか不調だなあっていう時の予定、これはね、なかなか上手く予定通りに行かない事が多い。つまり、予定通りっていう言葉も、体が丈夫であってある程度こう、安定した目線がある間には成り立つっていう事です。体力が出来ると、何かわかんないけどみなさんの中に自信が出来てるんですよ。まあ何とかなるだろう（笑）これです。何とかなるって実感がとってもある言葉でもあって、もう理由がない自信なんですけど、理由がない自信っていうのは先ほど言ったように、みなさん元から持ってるものだから、実は私はそちらをとっても信頼してるんですね。頭の働きじゃないです。体の中にある、何とかなるでしょうっていう、こういうちょっとした、あの、余裕のようなもの、ぽかーんとした感じ。こういうものが体の働きとしては、健康な状態に持って行く。健康っていう言葉は初めて使いますけど、あまりにも言葉が難しいんですよ、本当は。健っていう字と康っていう字。健やかっていうのと、あと広がって行くような意味があるんですよ。で、それが二つくっついて、また違う意味をつくるっていうのがあちらのつくり方だから、健康っていうのは、ある状態の事なんですね。で、それはいつでもそういう状態であるとか、それを目指しましょうっていう事じゃない。整体って言葉もそうで、一般的にいま普及してる言葉で言うとやはり整えるとか矯正、そういう風にみんな理解しちゃってますけど、元は、自立的な調整が勝手に起きて、整ってしまう状態の事を整体って言うんです。つまり何にも考えないでヘラヘラ機嫌がいい状態（笑）これが整体であるっていう言い方をします。この整体であるの「ある」

予定通りに行く

何とかなる

健康

自立的な調整が勝手に起きて整ってしまう状態の事を整体という

整体である

が『ある』なんですね。そういう状態が今、存在していて運動として起きていますよって言葉が「ある」っていう言葉です。それと同時に「ない」っていう言葉がある訳だから、ちょっとこんな風にあの、少し、体と言葉とものの状態を一致させて頂くっていう風に、あの、そこに面白さを感じて頂ければなと思って。

鶴崎　うん

川﨑　じゃあ、ここまででご質問とか、ちょっと興味がある事があったら。どうですか？

E　何かあの、ちょっと戻っちゃうんですけど、えっと、私もなくなると聞いた時に、人がなくなるっていうのを思って。で、たまたま昨日ちょっと、なくなった人にお花をあげに行ったので、さっき言っていた、そこにその人はいないんだけど、何かその人が住んでた場所だったり、あと、なくなった人の事を話す人がここにいるっていう事で、凄く、いるなあっていうのを感じて。で、その、体っていうものがあった時に、まあ、それってこう、見慣れちゃってて、いる感じが逆にわかんない。で、いない時の方がいるっていうのも、実感してしまって、それで、それって何かあんまり、悲しい感じがしないというか。

川﨑　そうですね、あの、存在感とかっていう言葉があって、あの、親密に近しい人との距離感ていうのがあまりにも当り前になってると、それがもう意識に上らないっていう事ですよね。だけど、それがなくなるとそういう所のでこぼこみたいなものがはっきりとわかって来る所があると思うんですね。て事は存在感ていうものは、その人がいるか、ていう事とは関係がないという事になっちゃう。で、これ面白いのは、その人の気っていうものが、とっても関係あるんですね。私の仕事上、まあはっきり言っちゃうとこうやってみなさんを見てますけど、運動で常に観察を

ある

人がなくなる

存在感

気

してるもんで、お名前をよく忘れちゃう。だけれど、その人の気としての運動は覚えてる。ああ、ここでこうしてこういう風に動いてその時にこんな話を、帰り自転車忘れないでねみたいな（笑）そういう運動動作とか会話の所からサーッと思い出せるっていうような記憶の仕方をしてるんですね。そうすると、その人であった事とかその人である事は、影響受けて反応がある人の中に生きてる状態がずっとあれば、なくなってはいないとも言えますね。意外とそういう存在感の人っていうのは多いんです。そういえばあの人どうしたかなとかプッとこう思い出すような人っていうのは、実は存在感の方に気を使っていて、自分が主張する方には気を使っていない。そういうあの、体の運動があるんですね。そういう意味では今のお話で、なくなるって事が少し存在の方に変わって来たから、じゃあ、なくなるって事もあんまりこう悲しいってこと以外にも、効果があるんじゃないかなと思って頂ければいいかなと。じゃあ、終わらせるって事も、効果があるかもしれないよね？（笑）つまりあの、ふだん関心がなくて続けてる事はどうですかっていう、次のお話です。ここからがあの、ちょっと整体の話で、自分の中の習慣を見直すっていうものの見方なんですけど、何か習慣お持ちですか？

習慣

F　意外と人間関係とかで、あの、何だろう、その人との関わりがあって、お互いこう、いい方向に向かっていた関係というのが、そういう内実がなくなっても、ずっと続いてるような。で、たまに、あ、なんかもう、そういう内実がないのに、このまま続いてるなあって思う事がありますね。あの、実感できる何かが何もないのに、関係が（笑）続いてるっていう（笑）

川崎　やべえ（笑）そうですね、それは習慣だと思います。あの、一番顕著なそういう習慣としては宗教がありますね。大ファンね。仏陀の大ファンとか、キリストの大ファンの人は、拝むで

宗教

しょ、毎日（笑）もう習慣化しちゃってますよね。だからこそ見直さないといけない。しかもさっきおっしゃってたみたいに、対象は何か別に（笑）実感がなくても続く訳だから、これは気をつけた方がいい可能性もありますね。いや、みんながそう言ってるからとか、みんなが通ってるからとか、考えないで続けてるものの中に、ちょっとそういう部分があるからね。そういうものがなくなってしまった時の自分っていうのはどうだろうかなっていう想像力。それもあの、体力があれば出来る事なんでちょっと取り組んで頂くと体が変わって来るんです、実は。これが整体のやり方なんで、どっかに通ってポキポキやる事とは全然違う活動ですね。ですから、お医者さん行って胃が痛いんで胃薬下さいとか、頭がおかしいんでお薬下さいとかね、対症療法はそうなんですけど、整体は治療とか一切やってなくて、その人の使ってない所もしくは全く関心を持ってない所が、本当に関心が持てない所ですか？って疑う所から、これを全部元気に繋げましょう、っていうやり方。つまり自分の中からそれを見つけて、使えるかどうかを試して、使ってってくださいって中に習慣があるんですよ。それが特に長い習慣であればあるほど怖いんです。あの、それが生き方ぐらいになっちゃうとね、尊敬する形になります。そこまで行くと、もうそれを認めて、元気の素になってますね、になるけどそうじゃない。何かやはり不具合起こしてるような事、これがとても今、東京で生活してる人の中には多くて、相談も多いもんですから、つまり偏り疲労っていう言い方をします。偏ってそこばっかり使っていて、そこ以外に全然関心が向かない体ですね。なので、そういう所をなくせないかなと。これも一つあります。で、もう一つ、運動であるっていう所から「なくなる」っていうのをみますから、自分の習慣をまずみて頂いて、観察して貰う。自分の生活習慣の中で、これはどうかなっていうものがあれば。

偏り疲労

パソコン

鶴崎　私、パソコンを見続けてしまうんですけど。
川﨑　（笑）ここ省略して言うと、私はパソコンが好きですって言ってるんですけれど（笑）何がじゃあ、その習慣をつけさせてるんですか？
鶴崎　一人暮らしになってから、テレビをつけっ放しにするようになったんですけど、ていうのは、人が喋ってる声を聞きたいからだと思うんですけど。何か寂しい。パソコンもずっと動いてるから、見ちゃうんだと思うんですけど。動いてるものを見たい。多分家族がいなくなったんですよ、一人で上京した時に。
川﨑　（笑）いいですね、ちゃんとそのまま言ってくれて。て事は、それまで動いてるものが常にある状態の中にいたって事で、ところが一人だと、帰って来たら朝のままカップ麺が置いてあんじゃん、って、こういう事ですよね。自分の動線以外に何も変わらないって事がとても寂しくなりますよね（笑）て事は、それによってなくなってる事に気がつく訳でしょ？　それを補うためにテレビがあって、今度はパソコンになってるっていう。今もその習慣は続いてますか？
鶴崎　続いてます。なんて無駄な時間を。動いてる気になってる。
川﨑　（笑）そうそうそう。そういう事としてそれを使ってる訳だから、無駄な事してる訳じゃないんです。て事は、それを必要にしちゃえばいいって事です。だから、熱烈にこう、お父さんお母さんに会いに行くとかさ、こうしてくれないかな〜って待ってるんじゃなくて、自分で会いに行く。そこでちゃんと、寂しいから会いに来たんだって言ってみる。恥ずかしいね、大人になってからじゃね（笑）だけどそれさえも自分がもし乗り越えるみたいにやれる事だったら、行動力で変える事は出来ます。頭の運動だけでは変えられません。だけど行動すればそれが一回変わります

行動力

から、やってみるって事はいいと思う。これを今日はつけないでおこうとか、これはね、その程度の事しか起きない。だけどその量よりももうちょっと違う量を与える。自分で自分のやってる事の加減を知らない人が多いです。習慣であるとそれがもっと激しい。つまり頭の中でずうっとそういう運動だけを起こしてるから。体が伴わないで歩いてる人たくさんいます。まあ都市部は多いですね。そういう運動を必要としてるような機械がパソコンなんです。つまり、常時接続っていうのがパソコンには必要だから。ですから、検索とか、物事の選択に時間をかけてるんだったら、もしかしたら無駄かもしれない。あの、そういう相談は結構受けます。子育てをしてるお母さんが多いんですけど、赤ちゃんに食べさせるもの何にしたらいいかまず検索。で、やってる間にお腹すいて目の前で泣くっていう状態なんですけど(笑)最終的にはしょうがないなんてコンビニで買ったチーズとかあげちゃう。子供のためと思ってるのは頭だけ。お腹すいてるかどうかわかるためには抱っこしないとわかんない。だけど今はどうしてもそういうもののおかげで、みなさん普段の生活の運動をね、少しそちらの方に、使われちゃってますから。使われちゃっていいのよっていう人ならいいです。例えば私、祖母の所に子供の時よく預けられて、祖母は寝る時にNHKのラジオ、必ず小さな音でつけて寝てました。一人暮らしは六十年ぐらいしてた人ですけどね。だから、それぐらいが自分の寂しさを紛らわすのにいいサイズなんでしょう。それはやはりあの、辞めなさいって言うような習慣ではないと思うんだけど。

G　私も、インターネットが好きなんですけど、でも今日、インターネットをずっと見てようかここに来ようか、ちょっと迷ってたから。

川﨑　(笑)よかった。

G　来たいっていう気持ちの方が強くて。でも基本、閉じこもってる事が多い。でも、うちにいて、気持ちも穏やか。でも今日はなんか、つまんないなあと思ったから、来たんですけど。なんかやりたい日。

川﨑　あら、すごい。て事はインターネットも飽きる事があるって事ですよね。まあ、そういう新しい媒体で生活してる人も多い訳だし、それはそれで、いいと思いますから。負担だなと思った時に考えればいいもの。タバコも、タバコが吸える人じゃないと吸えないですから。お酒も、お酒が呑める人しか呑めません。甘い物も、食べたい人しか食べられません。つまりそれが体として元々許容があるって事です。だけど許容を超えた時に、自分の体の変化がわかる。そういう風に習慣を思って頂くといいと思いますけど。ありますか？ そういう習慣。

H　まあ、ありますね。パソコンはないんですけどスマホで、頭がズキズキするまで。あと、映画とか借りるのも、五本とかいっぺんに見ちゃうとか、だから、ね。

川﨑　ねえって言われても（笑） 私も五本見てるように思われてる（笑）

H　だから、そういうのはよくない。あと、お菓子も、けっこう毎日スナック菓子食べてる。それも、二袋食べてる。だから、ちょっとおかしいな自分、とか思いながら、そういう所が。だから、よくわかりました。

川﨑　他の方から聞くと、ああそういう事ってみんなにもあるんだなって思えますか？

H　そうだな、なんか、色々その都度こう、……え、なんだったんだっけ、他の人が……、

川﨑　（笑）面白い。いま思い出しましたね。あの、いま話をしている間に自分の中の動作を顧みてたんですね。で、それをご自分の中で考えてる間に、私から何を質問されたか忘れてしまっ

たんです。これもその人がどうやってものを考えてるかっていうあの、刺激の入り方が違うもんで、物事の理解が視覚から入るんですね。だから目の前に何か違うものが入っちゃうと、忘れちゃう。で、これが飽きやすいって事と関係があるんです。

H　ああ……

川崎　だから先ほどお話したみたいに、あの、それをやればいいんです。視覚的な刺激が好きなんだから、自分の仕事もそういう事に合わせて行く。何か注視してものを見るんじゃなくて、パッパッパッパッてものを見るような運動を体が好んでるんだったらそれに近い運動をしていけばいい。そうすると、あの、それこそ飽きて初めて、自分がそういう事が必要かどうかがわかる。そこまで運動を続けてみるっていうのはいいと思います。このチョコ食べたいなあ。だけど高いなあ、お金もないしなあ。じゃあこっちのあんぱん二個にしようっていうのは全然帳消しにならなくて（笑）もっと言うと、こっちのあんぱん三個にしましょうよなんて言うと、もっとこっちの一個のチョコの事が残っちゃってね。それで、いざ食べていいわよって出された時いっぱい食べちゃうって事が起きるんです。これがやはり運動抑制と、頭と体の関係がとってもわかりやすく出て来る事。だからあの、つまんないって事が大事だし、つまるっていう事、それが人間には大切な事ですから、困らないとなんないって事ね。困る必要がないくらいやはりみなさん暇なんで（笑）でも本当はみんな暇じゃないんですよ。ちょっと話が戻りますけど、いつかはなくなります。逆算できますから。せいぜい生きても、百年とか、ぐらいです。そう思って頂くとね、実はそんなに暇でもないかもしれない。先ほどのお話でもありましたけど、なくなった方の使ってたものとか残ってて、その環境みたいなものを感じる事が出来るとしたらば、自分はどうかと。自分が今日ね、

飽きる

困らないとなんない

いなくなっちゃったら、あの（笑）家にカップ麺置きっ放しだし（笑）支払いもそのままだしね、そう思うと、ちょっとこれも見直せる。自分がいなくなったらどうだろうなって考える事は、私はいい事だと思います。肯定してものをみる見方だと思っているんです。そろそろ、って事ですね。そうするとね、色々違うものがみえて来るんですね。

鶴崎　ふーん

川﨑　それからもうちょっとお話すると、今月来月とどんどんみんなこう追い込まれるような感覚になって来ます。なぜなら年末だから（笑）そういう時ほど、みんなと同じようにはならないで、ゆっくりゆっくり生活する。じっくり一日単位でものをみるっていう風に運動を変えて行くんです。そうすると、全く自分と違う時間ていう流れが感じられるようになります。一人一人の時間、先ほどお話したように、なくなってっちゃうものですよね。だけど社会の時間なんて、あの、例えばおじさんが一本杉の木植えて、とれるのは百五十年後ぐらい、とかいう事なんてざらにある事で（笑）合わす必要がないんです。だけど、みんなはそうしなきゃそうしなきゃって言い合ってそこに一生懸命になってる、そういう部分があるから、自分一人の時間をまず認識できるようになる所からそういうズレはちょっとずつ調整が出来るようになる。まずは一日単位でものをみる練習をするんですね。一日って結構たっぷりあるんですよ、二十四時間。それがどうしてもほら、予定表って紙になると（笑）あと数字に変えられちゃってるから。ないですから、本当はそんなものは。お日様が昇った辺りが朝、らしいです。だって、農家さん行ったら四時ぐらいで朝だから、お日様昇ってなくたって朝で仕事してる人いますからね。そうかと思えばもう七時ぐらいに寝る人もいるんです。夜だからっていう理由で（笑）だから、これみんな一人一人違うんだから、

自分がいなくなったらどうだろうなって考える

一日単位でものをみる

社会の時間

まず自分一人の一日分の許容を超えてるかどうかからコツコツ自分の時間を見直すと。それと、仕事をしている間の運動、社会的な時間ですね。お正月だって言ったらみんなお正月だからさ（笑）だから、自分では変えられない働きと自分で変えられる時間の運動、二つあると思ってください。これにまず気がつかないんです。こっからもう、ぐちゃぐちゃになってる人多いから。

鶴崎　母親が合わせなさいって、社会の時間に。こないだも年金だけは払うように、払わないとどうなるか調べてみてくださいって。

川﨑　（笑）それはね、自分が年金払ってるから悔しいからね。だから、ああ悔しいんだなあと思って。でも悔しい事と自分は関係ないなあって、こう思っとかないとね。あの、そういう事はとっても多いです。だからそうすると大事なのは一人分。大人になれてるんだから、生きてるんだったらまあこれで十分です。そしたらあとは、自分の範囲でやれる事を見つけて行く。自分のペースは自分でつくって行く。やっぱりカタツムリにこんなになりなさいとか無理でしょ？カタツムリなりの身の守り方がある。こういう部分ていうのを観察して、自分のリズムがわかって来れば、社会に合わせる事も出来ます。だけど、自分のリズムが合わないのに社会に合わせましょうっていうのは、言われた通りにやれる人には出来る事ですけど、それがちょっと苦しいなあと思う人は、わからない所から始める以外にないですから、わからない所からやります、それで大丈夫です。自分のペースに気づく機会は、困るって事を経験すると意外と早く来る。あとは、どうしようもない事だったり、他動的なものの方が負担が大きいから学べます。人間、自分には甘いんで。ですから（笑）嫌だな嫌だなって思ってるだけじゃなくて、どうすればいいかっていう風に、工夫する事。それが必ずあの、出来るものです。なぜそう言えるかって言うと、今のこの年

自分では変えられない働きと自分で変えられる時間の運動、二つある

年金

自分のペース

工夫する

齢までみなさん生きてるからです。適応して対応して来てるからここで生きてるんだから、その体力が次の翌年、もっとちっちゃい範囲だったら一日単位で生きてるっていう事。で、一日単位で生きてるっていう事は、整体だと一日ごとに死んでってますよっていう意味です。死ぬ事も成長ですから、これをやはりもう少し肯定的にみて頂くと、なくなる事も怖がらずに済むし、その後もあるんだと思って、あとやっとかなきゃって思ってる事があればやって頂いて困って頂く方が、まだ(笑)面白いかなあと思う。私自身は体を壊して整体に入ったので、それまで本当にあの、おうちから出られなかったりとかあるんです。半年ぐらい寝込んでたりとかね。だけれどそれも壊さないとわからなかったっていう事もあります。失敗っていうのもそうだし、間違えるって事も大事だし、あと忘れるっていうのも大事です。Iさんがね、よく忘れものするっていうお話を聞きましたけど、忘れるって事はあの、そんな必要じゃないって事なんですよ。

忘れる

I　お財布なんですけど。

川﨑　(笑)だからやはりお財布を忘れるっていうのは、あの、出て来るんです、大切なのは。だけど、中に何かね、もう嫌で我慢して働いてるお金だったら出て来ない時もあります。面白いです。がっかりして辞めようって思ったりするんです。だからお金さえもそうなんですよ。いくら働いても、お金の方が、この人、私嫌ってんなーと思ったらやっぱり行っちゃうもので。私あの、田舎から東京出て来た時に、あまりにもこう色んなものがいっぱいあってね、キラキラして、十八だったんですけど。で、買ったばかりの自転車に乗って買い物行こうと思って、ちょっと傘置いた隙に自分のバッグも置いてて、もうお上りさんだから、いきなり東京出たその日に、中に入ったお金とか、持って来たもの全部取られちゃいました。そして母親に盗られちゃったって言っ

たら、新しい生活が始まったねって、

全員　（笑）

川崎　言われましたから（笑）まあ不思議な事にそれまでにアルバイト先も決まってたし家賃も入れてたんです。て事は一ヶ月は何とかなる訳だから、貯金がないだけでね（笑）だからやはりあの、切り替わる時っていうのは何かそういうものがちゃんと後押ししてくれるもので、困ってると思ってる事も実は、後押ししてくれてる可能性があるかもしれないので、悪い事ばかり私に起こるっていう発想もちょっと、見直す必要がある時があります。だからこそ困って頂きたいし、困る事で元気になる可能性があるので、丈夫になるっていう言い方をします。丈夫っていうのは大丈夫っていう言葉があります。丈夫の大きいやつ。あの（笑）そんな感じですね。じゃあこちらからお話する事はここまでです。ありがとうございます。

全員　ありがとうございました。

丈夫になる

大丈夫

あとがき――――――川﨑智子

あとがきというはじまり

またね、ということばが好きだ。

いつでもまたあえる、さよならもふくめて。


私にとっての本は出会いである。

野口晴哉、という人との出会いも本を通してのものだ。

出会ってから十四年、その存在は少しずつだが体の中に親しみを超えた寄り処となって消化されてしまった。

鶴崎さんとの対話から私が感じる整体の方向は偏っているやもしれない。

しかし、縁り処は相も変わらずクスッと笑って背中を向けて少し前を歩んでいる。

かすかな記憶では、その背中を以前の私はもっと身近にあこがれをもって追いかけていた。

別離が起きた後も、きっと出会えると心酔して旅立った。

またね、は暗号だ。

暗号の解ける日を愉しみにしながら、新しい出会いを待っている。

あとがき――――――鶴崎いづみ

川﨑さんと出会ったのは確か九年前ぐらいだっただろうか。友人に誘われて川﨑さんのワークショップに参加したその日、私の目をじいっと見て、「左目が悪い」と、まさにその通りの事を言われ、なになに面白い！何でわかるんだろう？と思ったのが最初。そこから、たまに思い出しては伺い、体をみて貰ったり、チラシの制作を頼まれたり、そんな事が続いているうちに、本をつくる事になってしまった。

私も川﨑さんもあまり本を読まない。本づくりの話をしながら、本を読まない人が何でつくってるのかな、つくってもいいのかなあ、と、度々笑いながら顔を見合わせる事があった。

私はある時期からあまり本を読まなくなった。読みたくて読む、という事を越えて、読まなければと思って読む、という事を繰り返していたのかもしれない。言葉や概念をいくら目にしても、自分の体感が追いつかない感覚の方が大きく、ただ情報だけを入れ込んで、実態のない量だけが増えて行った。もう何も食べたくない！そんな感覚に陥っていた。好奇心も動きもなくなって、ピタッと止まってしまったような私の体に、川﨑さんの話は直に触れて来るようで、水がしみ込むように染み、腑に落ちて面白く感じられ、もっと聞きたいと思った。面白く感じられるということ自体がただ面白かった。

聞こえる言葉を三年間集め続けた。それを束ねたらこの本が出来た。川﨑さんは、あなたが喋らせているんだと言う。だとしたら、川﨑さんは私に聞かせるよう仕向けていたのかもしれない。聞いて、聞いて、喋らせて、喋って、これだけの量の言葉が出て来た。削って削ってを繰り返しているから、実際はもっとある。出し尽くした分だけ空っぽになった今、このすっからかんになった体で、さて、私たち、これからどんな動きが出て来るだろう。

・・・後日談・・・

鶴崎　いま編集を進めていて、かなりの文字量になってるのでどこを削ろうかな、となった時に、川崎さんの中でちょっと変わって来ている部分があると。

川崎　そうなんですよね。その、今の実感とその時の実感は違うのは当たり前なんだけど、どうしても進行形というものの見方をしてしまうと、この時よりはこうなってるよねっていう考え方に陥りやすいんですよ。そうじゃなくて、ただ変わっただけなんですよ。意識がその時とね。で、変えてくれたものがあったって事だから。

鶴崎　はい。

川崎　『ある』は、一つは気に関して私が自分の実感があるところからお話を鶴崎さんに聞いて貰ったというう事と、あとは、ピンとあなたが来たところからお題を貰って話した事が多いですよね。あとは社会問題っていう風に捉えて読んでくださってる、思想とか哲学みたいなものを感じるっていうご感想も多かったんですけど、

鶴崎　はい。

川崎　それは、自分の問題が言語に関わる事で、その、言語じゃない事を感じようっていうところから出発してるんですけど、いま既にあるものを自分なりに理解して、自分なりの言葉としてフィットしてるかどうかを探りながら出した結果がきっと、ちょっと本質的な感じになるからだと思うんです。本質的っていうのは、つまり、感じてわかってしまう事なんですね。

鶴崎　うんうん。

川崎　これは直感的っていうふうにも言えるけれど、勘という言い方のほうがいいと思う。その、勘がはたらくんです。勘ていうものをはたらかせていくと勘の精度が上がるんですね。勘は鍛えられる。あの、女の人は勘が鋭いって言うでしょ。ピンとくる。別に考えなくても、パッと感じて、それを言ってしまえる。そのの必要があるからです。だから、本質的な事と、勘が

関係ある。で、勘ていうのは日本の言葉です。それをパッと見ただけでわかっちゃう事だからさ、わかったって事にあとは理由をつけるだけなんで、感覚的なところから、思考のほうに落とし込む感じなんだと思う。

鶴崎　『ある』のお題の出し方とかがもう勘でしかないところがありますよね。

川崎　そうですね。元々二人の会話が、九種傾向で話をするという事と、もうひとつは、見えないところを見ようとする、見てしまう。見えてしまうっていうところがあるんですよね。感じてしまった事を言うか言わないかだけだと思うんですよね。でもまあこの作用は、画家とか、芸術家の人、音楽家の人と同じだと思います。例えばあの、音を聞くと、音っていうものの中から考え方がわかる、とかね、絵を見たらその筆致の中に、その人の思想とか考え方がわかるっていうものが勘ていうものだと思うんですね。これはあの、技術と全然違うっていう事です。技術は常に目の前にある事をいじって変える事なんですけど、勘においては、過去も関係ないし、未来も関係ない。何かわからないんですけどわかっちゃう訳でしょ。でもこれってあの、そういう事実があると思うんですよね。体の中でわかってるんですよ。そしてちょっと先の事もわかってるっていう事ですね。いま見てるその人がどうなるかがわかるっていう能力だから、けっこうおもしろい能力だよね。

鶴崎　なんかわかってきました。なんて言うんですか、気の話とかをした時に、なんですか、あ、なんかわからなくなってきた。

川崎　今のは感じた事を考えようとしたらそうやってわからなくなるんですよ。

鶴崎　そうなんですよね。……だから勘の話も途中でしてたじゃないですか、頭で考えなくてもわかるんですよねっていう話をしたり、本当はわかる能力があるんだけど、今はみんな科学を信じてるからわかんなくなっちゃってるんだけど、たとえば愉気はみんな能力として持ってて、あるものとして言うと胡散臭いみたいな見方が一般的だからそうなっちゃうけど本当はあるんだよっていう。あと才能の話だったたか、タンポポさんの綿毛が着地してそこがどういう環境でどういう風になるかある程度決まっちゃうっていう。その辺とリンクする話でしたね、今の。

川崎　もうあの、そうなんです。環境問題としても捉えていいと思うんですよ。勘においては、わかってるって事が体にある訳です。それをスッと多分、統合して目の前にポンと置いてくれるものがやっぱり機能としてあるんじゃないかなあ。で、それに言語がつくかどうかは後だと思うんですよ。言わなくてもわかってるねっていうのがもう、あるからさ。そしたらあの、勘においてわかっちゃう事があったら頭は使わなくなりますね。考えないでも生きているんです、みんな。

鶴崎　うん

川崎　どうしてそう言えるかって言ったら、例えばクラゲはどうしてそうやって動いてるかはクラゲ自身知らないでしょ。なんで動いてんのって言われたら、頭があるかどうかっていうのは関係ない事で、動けたらいいが先だと思うし、動くために勘があるんだと思う。で、人間は動いている生き物だから動いてる間は勘がはたらくと。で、人間は特に手なんですよ。

鶴崎　ふーん

川崎　手にそれが集中してると。だから手から触れて。それで面白いのは、ちょっと愉気の話をさせていただきたいなと思います。あの、愉気はみんな出来るんですってところまでは話をしたと思うんです。

鶴崎　はい。

川崎　だけれども、愉気自体は運動だと捉えてるので、愉気をおこなってる人の体の中の愉気の運動っていうのは、ずうっと変わって行くんですね。愉気運動が変えてってるんですよ。愉気の動力を起こしちゃったら勝手に愉気運動が起きてくるって事ですね。

鶴崎　うん

川崎　そしてその人が愉気に素直な体だったら愉気に従って生活する感じになります。それは活元運動っていう言い方もしますけれど、あの、絵を描く人だったら絵を描いてるんじゃなくて絵が描かせるっていう言い方しますから、そういう事と同じだと思うんです。だから愉気も動かしてれば愉気が人を動かして行くと。そしてそれが波及して行く運動になると。あとは愉気にも美しさがあるんですよ。美しい愉気っていうのがあって、それが感じられると本当に嬉しい。

鶴崎　うーん

川崎　で、さっき言った直感なんですけど、そういう事も含めて体がわかりたいと思ってたらきっと、そういうところに連れてってくれるんじゃないかな。勘は連れてって貰えるもんだと思う。あの、ピーンと来たっていうような言い方をしますけど、そうじゃない。なんて言ったらいいか……うーん……アジアの考え方で、一つ言ったら十わかるとか、そんな言い方ですよね。あの、一つふうっと思ったら全てがわかる感じです。全てっていうのは多分、頭の先から足の裏まで体全部でパッて感じて、それっきりでいいっていう感じかなあ。そんな体の使い方をして貰うと、そんな体の使い方をしてる人が目に入ると思うんですけど。愉気の質がどんどんそうやって変わって来ると、うーん……もう気はあんまり関係がなくなって来たり、気の質も、あの、考えなくなったり感じなくなったりして来ます。それで『ある』をつくったその後、ちょっとあの、私自身の体を壊しまして、

鶴崎　うん、

川崎　神経を壊して、まあそれは元々神経を何度も壊す方なんで、壊れた時に、今までだったら回復するって事がね、ありがたいなあと言えてたんだけど、そうじゃないって事なんですよね。あの、愉気していってる人、気を通してってる体の人は、回復しなくてもいいし、あと、どんな人もその状態で生きている事だけを認めるっていうような生き方になります。それは何かしようとしなくてもいいっていうような考え方に近くて、あの、そういう風になってくる。

鶴崎　『ある』は対話自体は三年前ぐらいに終わってその後一年かけて本をつくって、その後にちょっと話した時に、あの頃はまだ言いたい事があったんですけど最近もうないんですよね〜って言ってましたよね。

川崎　そうそうそうそうそう

鶴崎　そんなふうに変わってきてるっていう事ですよね？

川崎　そうです。全くその、そういう事に関心がなくなっちゃうんですよね。あの、自分の仕事はそうやって生きていく事なんだと思ってたんですね。つまり整体を仕事だと感じてたんですけど、今は、それよりも命の方に関心があるし、自分が体を壊した結果、何が自分を助けてくれたかって言ったら、命の働きが助けてくれたっていう風に感じられるんですね。体力が助けたとか整体を知ってたからとか、そういう事じゃなくて、心から疲れたりしんどかったりした時に起こる運動が、その人を苦しい状態にしているにも関わらず生きてる状態を維持してるって事です。

鶴崎　うーん

川崎　つまり体が生きる事を応援するっていう意味で命があると。生きるっていう事がもうすでに運動であるから、自覚があるなしも関係ない。なぜなら寝たきりの人でもいっぱい生きてる人がいて、生きてるっていう運動を支えてるのは生きようっていう働きを何かがさせてるような命の手伝いがあると思ってて、それは、意思は関係ないって事です。

鶴崎　うーん

川崎　それの逆は多いんですよね。死にたいって思う人いっぱいいるんだから。でも私それもう、あの、関心ないんです。それよりは、命がなにかわからなくても、働かせてるものが、動いてるなあーって事が感じられるだけでいいっていうか（笑）まあ具体的に言うと過呼吸発作みたいなものを起こして救急車で運ばれたんですけど、発作痙攣を起こして今まで経験をした事がない運動を実感しながら同時に、これで死にはしないよねっていうものが頭の中からサーッと出て来たから。それを感じさせてるのは痙攣なんですよ。これがもうあの、頭じゃさっぱりわかんない事です。だけど、生きようとしてるから発作がある訳で、びっくりしましたね。体がその後ガラッと変わったし、頭の中身も変わったし、価値観もやっぱり変わりましたね。命を一切邪魔しない生き方。それ以外にあの、何にもない。命に対して失礼なこと自体ね。それはもう今の方が自信があるよね。命に失礼な人には間違ってますって、確実に言うようになりましたね。それまでは、失礼に感じていてもそれはその人と共有できないとさっさと諦めてた。だけど自分がそんな壊し方をした時にそんなこと言ってらんないじゃん、しんどいんだからさ。そのウワーッて出てきてる運動をみると、うんと……もう、……うーん、今みたいに全く言語が出て来なくなります。

鶴崎　ふーん

川崎　つまりその領域は言語化できないんだと思うんだけど、じゃあこれを直感を使ってね、この頭の中の言語化できない状態って何かって探るとしますね、……体の中の抑止っていう言葉が感じられました。だから、生きてるっていう事を抑制するものに対して今までならそういうところから離れようと自分では思ってたんですけど、抑止してるっていう事を、うーん、受け入れるっていう事かなあ。いろんな事の抵抗も受け入れちゃう。意味があるとかないとかっていうところからも、ちょっと、関心がなくなっちゃって。意味あるよねー、とか、あと意味ないよねーとか言うじゃない、みんな。意味ってなんだーってなんとなく感じてて、気って意味がないんですよ、全く。だけど実感はすごくあるものなんですね。愉気も、今のような状態にさせちゃってるようなところがあって、前なら虚っていう表現をしてました。今はそれもないですね。じゃあ実かって言ったらそれもないんですね。じゃあなんだって言われたら、うーんと、意味がなくて、価値もなくて、つまりなんていうか、前は間違えてるか間違えてないもあったけれど、それもなくて、

鶴崎　（笑）

川崎　とにかく、最後になくなる事で終わりましたけど、なくなるって事もない。これは、絶対無っていう言葉になります。

鶴崎　絶対無……

川崎　うん。絶対無って何かってなるでしょ？（笑）もうあの、ここがたぶん、あの、気についての終着点だと思います。つまり言葉に出来ないところが絶対無っていう言葉かなあ。そうすると、「ある」っていう名前をつけて、五年の経過の後に起きて来たのは、終わりもしないって事なんですよね（笑）

鶴崎　全然わからないんですが、なんだかとんでもない話になってきましたね。

川崎　そうすると終わりもないって事は始まりもしないんですよ。で、終わりもしないし始まりもしないような事ってなんだ？ってなる訳ね。で、そこの部分に言葉が今のところないんです。それでその、なんだろうっていま思ってます。言語化できなくてもいいよって言われちゃったから、前は気はわからないからいいよって事だったんですね。ところがわかるわからないも、もういらないんですよね。そしたらあの、多分最後は愉気っていうのは、うーん……他のものに変わるんだろうなあって、愉気という存在じゃなくなるんだろうなあって、今のところはそう直感しました。愉気が変わった先もまだ言葉がない。愉気までは、今までの人が考えた言葉としてあって、最初はあの、気を送るっていう意味で輸入の輸っていう字と気という字を使って輸気だったんだけど、それを感じた野口晴哉さんはそれを愉しい気に変えちゃったんです。愉しい気持ち。ワクワクする、あとは、明るくなる、そういう気の質に変えたんです。

鶴崎　ふーん

川崎　輸出とか輸入の輸で書かれた輸気をその前の人は使ってて、それはあくまで送る事が目的の気なんですけど、野口先生が使ったそれは、おこなう側も受ける側もなんだか本当にこう、嬉しくなる、そういう言葉が愉気に加わったんですけど、だけど次は、違うんですよ。そういう風に変わってってるから、これはあの、

鶴崎　変わってってるっていうのは、今の人たちが感じるものが変わってってるって話ですか？川崎さんだけじゃなく、今の人たちの感覚が変わって来てるよっていう話を今してるんですか？

川崎　そうですそうです、そういう風に今、私なんにも言ってないのに、あなたはそう、

鶴崎　ピンときた(笑)

川崎　ピンというか、フワーッと伝わったでしょ？そういう事だから、言葉っていうのはその人の言葉でものを考えて行けばこうやってもう既に体の中にある事

に、的確な言語が出て来るはずなんです。

鶴崎　うんうんうん

川崎　こういう運動してるかどうかって事です。そうしないと例えば一つ言うと、それって誰々が言った言葉だよねって、まったく違うふうにその言葉を捉える人にとっては無効化しちゃうんですよ。だから、その人の言葉は何がそういうふうに使わせているか、その働きが大事だっていうのはコミュニケーションしてないとわからない。まあ、メールとかでも伝わるでしょうけど、それでも会って話をする事とはもう全く違うから。振動で相手に伝えてる訳でしょ、言語をね。これがもうあの全然違う事だから。

鶴崎　うん。

川崎　これがだから本とかになって文章で入るって事も全く違うふうに入って行く訳だから、本になるっていう事は、そこの中にもやはりあの、独特に本の中に時間があるんですよ。

鶴崎　うん

川崎　自分が今までどういう本を読んで来たか振り返ると、無意識に見つけて行って、関心があるんだけれども、読んでみたら全くわからなかったと思って、ポイと捨てちゃったりもする訳です。だけど！これが体の中に入っちゃってて、十年後二十年後に出て来る訳ですよ。今だってこう、ウーって一生懸命体の中から探してくと、どこまで行くかって言ったらあの、私が八歳ぐらいの時に読んだものですね。四十年前です。もうその時は何にも考えないでただ、字を追いかけてた本なんですよ。だけど今、八歳の時に読んでいる自分をもう一回体の中で感じ取ると、どこを見ようとしてたのかっていうその八歳の感覚がいま私の中にある訳だから、そうするとわかって来るものがあるんですよ。それで私にとっては本は、こっちの要求とか向こうの何か訴えじゃなくて、お互いに扉を引っ張り合ってる感じがする。

鶴崎　ふ〜ん

川崎　向こう側にも誰かいるんですよ。だから私が扉を開こうとすると、向こう側からも引っ張ってるものがあるんですね。で、私のほうがそれに対して何か伝えたいと思うと、扉が向こう側に、本の中に入って行くと。だけど本の側から要求があると向こうから開いて来て、何か言って来るんですよね。これが面白い。そうなるとこの感覚ってもう言語じゃなくてただ伝わって来るものに後から言語を乗っけて行けば紙に書けるような事なのかなあ。で、この感じってやっぱり私たちのテーマの中に物語がありますよね。それがそういう事なんじゃないかな。物語っていうのは、あの、本になる前からずっとあるから。

鶴崎　「ある」ですね。あ、なんかまたほとんど川崎さんの独演になってしまった(笑)

川崎　今そういう状態なんですよ。もうあの、体の中に聞こうっていうような運動が起きちゃって、そっちから引っ張られるとブワーッて出てくる。だってなぜかって言ったら今、鶴崎さんが一生懸命聞いてるからなんですよ。

鶴崎　なんか、そうなっちゃうんですよ(笑)『ある』を読んだいろんな人に、禅問答みたいだねとか、ふーんしか言ってないねとか言われて(笑)

川崎　これが、ある人にとってはすごくね、刺激されるみたいですよ。

鶴崎　はあ〜

川崎　あのつまり、やりとりしたい、自分をふーん側にしたくない。

鶴崎　あー、なるほど。そういう運動が起こるっていう、

川崎　(笑)そう。だから、ふーんて言うよねとか、それしか言ってないよねって言われるとしたら、そういう人ほどその人の中になんかあるんですよ、言いたい事が。

鶴崎　ああ、なるほどー

(二〇一九年二月二日　高尾の川崎の自宅にて収録)

ま

や

ら

わ

た

な

は

さ

索引

あ

か

著者略歴

川﨑 智子〈かわさき・ともこ〉1970年5月5日宮崎県生まれ。不調をきっかけに出会った野口整体により体の全感覚が一致した自覚が生まれ、自由になる。気を独学。2005年より整体活動開始。整体指導者として、「と整体」を主宰。

鶴崎 いづみ〈つるさき・いづみ〉1982年7月8日福岡県生まれ。ものごとをとらえなおす試みをおこなっている。2013年1月よりオルタナティブスペース「路地と人」の運営に加わる。2014年4月より観察と編集を基礎として主に出版をおこなう試み「観察と編集」を始める。

※『整体対話読本　ある』は、2017年に「観察と編集」から100部限定で刊行されたものを下敷きにしています。

*

［関連本］

整体活用	川﨑・鶴崎・江頭『整体対話読本　お金の話』
	川﨑智子『整体対話読本　こどもと整体』
整体独学	川﨑智子『整体覚書　道順』『整体覚書　道程』
整体体操	川﨑智子・鶴崎いづみ『体操をつくる』

整体対話読本　ある

川﨑智子・鶴崎いづみ　著

2019年10月19日　初版第1刷発行
2024年 4 月30日　初版第3刷発行

発行所　合同会社土曜社
135-0062
東京都江東区東雲 1-1-16-911
doyosha.jimdo.com

用紙　王子製紙・日本製紙
印刷　日本ハイコム
製本　加藤製本

ISBN978-4-86763-026-6　C0047
落丁・乱丁本は交換いたします

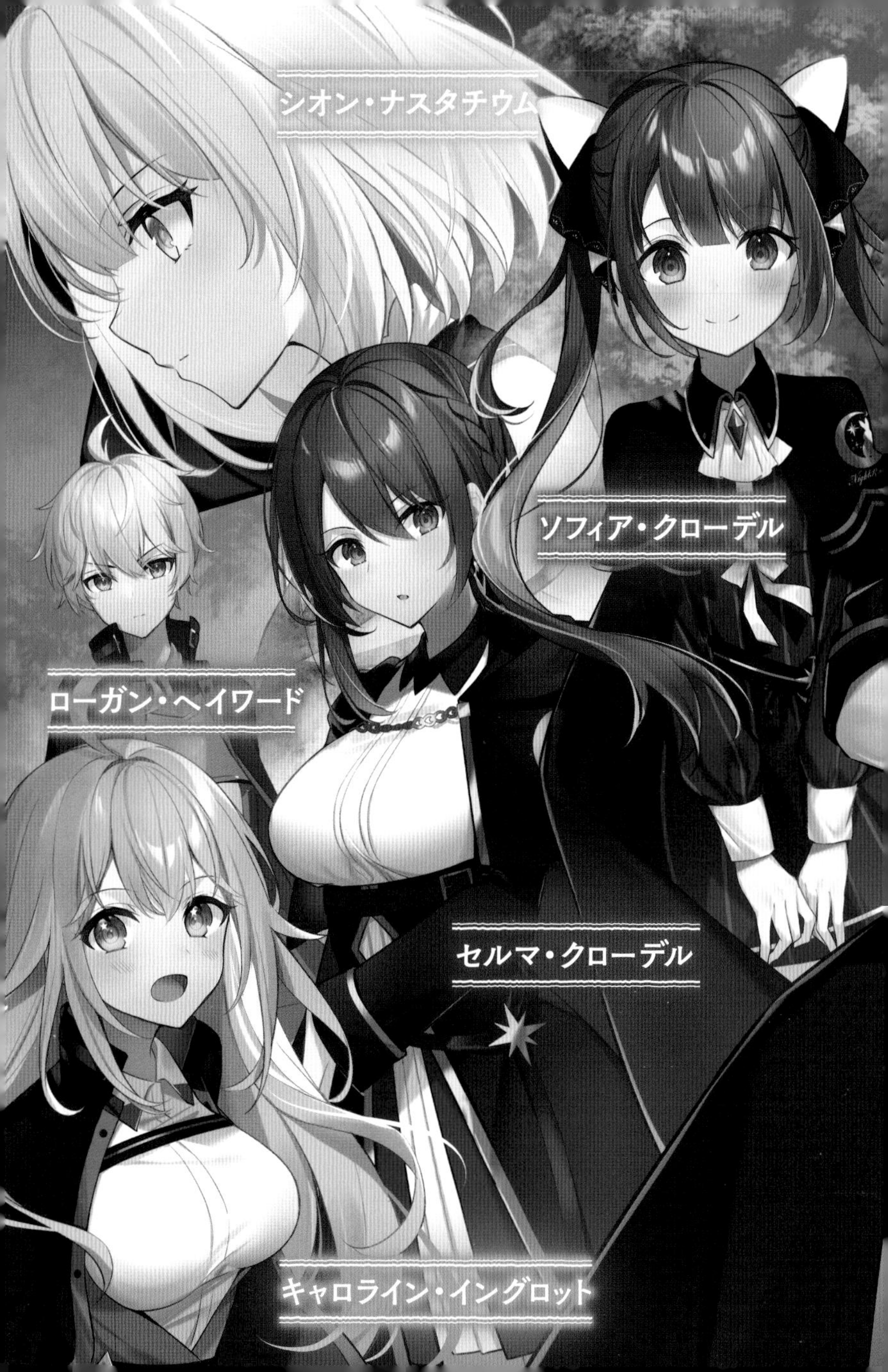
シオン・ナスタチウム
ソフィア・クローデル
ローガン・ヘイワード
セルマ・クローデル
キャロライン・イングロット

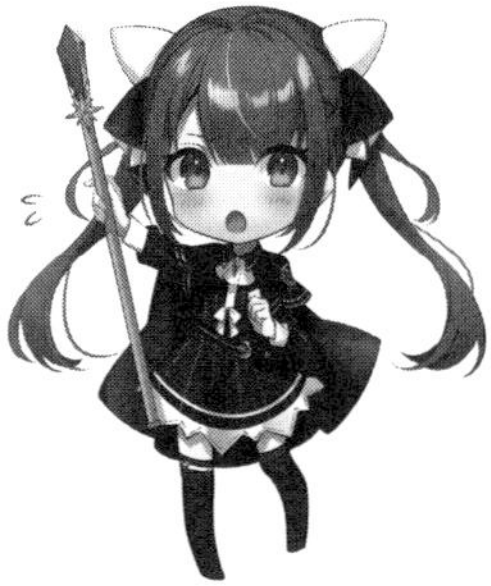

Contents

イラスト／きさらぎゆり
デザイン／百足屋ユウコ＋モンマ蚕（ムシカゴグラフィクス）
編集／庄司智

プロローグⅠ　追放

「オルン・ドゥーラ、お前には今日限りでパーティを抜けてもらう」

　俺は耳を疑った。

　いつも通り大迷宮の探索が終わり、先ほどパーティの拠点として借りている屋敷《やしき》へと帰ってきた。それから今日入手した魔石や魔獣からのドロップ品を確認していると、突然パーティリーダーであるオリヴァーからクビを通告された。

　青天《せいてん》の霹靂《へきれき》とは、まさにこのことだな……。

「……なんの冗談だ？」

「冗談でも何でもない。今まではお前を、同じ村出身の昔馴染《むかしなじ》みということでパーティに入れていた。だが、もうお前の実力ではここから先の階層では戦えない。端的に言えば実力不足だ。だからパーティから抜けてもらう」

　現在このパーティは、未《いま》だ誰一人として最《百》下層まで到達したことの無い南の大迷宮の、九十四層まで到達している。九十四層まで到達したことのあるパーティは、歴史上でこのパーティのみだ。

　前人未到の記録を叩《たた》き出したこのパーティは勇者パーティと呼ばれ、多くの人たちから注目を集めている。

「俺の実力が足りていないことはわかっている。だけどそれは、パーティメンバー全員に言えることだ。今のままだったら、これ以上の攻略は――」

「それはテメーの支援魔術が雑魚《ざこ》だからだろうが！」

俺とオリヴァーの会話に、パーティの盾役であるデリックが口を挟んでくる。

「……雑魚？」

確かに俺の支援魔術が、他の付与術士が使う支援魔術に比べて、効果が低いことはわかっている。だからこそ、いくつものオリジナルの魔術を開発して欠点を補ってきていた。

そのおかげもあってか、九十一層《深層》以降に行っても生き残っていられている。雑魚とまで言われる筋合いはない。

「あぁん？　自分が雑魚だって自覚が無いのか？　ははは！　まさかここまで図々《ずうずう》しいヤツとはな！　お前がこれまで探索者としてやってこられたのは、単に俺たちが優秀だったからだ！」

開いた口が塞がらないとはこういうことか、初めて知った。

デリックが、呆《あき》れてものも言えない俺を見て、勝ち誇ったような笑みを浮かべている。図星を突かれて反論できていないとでも思ったのか？

「俺たちは、付与術士というものがどれだけ重要な存在だったのか、よく理解していなかった。だから今まで最低レベルの支援魔術しか使えなくても、お前をパーティに入れていた。でも、先月の共同討伐の時に初めて付与術士は重要な存在だと理解した。自分の体が羽のように軽くなって、力

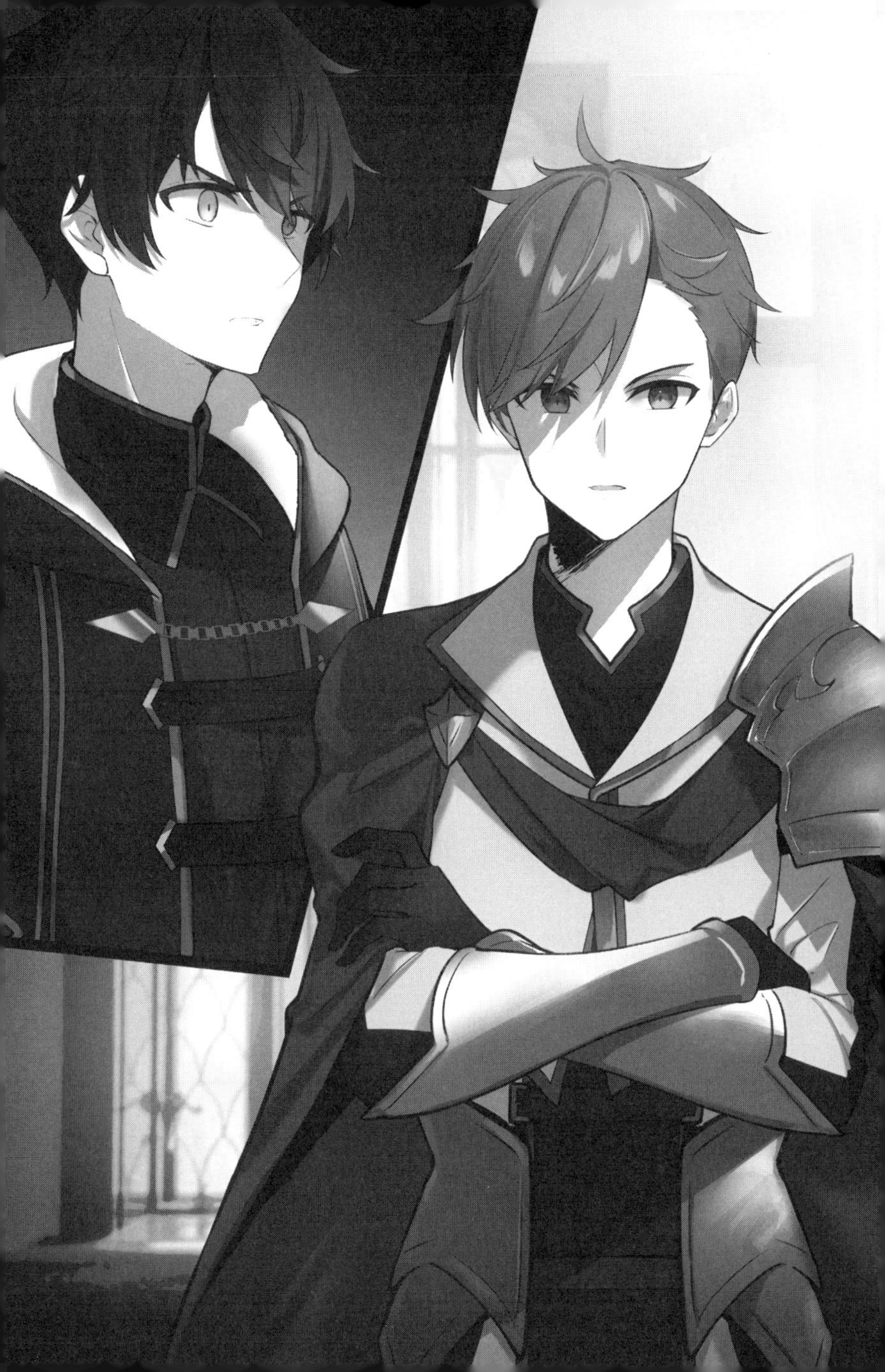

があんなにも湧き上がってくるなんて。本物の支援魔術があんなにもすごいものだなんて想像もしていなかった！」

口を挟んできたデリックの話が終わったと思ったら、オリヴァーが当時のことを思い出しているのか、目を輝かせながら話し始める。

先月、突如地上にドラゴンが現れた。早期討伐が必要であったことから、Sランクパーティ三組が、合同でドラゴンの討伐に当たった。先月の共同討伐とはこの時のことだろう。

共同討伐に俺はサブの付与術士として参加し、メインの付与術士は別パーティの女性が務めていた。

彼女は『大陸最高の付与術士』と呼ばれている天才だ。確かに彼女と比べると、俺の支援魔術では物足りなくなるかもしれない。だけど、

「俺は付与術士が本職じゃないんだ。本職と比べて劣るのは当然だろ。だからオリジナル魔術を開発して――」

「言い訳してんじゃねぇよ！」

また、デリックが口を挟んできた。人の話は最後まで聞けよ！

「お前が付与術士にコンバートしたのは、オリヴァーよりも剣の腕が劣っていたからだろうが！それに探索者に求められるのは結果なんだよ！　過程なんざ関係ねぇ！　てめぇがどんな経緯で付

与術士になろうが、今は付与術士としてパーティに所属していて、その実力が劣ってんだ！　文句言える立場じゃねぇんだよ！」

「俺たちは勇者パーティなんだ。更に先へと進まなければいけない。既にオルンの代わりの付与術士は見つけている」

彼らの言い分は正しい。が、言い方ってもんがあるだろ。これが、これまで苦楽を共にしてきた仲間に対する態度か？

とはいえコイツらにとって俺が不要な存在であるってことはわかった。後任も既に決まっているなら、もうここは、俺の居場所ではないんだな。

「……わかった、出て行くよ。今まで世話になったな」

そう言いながら屋敷から出て行くために背を向ける。すると、

「やっと抜けてくれるのね！　はぁ、清々するわ！」

今まで俺のことをバカにしたような表情を向けてくるだけで、何も発言していなかった魔術士のアネリが満足気な声を発した。

「剣術も魔術も中途半端！　色々できるって言っても、所詮は全てがAランクに届くかどうか程度の実力しかないくせに、あれこれ意見してきてムカついてたのよ！　アンタみたいな奴《やつ》を何て言うかわかる？　器用貧乏よ！　そんなアンタが勇者パーティに居た、今までがおかしかったの！　これからは身の程をわきまえた行動をしなさいよね！」

俺が振り返ってアネリを視界に捉えると、さっきまでの強気な発言が嘘《うそ》のように黙りこくり、「な、なによ」と弱弱しい声を発する。

こいつらは今まで、俺のことをそんな風に思っていたのか。このパーティに尽くしてきたつもりだったんだけどな。何で俺は今までこんな奴らとパーティを組んでいたのだろうか。

心の中でため息をついてから、扉を開けて外へと歩き出す。

さてと、まずは寝床の確保をしないといけないな。

俺は気持ちを切り替えてから、適当な宿屋を探すために街を歩き始めた。

プロローグⅡ　終わり、そして始まり

◇　◇　◇

十歳に満たない茶髪の少年と、同じくらいの年頃の黒髪の少年が、お互いに木刀を持って戦いを繰り広げている。

その戦いは、子どもの戦いとは思えないほど熾烈《しれつ》なものであった。

茶髪の少年が剣を振るうと、その衝撃で地面が抉《えぐ》れ、木刀同士がぶつかると、それだけで周囲に突風が発生する。

そして、戦況は誰が見ても茶髪の少年が優勢。決着が付くのは時間の問題と思われるが、黒髪の少年がギリギリのところで食らいついている。

「さすがは勇者だな。神童ではもう歯が立たなくなっている」

「そうだな。かくいう神童も昔の成長速度には恐れ入ったが、今では凡人と変わらんレベルだ。やはり我々の悲願を成すのは、勇者オリヴァーだな」

「あぁ。とはいえ、神童でも勇者の盾くらいにはなれるだろう」

少し離れたところで、戦いを眺めながら数名の大人たちが会話をしていると、ついに二人の決着が付いた。

　黒髪の少年が地面に仰向けに倒れ、茶髪の少年が肩で息をしながら、切っ先を黒髪の少年に向けている。

「はぁ……はぁ……はぁ……」

「いやー、負けた。もうオリヴァーには勝てないな。ははは……」

「――っ！　なんで本気を出さないんだよ、オルン！　お前の実力はこんなもんじゃないはずだ！　前のお前はもっと凄《すご》かった!!」

「……買《か》い被《かぶ》りだよ。俺は全力だった。確かに前は俺の方が強かったかもしれないけど、オリヴァーが成長して俺を追い抜いた、ただそれだけだよ。天才のお前に勝てる道理が無い」

「そんなの信じない！　俺はまだ、お前に勝ったなんて思わないからな！　いつか本気のお前に勝ってやる!!」

「だから、これが今の全力なんだって……」

「うるさい！　今に見てろよ。絶対お前に本気を出させてやるからな！」

　オリヴァーと呼ばれた茶髪の少年はそう告げると、オルンと呼ばれた黒髪の少年に背を向けて何処《どこ》かへと歩いていく。

「…………その機会が無いことを祈るよ。俺は、――お前を殺したくない。俺のせいでお前が死ぬなんて絶対に嫌だから……」

オルンは、オリヴァーの背を見ながら、彼に聞こえないほど小さな声でそう呟《つぶや》く。

◇

「シオン様、そろそろお帰りのお時間です」

数名の大人たちとは別の場所で二人の戦いを眺めていた銀髪の少女に、侍女らしき人が声を掛ける。

「うん、わかった。それじゃあ、私はオルンに挨拶してくるね」

「畏《かしこ》まりました。私どもは馬車を用意して参ります」

シオンと呼ばれた銀髪の少女が、いまだに寝転がっているオルンの元へと向かう。

「オルン、お疲れ様。残念だったね」

「シオン？　居たのか。これは格好悪いところ見せちゃったな」

オルンが居心地の悪そうな表情をしながら、起き上がる。

「そんなこと無い。カッコよかった、よ？　それに私はオルンの本当の実力を知ってるからね」

「本当の実力も何も、これが今の俺の実力だよ」

「でも、それは――」

「うん。それは俺の心が弱くて、周りの俺に対する畏怖の視線に耐えかねて、泣きついたから。その結果、オリヴァーには重荷を背負わせることになった。だから俺がオリヴァーの分も――」

「私がオルンを一人にはさせないから！」

「……シオン？」

「私がオルンの隣に立てるくらい強くなるから！　一緒に[redacted]を倒せるくらいに！　私だってオルンと同じ[redacted]なんだから。私はずっとオルンと一緒にいる！　オルンがはるか遠くに行ったとしても、絶対追いついてみせる！　だから、一人で背負わないでよ……」

シオンの言葉にポカンとするオルンだが、その顔が徐々に赤らみだし、瞳が潤み始める。

「シオンはそろそろ帰る時間だろ？　馬車のところまで送るよ」

オルンがシオンに背を向け、馬車の方へ歩きながら、早口に言葉を発する。

「あ、待ってよ！　……あれ？　ねぇ、オルン？　もしかして、嬉《うれ》しくて泣いてるの～？」

「そんなわけないだろ。俺をからかうのは、本気の俺に追いついてからにしろ」

「ん～？　さっきの戦いがオルンの実力なんじゃないの？　だったら私はもう追い越していることになるな～」

「ぐっ……。揚げ足取りやがって」

「あはは！」

二人は楽しげに話をしながら、馬車の止まっている場所に向かって歩いていく。

◇

二人が馬車の元に到着すると、シオンが振り返ってオルンの顔をしっかりと見つめる。

「さっきは冗談みたいな感じになっちゃったけど、私は本気だから。本気でオルンに追いつくから。だから今は、私の道しるべで居てよ。いつか、その場所を二人で肩を並べて歩けるようになってみせるから！」

「……わかった。迷子になるなよ？」

「迷子になんてなんないよ。私方向音痴じゃないもん。――それじゃあ、またね、オルン」

「うん、またな。シオン」

シオンは挨拶を終えると、オルンに背を向けて馬車へと乗り込んだ。

「それではオルン様、私どもはこれにて失礼いたします」

「はい。道中お気をつけて」

最後に侍女がオルンにお辞儀をしてから、馬車の中に乗り込み、馬車が動き始める。

「オルン～、バイバーイ！」

「シオン様！　はしたないですよ！」

シオンが侍女の指摘を無視して、馬車から顔を出すと、オルンに向かって手を大きく振る。

オルンもそれに倣って、シオンに大きく手を振って見送る。

この数時間後、その場所は激しい戦いの跡のみが残る更地となっていた。

そして、この場に居た者は全員――。

第一章　付与術士から剣士へ

◇　◇　◇

「夢——か」

翌日、目を覚ますと既に太陽は高く昇っていた。

なんか、変な夢を見た気がするけど、詳しい内容が思い出せない。

「というか、寝すぎだろ、俺……」

パーティを追い出された直後だっていうのに、昼まで寝ているなんて暢気《のんき》なものだな……。と自嘲する。

昨日はこの宿に入ってすぐに不貞寝《ふてね》をしたから、今後の予定はまだ何も決めていない。自分の図太さにやや呆《あき》れながらも、今後の予定を立てるために現状について振り返る。

勇者パーティで昨日までに稼いだカネや換金できる素材が結構残っているため、しばらくは問題なく生活していくことはできる。しかし、残りのカネで過ごせる期間はどれだけ切り詰めたとしても数年だろう。

これからずっと働かずに生活できるほどではない。であれば、これからも少しずつカネを稼がなくてはいけない。

カネを稼ぐ方法は大きく分けて三パターン。

一つ目は、これまでと同様に探索者としてやっていくこと。

大陸各地には、迷宮と呼ばれる魔獣が出現する地下空間が点在している。その迷宮に潜り、得た物を売却してカネを稼ぐ人たちのことを探索者と呼ぶ。売却するものは主に、魔獣を討伐した際に得られる魔石や魔獣素材、迷宮内に存在する鉱石や植物などである。

二つ目は、どこかに雇ってもらって定職に就くこと。

得られるカネは少なくなるかもしれないが、危険はほとんどなく、安定した生活が約束されていると言っていいだろう。面倒な雇い主だったら、その限りではないけど。

三つ目は、俺自身が店などを出店して自力で稼ぐこと。

いくつか稼げそうな案はあるけど、確実性は一番低い。しかし、その分大金を稼げる可能性は一番高い。

「この候補の中なら、探索者一択なんだよなぁ……」

考えるまでもなかった。

俺は特に金持ちになりたいなんて思っていないし、この街に来たのは探索者になるためだ。探索者になった時はオリヴァーと一緒だったが、あいつを追いかけて探索者になったわけではない。探索者には自分の意思でなったんだ。

　さて、探索者としてやっていくことに決めたわけだが、まずは自分の今の実力を把握しないといけない。

　昨日までは付与術士として迷宮探索をしていた。俺が付与術士をやっていたのには色々と理由があるけど、パーティ事情でやっていた部分が大きい。

　もう勇者パーティの事情に縛られる必要が無いので、今日から俺は剣士に戻ることにする。

　剣士の探索者に憧れて探索者になった部分もあるから、ここは譲れない。

　勇者パーティにいたときも最初は剣士だった。

　確かに付与術士にコンバートする前は、オリヴァーの方が剣士として実力が上だった。今も身体能力だけで見れば、あいつの方が上だ。

　でも、しばらく付与術士をやっていたおかげで、今の俺は、剣士を辞めることになったあの時より、数段強くなっていると思う。

　もしかしたら剣聖と呼ばれているオリヴァーよりも、ね。

　とはいえ、ブランクがあるから、まずは勘を取り戻さないと。

　勘を取り戻せば一人でも大迷宮の中層までなら難なく切り抜けられるはず。

「そういえば、先日近くの迷宮が開放されたって聞いたな。いい機会だし行ってみるか」

　新たに見つかった迷宮に向かうことに決めた俺は、探索用の装備を整えてから宿屋を出た。

◇

迷宮がなぜ存在しているのかは全くわかっていない。数百年前から突然各地に出現するようになったらしい。

迷宮の内部構造は様々だ。人工的な石造りの通路であったり、洞窟のようなものであったり、はたまた地上と同じような空間が広がっているものもある。

迷宮は同じような構造が、十層から三十層程度まで続いているものだけど、例外となる迷宮が大陸に四つ存在する。

それが百層で構成されていると言われている巨大な迷宮、通称大迷宮だ。

景色が変わらない迷宮とは異なり、大迷宮では一定の階層を進むたびに景色が変わる。それに入手できる素材も大きく変わってくる。

大迷宮に潜っていれば他の迷宮に潜る必要が無いと言われているほどに、さまざまな素材や魔石に各種植物・鉱物が入手できる。まぁ、実際にはそんなことはないのだが、ここでは割愛する。

以上のことから、大迷宮の到達階層は探索者の中で一種のステータスとなっている。

目的の迷宮に到着した。

迷宮に入るには、入場管理しているギルド職員にギルドカードを見せる決まりになっている。俺はギルド職員の元に向かい、その場で自分のギルドカードを呈示する。

「えっと……、あなた一人で迷宮に潜るの……？」

ギルド職員の女性が俺の周りを見渡す。そして、俺以外誰もいないことを確認してから質問をしてきた。

「はい。問題ありますか？」

「規定的には問題ないよ。でもね、迷宮はとても危険な場所なんだよ？　一人で行くなんて無謀だよ。探索者ギルドに行けば、パーティを募集している人たちもいるから、先にパーティを組んでくるのが良いと思うな」

ギルド職員の女性が優しい口調でアドバイスをくれた。

この人の言っていることは正しい。だけど、この迷宮の魔獣の強さは、大迷宮の上層と同程度か、それよりも弱いと聞いている。それなら俺一人でも問題なく対処できる。

この人が親切で言ってくれているのはわかっているけど、せめてギルドカードを確認してからアドバイスするべき相手かどうか判断してほしい。

「ご忠告ありがとうございます。でも俺は一人でも問題ありません。それは俺のカードを見てくればわかると思いますが」

「ん？　カード……？　…………ぇ……」

俺のギルドカードを確認したギルド職員の顔が固まる。

ギルドカードの地上での使い道は、持ち主が探索者であることを証明することくらいだ。そのため表示されているのは、持ち主の名前と大迷宮の到達階層の二つだけ。つまり、俺のギルドカードには、南の大迷宮の九十四層まで到達していることが表示されている。

「きゅ、九十四層到達者⁉　し、失礼いたしました！　無礼な態度を取ってしまい申し訳ありません！」

ギルド職員の態度が一変。すごい勢いで頭を下げてくる。

「いいえ、大丈夫ですよ。それじゃあ、中に入ってもいいですか？」

「も、勿論《もちろん》でございます！　どうぞお入りください」

入場を許可された俺は迷宮へと足を踏み入れる。

◇

迷宮の中は人工的な石造りの通路や広間が連なる迷路のようになっていた。光を放つ鉱石が一定の間隔で壁に設置されているため、数メートル先も問題なく見渡せるほど明るい。

注意しながらしばらく歩いたが、どうやら罠《わな》の類は無いようだ。

広間のような場所に出ると、前方で何かが動いたように感じる。

注意深く観察するとその正体はホーンラビットだった。ホーンラビットは角の生えたウサギの魔獣だ。動きが素早いが、耐久力は低いため、新人の探索者でも倒せる。

俺は左手首に付けている、収納の術式が封入されたブレスレット型の魔導具を起動する。中に収納している剣を右手付近に出現させ、それを握る。

（剣を握るのも久しぶりだな）

ホーンラビットが相手なら後れを取ることは無いため、支援魔術《バフ》は掛けずに素の身体能力で戦うことにした。

ゆっくりと近づくと相手も俺の存在に気付いたようで、角を立てて頭突きをしてきた。

昨日まで大迷宮の下層や深層の魔獣との戦闘を繰り返してきた俺にとっては、このウサギの動きは遅すぎた。

「遅いな」

ギリギリまで引き付け、半歩身を引いて攻撃を躱《かわ》す。

俺の真横を通りすぎるウサギに対して、剣を斬り上げる。

刀身は俺の想像通りの軌跡を描き、ホーンラビットの腹部に触れる。多少の抵抗感を感じながらも、その体を両断した。

ホーンラビットの体は黒い霧のように消えて、小粒の魔石だけがその場に残る。

「……久しぶりに剣を振るったけど、体が覚えているもんだな。これは安全策を取りすぎたかもしれない。と言ってもせっかく来たんだし、ここで帰るのは勿体《もったい》ない気がする。今日は勘を取り戻すのが目的だし、とっとと階層を降りるか」

単調な戦闘だったけど、剣を振るえた、それだけで満足だった。

その後もゴブリンやスライムといった魔獣と遭遇したが、相手が一体だけであったため、大した労力も掛からずに倒せた。

魔獣を倒しながら、道を一度も間違えることなく三階層へと進んだ。

迷路のような造りと言っても、大迷宮の下層や深層に比べれば子ども騙《だま》しのようなものだ。気流やその他諸々《たもろもろ》のヒントが多すぎる。

◇

三階層に入ってからは敵が複数になった。

複数と言っても同じ種類の魔獣が集まっているだけであり、この迷宮に現れる魔獣は知能も低い。

バフが無くても倒すことができるが、バフの感覚にも慣れておきたかったので自身に支援魔術を発動する。

支援魔術とは読んで字の如《ごと》く、任意の対象の身体能力を引き上げたり、装備の性能を引き上げたりと仲間を支援する魔術のことだ。逆に能力を下げる魔術も支援魔術に含まれる。とはいえ、強力な魔獣には効かないため、あまり使う機会はない。

そして支援魔術をメインに使う人のことを付与術士という。

付与術士という役職は不遇だ。付与術士を数年やってきた俺が言うんだから、的外れな考えではないと思う。

付与術士は常に時間に追われる。

例えば、基本的な支援魔術である【力上昇《ストレングスアップ》】を発動したとする。効果は永続では無いため、当然いつかは効果が切れるが、その時間は人によって違うのだ。これは、個々人の魔力抵抗力によって効果時間が変化してしまうことが理由とされている。

つまり付与術士は、仲間それぞれの効果時間を把握し、効果が切れる前に再度同じ支援魔術を掛け直す必要がある。

その上、他のポジションの人が付与術士に抱く印象は、支援魔術を掛けるだけで戦闘は他の味方に任せている、というものらしい。

遠くから眺めているだけで戦っていないのだからと、戦闘中の指揮を付与術士に任せているパーティが大部分を占めている。俺がいた勇者パーティもその一つだった。

まぁ、この考え方に関しては、天才付与術士である彼女の登場が大きい気もするが。

味方数人それぞれのバフの残り時間をカウントし、バフが切れる前に再度支援魔術を掛け直す。更には状況に応じて新たな支援魔術を発動しながら、同時に指示もこなす。その上、目立ちにくいために、あまり評価してもらえないというのが、付与術士の現状だ。

これは不遇と言って差支《さしつか》えないだろう。実際の労力と周りからの評価が釣り合っていない。


バフによって身体能力が上がった俺は、危なげなく複数の魔獣を一瞬で倒した。倒し終わった後、周囲を警戒しながらその場で留まり、支援魔術が切れるのを待つ。

「一八〇秒ジャストか、カウントしやすくていいな」

俺に対する支援魔術の効果時間は三分ピッタリだった。

これまでも自分に支援魔術を掛けたことはある。ただ、今までは他のパーティメンバーのカウントを優先していたため、自分の具体的な効果時間を把握していなかった。

自分の効果時間を把握してからは様々なパターンで戦闘をした。

まずは、効果時間が終了する間際に戦闘を始めて、戦闘中にバフの更新をしたり、近接戦闘中に攻撃魔術を併せて使ってみたり、オリジナル魔術の使い心地を試してみたりと色々なことをやってみた。

俺のオリジナル魔術の一つに、大きな恩恵がある代わりに効果時間が極端に短いというものがある。今までは、仲間の動きと発動のタイミングを合わせるのに苦労していた。だけど、自分に対して使うのであれば、自分でタイミングを計れるため、非常に扱いやすくなったのは大きな収穫だった。

俺は二十回近くの戦闘で既に、過去の剣士としての立ち回りと、昨日までの付与術士の立ち回りを複合させた、新たなスタイルを確立しつつあった。

「器用貧乏、か……」

俺の身体能力は探索者全体の中で比べても平均的なものだ。上級《Aランク》の探索者には及ばない。魔術に関しても、何故《なぜ》か上級以上の魔術が発動できない。

俺は凡人だ。

だけどそんな俺にも取柄はある。

それは、凡人が努力すれば手に入れられる技術をすぐに習得できる、というものだ。習得できると言っても必要最低限のレベルで、そこから練度を上げるには、相応の時間が必要となるが。

まさに器用貧乏だな……。

それでも俺は強くなると誓い、探索者になった。

だからこそ探索者になってすぐに、自分の能力に限界を感じても、諦めるわけにはいかなかった。

そんな俺にできることは、知識を、技術を、貪《むさぼ》ることだった。凡人ならば努力すればできることを、とことん極めていった。

その結果、魔術の発動速度は他の上級探索者よりも断然速くなったし、魔術について深く理解することで俺だけのオリジナル魔術の開発にも成功した。

身体能力についても、体の使い方や様々な武術なんかを駆使して、上級探索者にもどうにか付いていけるようになった。

今はまだ、アネリの言っていた『器用貧乏』という表現は、正しいのかもしれない。『器用貧乏』っていうのは確かに良い意味の言葉ではない。でも、そこから更に進化できれば、それは『万能』と言えるのではないだろうか？

もう、『器用貧乏』なんてバカにされないように、いつか万《よろず》に通ずる『万能者』と言われるような探索者になってやる！

◇

迷宮を順調に進んで行き、螺旋《らせん》状の緩い坂道を下って七階層に到着した。階層の入り口にある大きな水晶にギルドカードをかざす。

全部の迷宮に共通して、各階層の入り口には必ず大きな水晶がある。

この水晶は転移装置の役割を果たしていて、この水晶と迷宮の入り口にある水晶の間を一瞬で行き来することができる。

昔は各階層から迷宮の入り口への一方通行で、再度迷宮に入る時は再び一層から始める必要があった。

しかし、数十年前にギルドがギルドカードを開発したことにより状況は一変。ギルドカードが記憶した水晶であれば、迷宮の入り口から即時に転移することが可能となった。

そのおかげで探索の進行スピードが格段に上がった。昔は迷宮に寝泊りしながら探索していたらしいが、いまでは日帰りが主流となっている。

更に、水晶には魔よけの効果もある。水晶の半径二十メートル内には魔獣が入ってくることが無いため、休憩所や簡易の避難場所にもなっている。

つくづく探索者にとって便利な代物だ。

そろそろ日が沈む頃のため、今日はこの辺りで引き上げることにした。

ギルドカードをかざして迷宮の入り口に転移しようとしたところで、奥からパーティと思われる探索者の集団が安全地帯に駆け寄ってきた。

魔獣から逃げてきたのかな？　一様に顔色が悪い。装備を見たところ実力のあるパーティには見えなかった。

「くそ！　何でこんなことに！」

パーティの一人がやり場のない感情を吐き出すように吠《ほ》える。

何か失敗をしたらしいが、まぁ命があれば次がある。今回の失敗も将来の糧になるさ。――って、何様のつもりなんだ、俺は……。

心の中で自分にツッコミを入れていると、吠えた人とパーティの中で一番装備がマシな人――このパーティのリーダーっぽい――の話し声が聞こえた。

「オレのことをいくらでも恨んでくれて構わない。だが、オレは自分の判断が間違っていないと胸を張って言える」

「それでも、まだ成人もしていない少女を囮《おとり》にして逃げるなんて……！」

「飲み込んでくれ。あんな大量に魔獣が出てくるなんて想定外の出来事だったんだ！　オレは今日初めてパーティを組んだ少女よりも、ずっと一緒にやってきたお前たちの方が大切なんだよ！」

どうやら想定外に多くの魔獣が現れて、パーティメンバーの一人を囮に逃げ帰ってきたらしい。

話を聞く限りでは、リーダーの人の言い分は理解できる。今日初めてパーティを組んだ人よりも、今まで苦楽を共にしてきた仲間を優先するのはおかしいことじゃない。

第三者目線で見れば、こいつらのやったことは最低以外の何物でもないが。

……他のパーティの事情になんて踏み込むべきではない。普段なら見捨てられた少女の運が悪かった、ということで終わる話だ。

だけど、昨日パーティを追い出されたばかりの、今の俺にとっては、他人事《ひとごと》と割り切れない部分があった。

パーティメンバーに捨てられるっていうのは辛《つら》いものだ。気持ちを切り替えたと思っていても、ふとしたきっかけで勇者パーティメンバーの顔が浮かんでくることがある。その度に切り捨てられたことを自覚させられる。

更にその少女の場合は、捨てられた場所に大量の魔獣が蔓延《はびこ》っているとのこと。

パーティ全員で切り抜けられなかった状況だったんだ。囮として残された少女は、十中八九死ぬことになるだろう。

少女も探索者になったからには、死ぬ覚悟は出来ていると思う。でも、パーティメンバーに捨てられて死ぬなんて、欠片《かけら》も思っていなかったはずだ。

ここの迷宮の魔獣であれば、数十体でも同時に相手できる。間に合うのであれば——助けたい。

「それでもやっぱり——」

「聞くに堪えないな」

なおも吠えていた探索者がリーダーに突っかかろうとしていた光景を見て、我慢できずに口を挟んでしまった。

「……なんだよ、お前」

思いもよらぬところから声を掛けられた探索者は、一瞬ポカンとしたが、すぐに怒気を帯びた表情に変わる。

「話を聞いていたが、お前は駄々をこねるガキか。リーダーの指示に納得していないようだが、じゃあ何でお前は今ここに居るんだよ。その少女を助けるわけでもなく、安全な場所に逃げてから文句だけ言いやがって。そういう奴《やつ》が一番不快だ」

「お前……、言わせておけば、べらべらと……！　あの状況で俺一人残ったって助けられるわけないんだよ！」

探索者が俺に摑《つか》みかかろうとしてきた。

摑まれる前に探索者の手首を摑み、反対の手を親指が下になるように相手の首元に添えて、横に回る。背後から相手の踵《かかと》を蹴りながら、首に添えていた手を後ろに払いのけると、綺麗《きれい》に倒れてくれた。

地面に仰向けで倒れている探索者を見下しながら言い放つ。

「だったら、文句を言わずに、そこで寝てろ」

空気が凍る。

それを無視して俺はリーダーに話しかける。

「少女を見捨てた場所は？」

「……え？」

「少女を見捨てた場所をさっさと言え」

「こ、ここをまっすぐに進んだ突き当りを右に行って、二つ目の路地を左に進んだ先だ」

場所を聞いた俺はすぐさまその場所に向かうために、【敏捷力上昇《アジリティアップ》】を自身に発動する。

「お、おい、助けに行くのか⁉」

「じゃなきゃ場所なんて聞いていない」

リーダーの質問に答えながら、教えてもらった場所へと向かう。

目的地に向かう途中、先ほどのパーティを追いかけてきたと思われるオークと遭遇するが、時間が惜しい。

中級魔術の【岩拘束《ロックバインド》】を発動し、オークの体を岩で固めて身動きを取れなくする。

スピードを緩めることなく、そのまま拘束したオークの脇をすり抜ける。


リーダーに言われた道順で進んでいくと、前方にオークの集団を発見した。

オークの数は十三体。確かに多いな。トラップか何かを起動させたのか？

この数が相手だと、低位のパーティでは苦戦するが、俺なら難なく対処できる。

「いや……、来ないで……。来ないでよぉ……！　死にたくないよ……。お姉、ちゃん……」

オークは全員が同じ壁の方を向いていて、その視線の先には緋色《ひいろ》の長い髪をツインテールにしている少女がいた。少女は桃色の瞳に涙を溜《た》めながらも、魔力障壁で身を守り、必死に魔術で迎撃している。

弱音は吐いているけど、その目はまだ死んでいない。

（この状況でもまだ諦めていないっていうのは、すごいな）

俺は素直に少女の心の強さに感心した。

「……【風撃《エアロショック》】」

少女の魔術の発動間隔を見極める。それからインターバルのタイミングで、初級魔術である【風撃《エアロショック》】を発動した。

少女とオークたちの間の空気が拡散し、衝撃波が発生する。

魔力障壁を張っていた少女には何も影響はない。

ただし、オークたちはそうはいかず、ダメージは無くとも衝撃により三歩ほど後ろに下がったことによって、スペースができた。

「……え？」

突然オークが後ろに下がったため、少女が驚きの表情をしている。

軽く地面を蹴ってオークの集団を飛び越え、少女の目の前に着地すると同時に、目くらまし目的で【閃光《フラッシュ》】を発動し、オークたちの視覚を潰す。

「魔力障壁に集中して。オークは俺が片付けるから」

「は、はい……！」

少女にひと言そう告げてから、支援魔術である【力上昇《ストレングスアップ》】と【技術力上昇《テクニカルアップ》】を自身に、【切れ味上昇《シャープネスアップ》】を剣にそれぞれ発動し、オークの殲滅《せんめつ》を始める。

オークは元々知能の低い魔獣だ。その上、視覚まで失えば、ただの肉塊と変わらない。

それぞれのオークの急所を斬りつけていく。

支援魔術の恩恵を受けた剣からは、空振りしたかと勘違いするほどに斬った時の感覚が伝わってこない。しかし、オークを斬りつけた場所から大量の血が噴き出している。

返り血を躱しながら十数回ほど剣を振るうと、周囲には魔石のみが残っていた。

（ふぅ……。助けられたかな？）

振り返って少女を確認すると、俺の突然の乱入に困惑したのか、魔力障壁越しにポカンとした表情が見えた。見たところ外傷はない。

念のために回復魔術である【治癒《ヒール》】を少女に発動してから、安心させるために笑いかける。

……上手《うま》く笑えてるかな？

「私、生きてる……？　こ、怖かったよぉ……」

すると魔力障壁が消えて、少女は緊張の糸が切れたようにその場にへたり込むと、大粒の涙を流す。

歳《とし》は十四歳くらいだろうか？

どうしよう……、年下の女の子が泣いたときの対処法がわからない……。少女は声を押し殺してはいるが、しばらく泣き止《なや》みそうにない。死を覚悟していた状況から助かったんだ。泣いてしまうのも仕方のない事だろう。

（そりゃ、怖かったよな）

あの状況でパーティに捨てられたんだ。少女の立場に立つと胸が締め付けられるような感覚に襲われ、気が付くと俺は少女の頭を撫《な》でていた。

◇

「あ、あの……」

少女の頭を撫で続けていたら、いつの間にか泣き止んでいたようで、潤んだ瞳がこちらを見つめてきた。

「おっと、ごめん。無遠慮に頭を触っちゃって」

咄嗟《とっさ》に撫でていた手を離すと、「あっ……」と少女から寂しげな声が聞こえた。

「その、助けてくれて、ありがとうございました……！」

少女が深々と頭を下げてくる。

「どういたしまして」

「私、もうだめかと思って、半分諦めていました……。だから、その……、助けに来てくれたとき、すごく嬉《うれ》しかったです……！」

少女は顔を赤らめながらも笑顔でそう言ってきた。幼さを残しつつも整った顔立ちに笑顔も相まって、その表情は非常に可愛《かわい》らしいものだった。

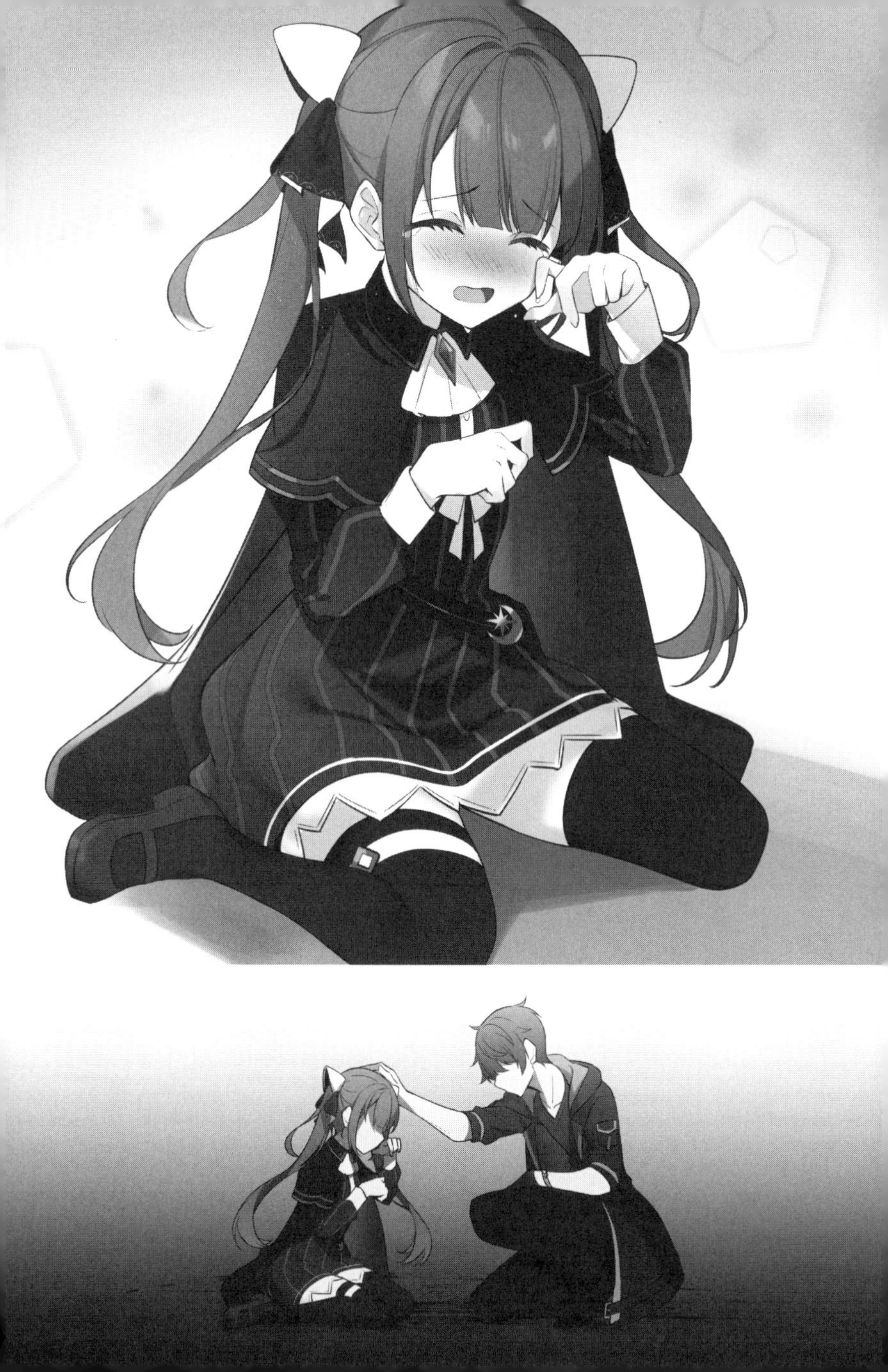

(……？　魔獣が近づいて来ている。この感じは……ゴブリンの集団か？　今は接触を避けるべきだな)

魔獣の気配を察知した俺は、即座に今後の行動指針を決めた。

「ここに来られたのは偶然だったけど、助けられてよかったよ。さて、一緒に外に出よう」

「は、はい」

立ち上がってから少女に手を伸ばすと、「あ、ありがとうございます」と言いながら俺の手を握る。

そのまま引っ張って立たせてから、ざっと状態を確認する。

先ほど【治癒《ヒール》】を掛けたし、歩く分には問題なさそうだ。

少女が後ろから付いてきている気配を感じながら階層の入り口へと向かう。

七階層の入り口まで戻ってきたが、先ほどのパーティはいなくなっていた。

(どこまでも薄情な連中だな。と言っても、残って居られても面倒な展開にしかならなそうだし、居ない方が良かったか？)

そのまま俺たちは水晶にギルドカードをかざして、迷宮の入り口へと転移した。

◇

　さて、無事に地上に戻って来られたわけだし、護衛的なものはこれで終わりだ。まだ完全には日が沈んでない。ここからは一人でも大丈夫だろう。

「ここまで来れば君一人でも――」

「あ、あの！」

　ここで別れようと提案しようとしたところで、少女の大きな声が遮ってくる。

「ご、ごめんなさい、いきなり大声を出してしまって……」

「いや、それは大丈夫だけど、どうかした？」

「その、改めて、助けてくださり、ありがとうございました！」

　少女が再び深々と頭を下げて、お礼を言ってきた。

（――あれ？　さっきまで気にしていなかったけどその恰好《かっこう》……、それにちらっと見えたマントの紋章は……）

　少女は青を基調としたワンピースに黒のニーソックス。ワンピースの上から黒を基調としたマントを羽織っていて、魔術士だということがわかる恰好をしている。そしてマントには月を連想させるような紋章がある。

「――あ！　そういえば、自己紹介していませんでしたね。私はソフィア・クローデルと言います」

　その服装に赤い髪、そして『クローデル』、か……。

「俺の方こそ名乗りもせず、悪かった。俺の名前はオルン・ドゥーラだ」

「オルンさん、素敵な名前……」

ソフィアが小さく呟《つぶや》く。多分独り言なんだろうが、残念ながらばっちり聞こえている……。ありきたりな名前だと思うんだけど。まぁ、自分の名前を褒められて悪い気はしないから良いんだけどさ。

「それでオルンさん！　私には大したお礼が思いつかなくて申し訳ないのですが……」

「別に礼をしてほしくて助けたわけじゃないよ。感謝の言葉も貰《もら》ったしね。だから、お礼なんていらないよ」

「そ、そういうわけにはいきません……！　せめて夕飯をご馳走《ちそう》させてください！　手料理では、ないんですけど……」

……まぁ、夕飯くらいならいいか。確かに俺が逆の立場だったら、何かしらの礼はしないとモヤモヤした気分になるし。

流石に年下に奢《おご》ってもらうわけにはいかないから、どうにか俺が支払うように持って行くけど。

「わかった。それじゃあ、ご馳走になろうかな。それで、いつにする？　俺の方はしばらく予定も無いし、いつでも大丈夫だけど」

「それでは、急ですが、今日はどうですか？　その、明日からしばらく、予定が空けられないかもしれないので……」

「いいよ。それじゃあ、今から行こうか？　場所は決まってるの？　決まっていないなら、おすすめの店を紹介するけど？」

「えと、もう決めています。安いお店なんですけど……。でも、料理は本当においしいので！」

「値段は気にしないよ。おいしいのか。それは楽しみだな」

◇

迷宮の入り口からしばらくソフィアと二人で街を歩く。

「到着です！」

（……やはり兎《うさぎ》の系列か）

案内されたのは、大手クランである《夜天《やてん》の銀兎《ぎんと》》が経営している大衆料理店だった。

クランとは簡単に説明すると、探索者を抱えている組織のことだ。

クランによって方針は様々だが、基本的には探索者が迷宮から持ち帰った素材を加工し、それを販売する。そして、その売上でクランに所属している探索者の装備を整えて、更に深い階層の探索をさせてより良質の素材を持ち帰らせる、という循環をしている組織だ。

それ以外にも、ここのように料理店や雑貨屋なんかを経営しているところもある。

そのためクランには探索者の他にも鍛冶師や魔導具師、商人などの人間も所属している。

国内にいくつものクランが存在しているが、その中でも《夜天の銀兎》は頭一つ抜けている。

その理由は、国内に三パーティしか存在しないSランクパーティの一つが在籍していることが最大の要因となる。

しかしそれだけではない。それ以外にも、クランの団員数が平均に比べて数倍と非常に多いこと。

その人員を使った様々な事業を展開し、その全てで成功を収めていることも大きな要因だろう。

去年クラン内部でごたつきがあって、大規模な組織再編があったと聞いている。それでも民衆からの評価が、ごたつき前から変わっていないところを見ると、幹部が非常に優秀なのだろう。


ソフィアが羽織っているマントにある紋章は《夜天の銀兎》のものだ。そのことから彼女が《夜天の銀兎》に所属している探索者だということはわかっていた。でも、それなら同じクラン内でパーティを組むはず。何でソフィアは野良のパーティを組んでいたんだろうか？

……答えの出ないことを考えても仕方ないか。

ソフィアと一緒に店の中に入る。

中はオシャレな内装になっていて、客は若い人が多い。若者が多くても雰囲気が騒々しいものではないし、なかなか居心地が良さそうな店だと思う。

「あれ……？　お姉ちゃん、なんでここにいるの？」

ソフィアが店を見渡し、知り合いを見つけたらしく、その人に声を掛けた。

ソフィアの視線の先を追うと、俺の知っている女性が一人で食事をしていた。

「ん？　ソフィアか。今日はこの近くで会議があってな。ちょうどいい時間だったからここで夕食を取ることにしたんだ。それにしてもソフィア、もうボーイフレンドなんて作ったのか？　流石に早すぎると思うんだ、が……」

ソフィアに声を掛けられた女性は振り返り、男と一緒にいるところを茶化そうとしたのだろう。

しかし、彼女が俺を視界に捉えると、彼女の纏《まと》う雰囲気が張り詰めたものに変わった。

「そんなんじゃないよ！　今日この人に助けてもらったから、そのお礼をしようとしただけで……。あ、紹介するね、この人は……。……あれ？　お姉ちゃん？」

ソフィアは茶化されたことを真に受けて必死に否定する。その後で俺を紹介しようとしたが、姉の雰囲気が変化していることに気が付いたようで戸惑っている。

「久しぶりだな、オルン・ドゥーラ」

「ええ、久しぶりですね。セルマ・クローデルさん」

俺はこの人のことをよく知っている。この人は、ある意味で俺が勇者パーティを追い出される遠因になった人だ。

深みのある赤い髪を耳より低く、うなじのあたりで一つ結びにしていて、ややツリ目の赤い瞳で睨《にら》みつけてきているこの女性の名前は、セルマ・クローデル。

彼女はクローデル伯爵家の長女であり、《夜天の銀兎》に所属しているSランクパーティのリーダーだ。そして、国内の探索者の中では、勇者パーティのリーダーであるオリヴァーにも引けを取らないほどの有名人でもある。

まぁ、この美貌に併せて大陸最高の付与術士との呼び声も高いんだから、その名声も納得だ。

それにしても、なんでこの人は、こんなにも敵対心剝《む》き出《だ》しで睨んできているんだろうか？　彼女のパーティは南の大迷宮の九十二層に到達していて、現役の探索者の中では、勇者パーティに次いで二番目に深い階層まで到達しているのだ。

確かに俺が勇者パーティにいた頃は、彼女のパーティに追い抜かれないようにと、《夜天の銀兎》の動向には注目していた。それは向こうも同じだろう。でも、だからってここまで睨まれる筋合いはない。

「まだ十四歳である私の可愛い妹を引っかけるなんて、いい度胸だな？」

……あー、そういうこと？

「誤解ですよ。確かに一緒に食事をしようとはしましたが、やましい気持ちはありません」

「あ？　私のソフィアが可愛くないって事か？」

コイツ、めんどくさいな……。親バカみたいなこと言いやがって。どっちを言っても不正解じゃねぇか！

「もう、お姉ちゃん！　私の命の恩人に失礼なこと言わないで！」

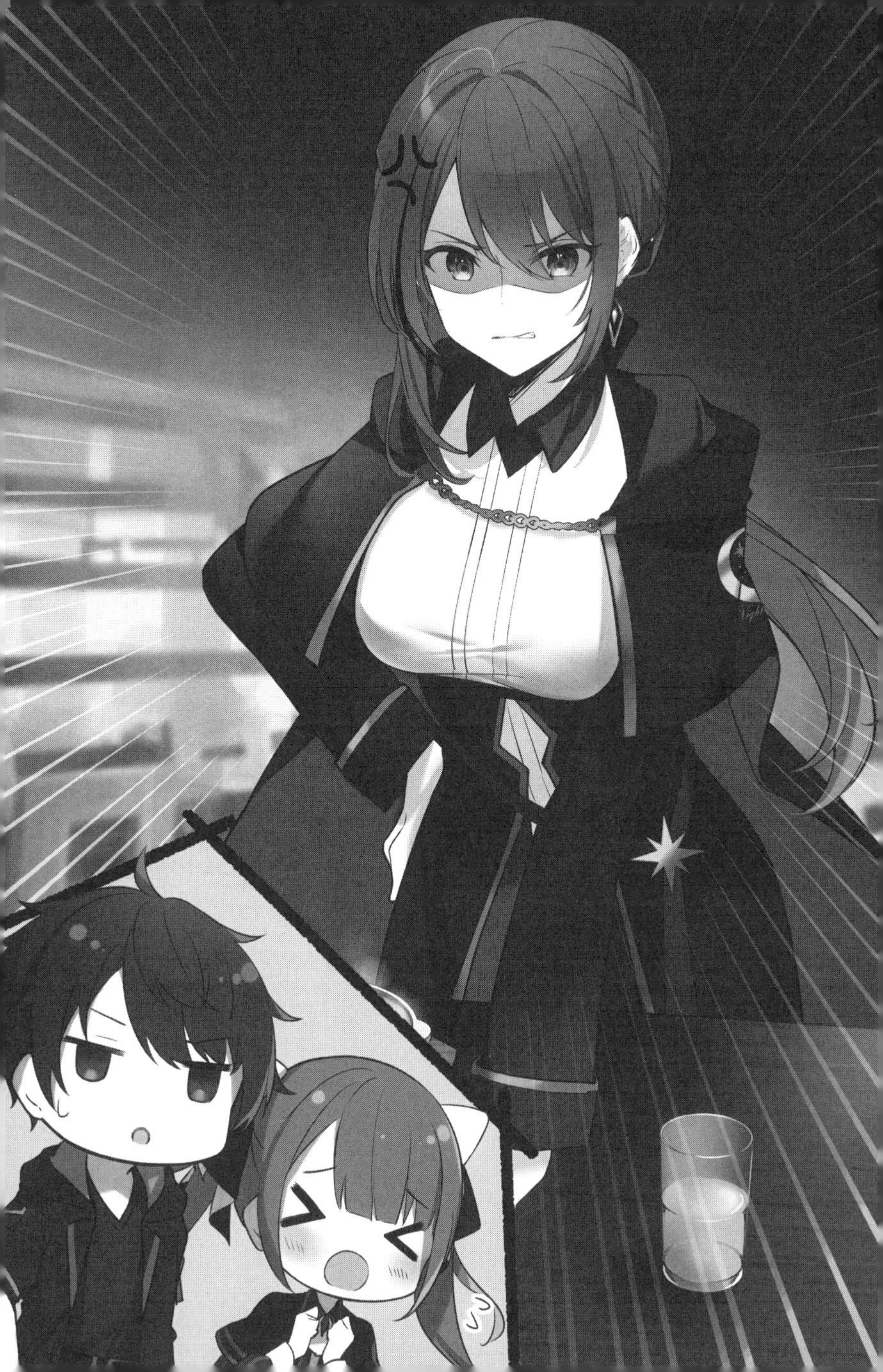

「……何？　命の恩人だと？　ソフィア、一人で迷宮に行ったのか？」

セルマさんはソフィアの発言を聞いて、怪訝《けげん》な顔でソフィアを見つめる。

「あっ、えっと、それは、その……」

ソフィアは自分の失言を自覚したようで、いたずらがバレた子どものようにションボリとしていた。

「はぁ……行ったのか。明後日《あさって》から連日大迷宮に潜ることになるから、しばらく我慢しろとあれだけ言ったのに」

「ごめんなさい……」

「……まぁ、ケガもなく帰ってきたわけだし、とやかくは言わないが、これからは勝手に行くのはダメだぞ」

「……うん」

セルマさんは先ほどまでの表情とは打って変わり、笑顔でソフィアの頭を撫でる。これがアメとムチってやつか。

「オルン、妹を助けてくれたようで、感謝する。先ほどは失礼な態度を取ってしまって、すまなかった」

「気にしていませんよ。それより周りの視線が痛いんで、そろそろ席に座りたいんですが、相席しても？」

この店を経営しているクランの幹部と言い争いをしているように見えていたようで、周りの客から非難の目線を集めていた。早くこの視線を回避したい俺は、セルマさんと相席することで、大したことではないと印象付けたいという打算からそう言った。

「あぁ、問題ない、ソフィアも一緒に夕飯を食べよう」

「うん！」

俺がセルマさんの正面、ソフィアがセルマさんの隣にそれぞれ座った。俺とソフィアはメニューを確認し、適当なものを何品か注文してから、三人で食事を始めた。

◇

「それにしても、まともに会話するのはこれが初めてじゃないか？」

さっきまで俺を睨みつけていたのが嘘《うそ》のように、気さくに話しかけてくる。

「そうですね。先月の共同討伐でも、戦闘に関することしか話していませんでしたしね」

先月の共同討伐には当然彼女も参加していた。戦闘の際はお互い付与術士ということもあり、セルマさんが全体の指揮をして、俺が彼女のサポートをしていた。

俺がセルマさんと知り合ったのは先月だが、その前から彼女のことは知っていた。

大陸最高の付与術士と呼ばれているのだから、知っているのは当然だと言われるかもしれないが……。彼女が『大陸最高』と呼ばれている理由は、彼女が探索者初の支援魔術をメインに迷宮探索をしている探索者だからだ。

もしかしたら彼女よりも前から付与術士をしていた人もいたのかもしれないが、付与術士という役職が有名なものになったのは、間違いなく彼女のおかげだ。

数年前まで探索者のパーティ構成は戦士や魔術士といった、いわゆるアタッカーと呼ばれる役割の人が四人と回復術士が一人という構成が一般的だった。今考えると脳筋パーティで、あり得ないと思える構成だが、当時はそれが当たり前だった。

その構成に異を唱えたのが、当時十六歳だったセルマさんだ。

彼女は役割《ロール》という概念を作り、『アタッカー』だけではなく、相手の攻撃を引き付ける盾役となる『ディフェンダー』や、味方をサポートする付与術士や回復術士といった『サポーター』の三種類の役割をパーティメンバーそれぞれに与えた。

それによって迷宮での継続戦闘能力が飛躍的に向上し、瞬く間にセルマさんのパーティが当時の現役探索者の最高到達階層を更新したことによって、ロールという概念が周知されていき、今ではパーティ構成の常識とも言われている。

勇者パーティもその例に漏れず触発され、結果的に俺が付与術士にコンバートすることになった。

「ねぇお姉ちゃん、二人は前からの知り合いなの？」

「ん？　なんだソフィア、オルンのことを知らなかったのか？」

「え、うん。……もしかして有名な人？」

「当然だ。オルンは南の大迷宮で、史上初の九十四層到達を成《な》した勇者パーティの一人だぞ？」

「勇者？　……え？　ええええ⁉」

まぁ、他の四人ならともかく、俺のことを知っている人は少ないよな。ポジションも目立ちにくい付与術士だし、基本的に俺は勇者パーティの裏方の仕事をしていた。そのため俺個人が新聞に取り上げられることもないからな。


ちなみに何故、有名な探索者や将来有望そうな探索者が、新聞に取り上げられるのか。

それは貴族や一部の大商会が投資――つまり、探索者、延《ひ》いてはパーティやクランに資金援助をするかどうかの一つの指標になるからだ。

一般的な探索者は、基本的に迷宮探索をして入手した魔石や素材を、探索者ギルドに売却して金銭を得ている。

そのカネは生活資金だけでなく、探索者としての活動資金にもなる。

活動資金の用途は多岐にわたるが、武器や防具、魔導具といったものを買うカネも、この活動資金の中から支出される。当然それらはピンキリだ。より良いものを欲すれば、相応の代金が必要になる。

ただ、パーティメンバー全員の装備を整えるカネを探索者ギルドへの売却額だけで賄うのは、かなり厳しい。

そこで登場するのが、先に述べた貴族や一部の大商会だ。彼らの資金援助を得られれば、より品質の良い装備を揃《そろ》えることができる。

では何故、彼らは探索者に資金援助をしてくれるのか。当然、善意だけでそれだけのカネを払っているわけではない。中には善意だけで出資してくれている酔狂な人も居るかもしれないけど。

スポンサーと呼ばれる彼ら出資者には、探索者に資金援助をしているという認識はあまりない。彼らの認識では、探索者から素材を直接買い取っていることになる。

前述のとおり、魔石や迷宮の素材は原則として探索者ギルドが買い取っている。そしてギルドはそれらを欲している者たちに販売している。そのため魔石はともかく、欲しい素材が確実に手に入る保証が無いのだ。

そこで出資者たちは、事前に探索者へカネを支払い、必要な素材があった場合はその都度探索者に採ってきてもらっている。その方が確実に欲している素材を必要数手に入れることができるからだ。

だからこそ迷宮探索で生きて帰って来られる可能性の高い探索者を選定するために、出資者たちは新聞の情報を参考にしている。

まぁ、これ以外にも出資者が探索者に出資する理由はあるんだけど、長くなりすぎたのでそれは割愛する。

「あ、あの、えっと……」

出会ったときから俺には緊張気味に接していたソフィアだが、更にガチガチに緊張してしまったようだ。やっぱり勇者って称号は、探索者についてまだよくわかってないはずの新人探索者でも恐縮するモノなんだな。単純にソフィアの性格がそうってだけの可能性もあるけど。

「別に畏《かしこ》まらなくてもいいよ。それに今の俺は勇者じゃないからね」

努めて優しい口調でソフィアに話しかけたけど、緊張は解けずに首を縦に振るだけで、言葉は発していなかった。

「……ん？　勇者じゃない？　まさかパーティを抜けたのか？」

セルマさんは耳ざとく、勇者ではないという発言から、すぐさまパーティを抜けたことを言い当てた。

流石に勇者パーティの情報は聞き洩《も》らさないか。さりげなく言ったから聞き流してくれるかもと思ったけど。とはいえ、しばらくしたら大々的に報じられるだろうし、言っても問題ないかな。

「ええ。昨日でパーティを抜けることになりました。今日ソフィアと会えたのも、現時点での自分の実力を把握したくて、難易度の低い迷宮に行ったためです」

剣士を一旦辞めた時よりも、様々な知識や技術が身に付いたおかげで強くなっていて、大迷宮の中層程度なら一人でも問題なく探索できることが今日の迷宮探索で分かった。

これからはソロで活動していくことになるだろうし、中層で得られる収入があれば、カネが底を突くことはまずないだろう。

ソフィアを助けることもできたし、今日の収穫は満足いくものだった。

「お前ほどの人物を手放すなんて、オリヴァーは正気か？　どう考えても引き留めるべきだっただろう。それにお前もなんでパーティを抜けたんだ？」

どうやらセルマさんは、俺が自分の意思でパーティを抜けたものと考えているようだ。

あえて訂正する必要もないか。追い出されたなんて言っても、かっこ悪いだけだし。

「パーティ事情があったんですよ。俺もオリヴァーも納得していることです」

あれだけメンバーにバカにされて、今さら戻る気はないが。

「そうか。……では、オルンは今フリーってことだな？」

「ま、まぁ、そうですね」

セルマさんが何かを企《たくら》んでいる顔をしている。

まさかクランへの勧誘とか？　光栄な話だけど、今はどこのクランにもパーティにも所属する気にはなれないかな。

「もしも予定が空いているなら、明後日からうちのクランで行う教導探索《きょうどうたんさく》に同行してくれないか？　もちろん、相応の報酬を出すことを約束する」

「……教導、探索？」

クランへの勧誘ではなかった。そして聞き慣れない単語に俺は思わずオウム返しする。

◇　◇　◇

私の名前はセルマ・クローデル。

《夜天の銀兎》というクランに所属している探索者で、探索者を取りまとめる役を担っているクラン幹部の一人だ。

何気なく《夜天の銀兎》が経営している若者向けの大衆料理店である『弄月亭《ろうげつてい》』に足を運び食事をしていると、そこで妹のソフィアと偶然出会った。

ソフィアは勇者パーティの一員であるオルンと一緒にいて、オルンが私の可愛い妹を狙っているのかと、最初は警戒していた。しかし実際は違って、ソフィアを助けてくれたようで、ソフィアから食事に誘ったらしい。

人見知りのソフィアが自分から誘うなんて珍しいこともあるものだ。

そして、流れで私も一緒に食事をすることになった。

オルンは黒髪に瑠璃色の瞳をしていて、歳は確か十八歳。中肉中背と標準的な体型をしている。

先月の共同討伐ではローブを羽織った付与術士の格好をしていたが、今はフード付きのロングコートを羽織っていて、以前よりも動きやすそうな格好になっている。

食事をしていると、話の流れでオルンが勇者パーティを抜けて、現在フリーであることを知った。

そして気が付くと私は、教導探索の同行を依頼していた。

「……教導、探索？」

当然教導探索について知らないオルンは質問をしてくる。

「すまない、まずは説明が先だったな。教導探索とは《夜天の銀兎》で新たな試みとして計画しているものだ」

これは、スポンサーが企画したものになる。私としてはあまり乗り気ではないが、最終的に実行することになった。そして、やるからには絶対に成功させないといけない。

「……続けてください」

オルンの目が真剣なものに変わった。興味は持ってくれているようだ。

「内容としては我がクランが抱えている新人探索者をAランク以上の探索者数人が引き連れて、三日で一気に大迷宮の五十一層まで下るというものだ」

「三日で五十一層まで、ですか？　かなり無茶なスケジュールですね」

オルンの指摘はもっともだ。

五十一層は大迷宮の折り返し地点にあたる。六十層までは比較的難易度が低い、という声があるのも事実だが、そんなことを言っているのは上級探索者だけだ。

新人探索者が五十一層に到達するには、どんなに優秀な探索者であろうと半年から一年は掛かると言われている。

それを三日で踏破すると言うのだ。まともな探索者なら、これがどれだけ無茶なことかすぐにわかる。だというのに、スポンサーのジジイどもは……。

「……確かに無茶なスケジュールではあるが、常に最短の道を進めば、不可能ではない。幸い我がクランは上層と中層のマッピングは既に九割以上終えている」

「《夜天の銀兎》も色々振り回されているんですね……」

オルンはこの計画の背景を察したようで、苦笑いをしながら同情の声を掛けられた。『も』ということは、勇者パーティでも過去にスポンサーからの無茶ぶりがあったのかもしれないな。

「……ここまで無茶な計画なら突っぱねることもできたはずです。それだけの理論武装ができないクランでもないでしょう。それでもこの計画を実行することにしたのは、新人たちが今後フロアボスを倒さなくても先の階層を探索できるようになるからですか？」

コイツは本当に……。どこまで頭が切れるんだ……。私は必要最低限の情報しか出していない。それなのにこの計画の背景だけでなく、この計画のメリットまで言い当てられた。話しぶりからして、今現在《夜天の銀兎》の置かれている状況も理解しているのだろう。

総長と話しているときと同じだ。まるで全てを見透かされているような気分になる。

大迷宮には十層ごとにフロアボスと呼ばれる強力な魔獣が存在する。

そしてフロアボスを倒さないと次の階層には進めない。

探索者が命を落としたり、引退せざるを得ないケガを負ったりするのは、半分以上がフロアボスとの戦いにおいてだ。

新人の代わりに、同行している上級探索者がフロアボスを討伐しても、新人たちは次の階層に進める。迷宮の仕様上、各階層の入り口にある水晶にギルドカードをかざし登録さえできれば、わざわざフロアボスを倒さなくても、その先の階層にいつでも行けることになる。

将来的には自分たちの力でフロアボスを倒せるくらい成長してほしいと思っている。だが、まだ成人もしていない者が命を危険にさらす必要はないだろうとの考えから、この計画の実行が決まった。

「……その通りだ。それでどうだろうか？　フリーであるならオルンにも、教導探索に同行してほしいと思っている」

「話を聞くに、この計画は《夜天の銀兎》にとって重要な計画だと思うんですが、なぜ部外者の俺に同行を依頼しているんですか？」

オルンが真剣な瞳を私に向けながら問うてくる。

嘘は許さないと目が語っているように感じる。

私がオルン・ドゥーラという探索者をきちんと認知したのは、先月の共同討伐のときだ。

勇者パーティが名を上げ始め、下層を瞬く間に攻略していることを知った数年前から、勇者パーティの動向には注目していた。

オルン以外の四人の情報は、様々なところから収集できた。しかし、オルンの情報だけは集まらず、地味な付与術士がいる程度の認識で、名前くらいしか覚えていなかった。

共同討伐の事前打ち合わせで初めてオルンの魔術を見たとき、私は心の中でオルンのことを嘲《ちょう》笑《しょう》していた。

付与術士に必要な能力は色々あるが、その中でも支援魔術の効果がどれだけ優れているかということが、付与術士の実力を測る一つの指標になっている。

付与術士の支援魔術で四倍から五倍ほど能力を上昇させることができれば、優秀な付与術士と言われている。

その中でオルンの上昇値は約二倍。

平均的な付与術士の魔術と比べても、かなり見劣りするレベルだった。なぜこんな低レベルの付与術士が勇者パーティに入っているのか不思議でならなかった。

しかし、実際の戦闘に入ると、その印象はすぐに吹き飛んだ。

確かに支援魔術の上昇値は低い。だけど魔術の発動速度が異常だった。私も魔術の発動速度には自信があった。そんな私が魔術を一つ発動する間に、オルンは四つ以上の魔術を発動していた。

人はこんなにも速く魔術を発動できるものなのかと、その光景を目の当たりにしても信じられなかった。

更に支援魔術は全て網羅していると自負のあった私でも、見たことも聞いたこともない魔術をいくつも使っていた。

恐らくは独自に開発した魔術だとは思うが、その効果は支援魔術の上昇値が低いという欠点を補って余りあるほどのものだった。

状況判断能力、先読み、的確なタイミングでの魔術サポート、どれを取っても私よりも上で、オルンのその姿は私が理想とする付与術士そのものだった。


「私がオルンを評価している点は、状況適応能力の高さだ。教導探索は五十人を超える大所帯で大迷宮を攻略していくことになる。これだけの数で大迷宮に潜れば、道中で不測の事態が起こらないとも言い切れない。そんなときにオルンがいてくれると心強いんだ」

共同討伐のとき、初めて私の指揮の下で戦闘をしたはずなのに、数分もすると考えをすべて理解しているかのように、私が指示する前に私が求めていることを実行に移していた。

オルンであれば、私では読めない状況ですら容易に最適解を導き出し、最良の結果を出すことができると思っている。

「そこまで評価してもらっているとは思っていませんでした……」

オルンが困ったような笑みを浮かべながらそう言う。

この雰囲気は断られるかもしれないな。

「あ、あの！　私もその教導探索に新人として参加するんです……！　それで、オルンさんにも参加していただけると、その、嬉しいな、と、思いまして……」

今まで空気を読んで黙っていたソフィアが、最高のタイミングでアシストしてくれた！　ソフィア、ありがとう！

「…………わかりました。協力します。でも、そこまで期待しないでくださいね？　俺にだってできないことはありますよ」

「本当か⁉　ありがとう！」

「ただし、一つだけ条件があります」

話が纏まったと思ったところに条件を持ち出された。

一体どんな条件だろうか？　莫大《ばくだい》な報酬か？　それとも《夜天の銀兎》の機密情報の開示などか？　流石にそれは難しい……。

「……なんだ？　私にできることなら善処しよう」

「俺は今日から剣士――前衛アタッカーにコンバートしたんですよ。セルマさんは付与術士としての俺を評価してくれたみたいですけど、教導探索には剣士として同行させてもらいます」

…………コイツは何を言っているんだ？　あれだけ付与術士としての才能に溢《あふ》れているのに、なぜ今更前衛アタッカーになるなんて言い出しているんだ？

オルンの真意はわからないが、もしも不測の事態が起これば、流石に本職である付与術士として立ち回ってくれるだろう。

「わかった。その条件を飲もう。オルンには前衛アタッカーとして教導探索に同行してもらう。では、明日の二十時に《夜天の銀兎》の本部まで来てくれないか？　そこで詳細や報酬について話したい」

「わかりました」

◇

「それでね!?　私の目の前に現れると、一瞬でオークの集団を倒しちゃったんだよ！」

食事が終わりオルンとは店で別れ、今は二人で自室のある《夜天の銀兎》の本部に向かっているところだ。オルンが目の前にいたときは静かだったソフィアだが、オルンがいなくなった途端に饒《じょう》舌《ぜつ》に今日のことを語り出した。

元々ソフィアは人見知りをするため初対面の相手とは上手く話せないが、心を開いた相手には自分からグイグイと行くタイプだ。

それにしてもここまで上機嫌なソフィアを見るのは久しぶりかもしれない。

「まぁ、あいつなら仮にオークが数十体いたとしても、結果は同じだっただろう」

「やっぱりそうなんだ。なんと言っても、勇者パーティに所属していた探索者だもんね。それくらいは余裕なんだね！」

「……私だってできるぞ？　オーク百体が相手でも無傷で勝てるさ！」

「わかってるよ。お姉ちゃんは一番すごい付与術士だって知ってるもん！」

複雑な気分だった。私が世間で大陸最高の付与術士と呼ばれていることは知っているし、ついこの前までは、その自負があった。

しかし、オルンの戦いを見て、その自信は粉々に砕け散った。

それに、私のパーティはこの一年まともに深層の探索ができていない。

もしオルンが私のパーティに加わってくれたら、今の状況を打開してくれるのだろうか？

弱気になる自分に活を入れる。ソフィアの前でこんな弱音を吐くわけにはいかない。私は妹に尊敬される姉であり続けたい。

「あぁ、当然だ。これからも一番の付与術士で居続けてやるさ」

これは私自身への誓いでもある。先月見た私の理想とする姿。それに近づけるよう、努力を続けていく。

「私は一日でも早く、お姉ちゃんと肩を並べられるような探索者になれるようにがんばる！」

「だからって、もう勝手に一人で迷宮に行ってはダメだぞ？」

「わ、わかってるよぉ……」

それにしても、ソフィアを見捨てたというパーティにはどんな仕打ちをしてやろうか。

クランの仲間で、しかも私の可愛い妹だ。見捨てたのであれば、報復される覚悟も持っているはずだよな？

メンバーの名前も聞き出しているし、すぐにでも実行できるが、今は教導探索の方に集中するべきだな。

◇

二人で雑談をしていると、あっという間にクラン本部に着いた。

「私は少し用事があるからソフィアは部屋に戻っていてくれ。先に寝ていても構わないぞ？」

「帰ってくるの遅いの？」

「いや、そこまで遅くはならないと思う」

「それじゃあ、起きて待ってる！　お仕事がんばってね！」

ソフィアは笑顔でそう言うと、自室の方へ向かって歩いて行った。

あぁ、私の妹は世界一可愛い！

◇

本部内を歩き目的の部屋の前に着いた。一呼吸置いてからドアをノックする。

「……入ってくれ」

その声を確認してからドアを開け部屋の中へ入る。

「失礼します、総長。夜分遅くにすみません」

そこは書斎のようになっていて、中心には机があり、そこで書類仕事をしている男性がいた。

彼の名前はヴィンス・ブライアース。歳は三十すぎで茶髪に黒い瞳をしている。彼が《夜天の銀兎》のトップで、団員からは総長と呼ばれている。

彼がクランのトップになったのは去年の話だが、クランが一番ごたついていた時期を、見事な手腕で立て直したことにより、団員は総長に全幅の信頼を置いている。

「セルマか。何かあったか?」

「二点ほど、ご報告したいことがありまして」

「ふむ……」

総長は動かしていた手を止めて、目線を書類から私の方へ移した。

「まず一点目が、勇者パーティについてです。――っ⁉」

勇者パーティという単語を聞いた総長から尋常じゃないプレッシャーが放たれ、私は息を飲んだ。

「……悪い。まさかあのパーティの話題とは思わず。続けてくれ」

「はい、勇者パーティの付与術士であるオルン・ドゥーラがパーティを脱退したようです」

「………キミを疑うわけではないが、真実か？」

総長は納得のいっていない表情で確認をしてきた。

私も第三者から聞けば、信じられなかっただろう。

「事実です。先ほど偶然本人と会いまして、その時に口にしていました」

「……本人が言っているなら本当だろうな。調べればすぐにわかる嘘を、わざわざつく理由もないだろう」

私は総長の呟きに対して首を縦に振り肯定してから、更に話を続ける。

「これで、勇者パーティの弱体化は間違いありません。あのパーティはオルンがいなければSランク——深層にはたどり着いていないはずですから。これで《夜天の銀兎》がトップに戻れる可能性が上がったと考えます」

オルンを除く勇者パーティのメンバーも確かに練度は高かったし、連携も申し分なかった。

しかし、全員がSランクに匹敵する実力者かと問われると、自信を持って『イエス』とは答えづらい。

勇者パーティはオルンの支援によって、全員が一段階上のステージに引き上げられている。そのため九十四層到達という偉業を成すことができたと言われた方が納得できる。

「オルン・ドゥーラについては先月も聞いた。しかし本当にそうなのか？　キミ以外で彼を評価している者がいないのだが」

「付与術士は評価されにくいものです。我がクランにも優秀な付与術士が何人もいますが、世間の注目を集めているのは私だけであることがその証明です」

「それを言われると耳が痛いな……。付与術士の売り出し方も、もう少し考えないといけないな」

「いえ、責めているわけではありません。これが事実というだけです。私も宣伝の仕方については検討していますが、これと言えるものは思いついていません」

「それは追々の課題だな。……話を戻すが、勇者パーティの大迷宮攻略が進まなかったとしても、今のままでは《夜天の銀兎》が九十四層に到達するのは不可能だ。よって追いつくことはあり得ない」

「……おっしゃる通りです。そこで二点目の報告ですが、明後日から行う教導探索にオルンが同行することになりました」

「……彼に何を差し出した？」

「いえ、何も。運良く話が進んでくれまして。報酬は支払うことになりますが、その金額も法外なものにはならないと思います。詳細については外で話すわけにはいかなかったので、明日の夜に彼がクラン本部を訪れ、その時に詰めることになります。――ただ、同行の依頼をする際に我がクランの状況を摑まれた可能性があります」

「スポンサーの件か？」

「はい」

《夜天の銀兎》はスポンサーである多くの貴族たちから多額の資金を援助してもらっている。

うちは様々な商売に手を伸ばして成功をしているが、それでもスポンサーからの援助金がクランの収入の五割強を占めているため、援助を打ち切られると厳しいのが現状だ。

《夜天の銀兎》は、一年前まで現役探索者の中で一番深い階層まで探索を進めていた。

しかし、勇者パーティに並ばれ、うちのパーティの絶対的エースの離脱も重なり、今では二層も離されてしまった。

これにはスポンサーたちもご立腹で、あまり波風を立てたくない状況にある。

今回の教導探索もスポンサーたちが求める中層の素材を更に入手できるようにするためにと、スポンサーよりあのような杜撰《ずさん》な計画の指示を受けた。

これ以上、スポンサーの怒りを買いたくないことと、我々にも実行するメリットがあったためやむを得ず承諾したというのが、この件の背景だ。

「……既に勇者パーティを抜けているのであれば、警戒をする必要もないと思うが、念のためだ。明日は私も同席する」

「わかりました」

「それで？　教導探索には、同行者から第一部隊に上げる者を選定する目的もあるわけだが、キミはオルン・ドゥーラを第一部隊の五人目にしたいと考えているのか？」

第一部隊とは私がリーダーを務めているSランクパーティのことだ。現在、九十二層まで到達している。

第一部隊の最終目標は、当然、南の大迷宮の攻略。つまり百層のフロアボスを倒し、最奥にある巨大な魔石――通称ダンジョンコア――を手に入れることだ。

その他にも《夜天の銀兎》には多くの探索者、パーティが在籍している。

彼らはランクごとに分けられ、Aランクパーティが第二部隊、Bランクパーティが第三部隊と呼ばれるグループに分類されている。

「それも選択肢の一つと考えています」

「オルン・ドゥーラが優秀な探索者であることは理解したが、彼は付与術士なのだろう？　既に第一部隊には、自他ともに認める優秀な付与術士であるキミが居る。我々は去年、絶対的エースだった前衛アタッカーを喪《うしな》っているんだ。その後任として更に付与術士を加入させても、良い結果に繋《つな》がるとは到底思えない。パーティのバランスを考えると許可することはできないな」

「そう、ですよね……」

総長の言うことは尤《もっと》もだ。

五人目としてオルンを入れた場合、後衛が四人、前衛が一人となってしまう。この編制で深層の攻略はできないだろう。

やはり当初の予定通り、他の同行者の中から第一部隊に引き上げる方が現実的か。そもそも彼が《夜天の銀兎》に入ってくれるかも分からない状況だ。可能性の有無で言えば、入ってくれない可能性の方が高いと思う。

「とはいえ、教導探索に同行してもらう分には問題ない。勇者パーティメンバーとしていくつもの修羅場を潜《くぐ》り抜《ぬ》けてきているはずだしな」

「わかりました。報告は以上となります。失礼いたします」

私は総長の執務室を後にする。

……八方ふさがりだ。せっかく勇者パーティが自滅しそうだというのに、私たちは去年から一歩も前に進めていない。この状況をどう打開すればいいんだ……。

「はぁ……とりあえず、今はソフィアに癒《いや》されたい」

第二章　教導探索《きょうどうたんさく》

◇　◇　◇

ソフィアやセルマさんと食事をした日の翌日。

明日から大迷宮探索をすることになったため、回復薬などの消耗品を買いに、俺は以前から通っている雑貨店へと向かった。

「じいちゃん、こんにちは」

「おぉ、オルンか、久しぶりじゃのぉ」

雑貨屋の店主は、すっかり白くなった長い髭《ひげ》を蓄えている、六十歳前後のおじいちゃんだった。

この街に来て探索者になりたての頃から、この店にはよく足を運んでいた。あまり稼げていなかった時は割引をしてくれたり、試作品をタダでくれたり、時には人生の先輩としてのアドバイスをくれたりと、じいちゃんにはすごく世話になっている。

「久しぶりってほどでもないでしょ。四日前に来たばかりじゃん」

「そうだったかの？　最近は客足も増えて色んな人と話す機会が増えたからのぉ」

「繁盛しているようでなにより」

「ほっほっほ。これもオルンのおかげじゃよ」

「俺は何もしてないよ。単純にじいちゃんが作る薬や商品が良い物ってだけ」

「儂《わし》は知っておるよ。お主が儂の店を宣伝してくれていることを。探索者のトップになっても変わらずに、儂の店を利用してくれているだけでもありがたいのに、宣伝までしてくれて、オルンには本当に感謝しとるんよ」

じいちゃんが、いきなり俺に感謝を言ってきた。

「突然どうしたの？　それに世話になっているのは俺の方だよ」

「感謝はいつ言ってもいいんじゃよ。言えるときに言っとくもんじゃ」

確かに、ある日突然、別れが訪れることもあるもんな。

『感謝は言えるときに言っておく』か、じいちゃんには教えてもらってばっかりだ。――それなのに、もう恩返しができないかもしれない。

「……じいちゃん、ごめん。実は、もう勇者パーティの一員じゃ無くなったんだ……。だから多分、これ以上この店の宣伝はできなくなる……」

今までこの店の宣伝は勇者パーティの知名度を利用して行っていた。俺個人は有名じゃないし、勇者パーティの一員でも無くなった俺には、周囲への影響力があまりない。

勇者パーティで無くなったこと、これ以上この店の宣伝ができないことを打ち明けると、じいちゃんはいつもと変わらない柔らかい表情で俺の頭を撫《な》でてくる。

「子どもが何を気にしとるんじゃ。お主と出会ってからそろそろ九年が経《た》つ。九年間もこんな老いぼれの話し相手になってくれている、それだけでも充分感謝しとるんじゃ。そんなことは気にしないでいい。それにのぉ、オルンの宣伝で増えた客を離さないようにするのは、儂の努力次第じゃよ。オルンは充分にやってくれた。ありがとう」

「そんなの、俺の方こそ、ありがとう、だよ」

俺はじいちゃんの優しさに触れて、涙が堪えられなくなった。

普段なら泣かなかったと思うが、勇者パーティを追い出されたことは、俺自身が思っているよりも心にダメージがあったみたいだ。

生まれた頃から一緒にいたオリヴァーにパーティを追い出されたときは、今までやってきたことを否定された気分だった。だからこそ余計に九年来の付き合いのあるじいちゃんに肯定されて、すごく救われた気がした。

いつも、じいちゃんには俺の愚痴《ぐち》を聞いてもらっている。

いつも、じいちゃんには助けられている。

いつも、じいちゃんは俺の味方でいてくれる。

家族がいない俺は、じいちゃんのことを本当のじいちゃんのように思っている。この人のことは裏切ってはいけない。改めてそのことを認識して、心に固く誓う。

◇

じいちゃんの店で必要なものを買い揃《かそろ》え、迷宮で魔獣相手に軽く体を動かしてから、明日からの教導探索の件で《夜天《やてん》の銀兎《ぎんと》》本部を訪れた。

「……中も圧巻だな」

これまでは《夜天の銀兎》本部の外観を通りかかる時に見る程度で、中に足を踏み入れるのは今日が初めてだ。

中は、勇者パーティ時代にスポンサーであるフォーガス侯爵が主催したパーティに使用された、最高級ホテルのラウンジにも引けを取らない。あまり調度品に詳しくない俺でも価値の高いものだとわかる物がいくつもある。

「来たか、オルン」

俺が入るなり、ラウンジの休憩スペースの椅子に座っていたセルマさんが話しかけてきた。

「こんばんは、セルマさん。初めて中に入りましたけど、立派なラウンジですね」

「ありがとう。まぁ、ここは入り口ってことで気合が入っているが、他の場所はここまでではないぞ。それでは早速案内する。付いてきてくれ」

セルマさんの後ろを付いて行く。

セルマさんの言う通り、建物の奥の方へ行くと調度品などのランクが下がったように思う。とはいえ、探索者にとってはこれでも充分立派と思えるレベルだが。

案内された部屋の中に入ると、そこは会議室のようになっていて、三十代前半の男性が座っていた。

男性は《夜天の銀兎》を象徴する黒と青を基調とした服を着ていて、左胸にはクランの紋章が刺《し》繡《しゅう》されている。

（事務の人か？　それにしては雰囲気のある人だな）

「オルン、紹介する。この人が《夜天の銀兎》総長であるヴィンス・ブライアースだ」

なるほど。この人がクランのトップか。なら纏《まと》っている雰囲気にも納得だな。

今回の背景を察するに教導探索は絶対に成功させないといけないだろうし、そこに部外者の俺が参加するんだから、誰かしらクランの幹部が出てくるとは思っていた。

とはいえ、トップ直々にとは、どんな意図があるのやら。そんな暇な人でもないだろうに。

「初めまして、オルン君。ヴィンス・ブライアースだ。キミの噂《うわさ》は聞いている。一度話してみたいと思っていたところに、今日ここに来るという情報を耳にしてね。急遽《きゅうきょ》来させてもらった」

……俺の噂？　そんなの聞いたこと無いし、俺は有名人じゃない。勇者パーティでも俺の情報は必要最低限のものしか出していないはずだが、いったいどんな話を聞いているんだ？

「初めまして、オルン・ドゥーラです。《夜天の銀兎》の総長にお会いできるなんて光栄です」

「そんなに警戒しなくてもいい。君が勇者パーティを抜けていることも聞いている。我々が腹の探り合いをする必要はないだろう？」

……何を考えているのか読めないな、この人は。

人は大抵考えていることが表情に出る。それこそ社交界を主戦場にしている貴族でもなければ、表情から考えていることが多少なりともわかるものだが、この人からは何も読み取れない。

勇者パーティと《夜天の銀兎》のそれぞれの大口スポンサーは所属している派閥が違う。

大迷宮の到達階層が同じになった時は、スポンサーから非人道的な妨害行為を指示されたこともあった。

貴族の事情をこっちにまで持ち込んできてほしくないが、資金援助をしてもらっている手前、無下にもできず、非人道的なことは実行しなくとも、お互いに足の引っ張り合いはしていた。

あの時は本当に辟易《へきえき》したもんだ。

《夜天の銀兎》内部のごたつきと勇者パーティが階層を進めたことで、そのような指示は鳴りを潜めた。とはいえ、勇者パーティのスポンサーはともかく、《夜天の銀兎》のスポンサーは今の状況を面白く思っていないだろう。

「……そうですね。それで今日は明日からの教導探索の詳細について説明があると聞きましたが？」

「あぁ。説明はセルマがするよ」

その言葉を受けて、セルマさんが口を開く。

「概要についてては昨日話した通りだ。三日間で大迷宮の一層から五十一層まで一気に攻略する。具体的には一日目は二十一層まで、二日目は三十六層まで、三日目は五十一層まで、だな」

改めて聞いても無茶なスケジュールだな。この計画を立てたやつは、大迷宮のことを大して理解していないうえ、自信過剰な上級探索者の意見だけを参考にしやがったやつだろう。

「……新人を連れて行くということは、日帰りですよね？」

「そうだ。流石《さすが》に新人が迷宮に泊まり込むのは、精神的な負担が大きすぎる」

最短ルートを進み、フロアボスを上級探索者が倒すのであれば、行ける、か？

「次に道中の魔獣についてだが、新人は十組のパーティが参加する。進行方向から現れた魔獣についてはローテーションで新人パーティに戦ってもらい、左右や背後から現れた魔獣は引率者が倒すことになる」

引率者というのが、俺やセルマさんたち上級探索者のことだろう。

十組のパーティがローテーションで戦い、不意打ち気味に現れた魔獣は上級探索者が対処するなら、確かに新人の負担は少ない。単純計算で普段の探索の十分の一以下の戦闘回数で済むのだから。

まぁ移動の疲労を考慮するとトントンのような気もするけど……。

「参加する引率者は私とオルンを含めて五人。それぞれ二つのパーティを受け持ち、担当の新人パーティが戦闘中ピンチに陥った際には戦闘に介入してくれ。上層では新人パーティに戦闘の組み立てを自分たちでやらせる。中層に入ってからは引率者が戦闘の指示を出してほしい」

南の大迷宮は大きく四つの区分に分かれている。

一層から三十層までが上層、三十一層から六十層までが中層、六十一層から九十層が下層、九十一層以降が深層となっている。

当然階層を進むほど、出現する魔獣は強力になるし、階層自体が広大になっていく。

そしてパーティのランクも四段階に分かれている。

パーティメンバーの平均到達階層が上層ならCランク、中層ならBランク、下層ならAランク、深層ならSランクとなる。

「大体のことは話したが、質問はあるか？」

質問だと？　この計画にはツッコミどころが多すぎる。だけど、それは承知の上での計画なんだろうから言ったところで仕方がない。一番気になるところだけ聞くか。

「では、一つだけ。何故《なぜ》引率者が五人だけなんですか？　こんな無茶なスケジュールを組んでいるんですから、Aランクパーティを複数連れて行って、道中の魔獣を含めて全部上級探索者に任せればいいと思うんですが」

「それは……、確かに目的は新人探索者を五十一層まで連れて行くことだ。しかし、せっかく上級探索者のサポートがある迷宮攻略なんだ。こんな良い環境は滅多にない。新人の成長に繋《つな》がる機会を潰すのは勿体《もったい》なくないか？」

どう考えても建前だ。この計画は結果を重視するべきだ。過程なんてどうでもいい。それは《夜天の銀兎》もわかっているはず。それでも、そのメンバーで行くことを決めたのには、もっと別の理由があるはずだが、流石に教えてもらえないか。

　セルマさんは意外と表情がわかりやすいから、鎌をかければ何かしらの情報は得られると思うが、この場にはヴィンス・ブライアースが居る。余計なことをしても自分の首を絞めることになりかねない。

「わかりました。大変な三日間になりそうですが、協力します」

「ありがとう。次に報酬についてだが、前金で金貨二枚、報酬で金貨十枚としたいのだが、どうだろうか？」

（かなり高いな……）

　この世界の通貨は、鉄貨、小銅貨、大銅貨、小銀貨、大銀貨、金貨、白金貨の七種類の硬貨で成り立っている。鉄貨の価値が一番低く、白金貨が一番高い。それぞれ十枚で一つ上の硬貨と同じ価値がある。感覚的には庶民であれば金貨一枚あれば、ひと月は普通に生活できると思う。

「俺としては問題ありませんが、高くないですか？」

「それだけオルンを高く買っているということだ。明日から頼むぞ」

「わかりました。俺なりに精一杯やります」

　結局ヴィンスさんは途中からひと言も発することなく話が終わった。

　本当に何しに来たんだ？

◇

翌朝、集合場所である大迷宮の入り口から少し離れた広場に向かうと、既にかなりの人数が集まっていた。

そのほとんどが未《ま》だ成人になっていない子どもだ。中には十歳にも満たない子どももいる。流石に十歳未満は不参加でいいだろうに。これもバカ貴族の指示か？

子どもたちのほとんどが、緊張しているのか顔がこわばっているな。ま、仕方ないか。

「おはよう、オルン」

「お、おはようございます」

少し離れたところで待機していると、背後から声をかけられた。

振り返るとそこにはセルマさんとソフィアが居た。

セルマさんは先月の共同討伐の時と同じローブ姿だったけど、ソフィアの方は一昨日とは違う服装をしていた。

今日の服装は他の新人たちと同じものになっている。

正直、一昨日の格好の方が可愛《かわい》かった。この格好も悪くはないけどね。

「おはようございます、セルマさん。ソフィアも、おはよう。二人とも、その服装お似合いですよ」

「あ、ありがとう、ございます」

ソフィアは顔を真っ赤にしながら俯《うつむ》いている。頭から煙が出そうなくらい赤いけど、大丈夫かな？

「……ありがとう。しかし、女の扱いに慣れている感じだな。これまで特定の人でもいたのか？」

セルマさんが、からかうような表情で質問してくる。

それを聞いてから、ソフィアはなぜか焦ったような様子だが、どうしたんだ？

そんな詮無きことを考えていると、突如脳裏に銀髪の少女の姿がよぎる。――が、すぐにその姿はぼやけていき、最終的には思い出せなくなった。

……えっと、誰？

一瞬よぎった少女は一度も会ったことのない人物だった。

「……そんな人は過去含めて、一人もいないですよ。勇者パーティにいた頃は、女性のパーティメンバーとも一緒に生活していましたからね。慣れていると感じたのはそれが原因だと思いますよ。そこまで女性との接点も多くありませんし」

「そういえば、勇者パーティは大きな屋敷《やしき》を借りて、そこに全員で暮らしているんだったな」

「ええ。あんなに広くなくていいと思うんですがね。家賃とかもかなり高かったですし」

「あの、オルンさんは、今どこに住んでいるんですか？」

「ソフィア、オルンの住んでいる場所を聞いてどうするんだ？　もしかして押しかけるのか？」

セルマさんが冗談交じりにソフィアをからかう。

「ち、違うもん！　ちょっと気になっただけだもん！　もう！　お姉ちゃんのバカ！」

「ば、バカ……」

ソフィアにバカと言われたのが余程ショックだったのか、セルマさんは放心状態になっている。

まぁ、自業自得だな……。

でも、ソフィアはセルマさん相手だと、ここまで言えるんだな。相手が家族だからかもしれないけど。それでも気心の知れた相手が居るのは、正直羨ましい。俺には、そういう人は居ないから。

「あはは……。今は宿暮らしだね。早く新しい部屋を見つけないといけないなぁ」

「そ、そうなんですね……」

セルマさんが変なことを言ったから、ソフィアも居心地悪そうにしている。その本人は固まってるし、全く……。

「ソフィアはセルマさんと一緒に暮らしているのか？」

「は、はい！　クランの寮の一室を借りて、お姉ちゃんと一緒に暮らしています」

クランが部屋まで手配してくれているのか。流石最大手のクランだな。

だが、そうなると一つ疑問が浮上する。

セルマさんもソフィアも貴族の娘だ。貴族が探索者になるのも珍しいことではないが、貴族の場合は早くても十六歳になってから探索者になる。

それは十歳から十五歳の貴族の子どもは貴族院に通う必要があるためだ。

それなのにソフィアは、何故十四歳でクランに所属しているのだろう。

俺の疑問を察したのか、いつの間にか復活していたセルマさんがこちらに視線を向けてくる。

何か事情があるのだろう。ここは深入りしないようにしようと思い、俺はセルマさんに軽く頷《うなず》いた。

「それで、オルンは何でこんな離れたところにいるんだ？」

セルマさんがやや強引に話題を変える。

「一応部外者ですし、みんなが似たような服装をしているところに俺が交じれば、更に新人たちの不安を煽《あお》ることになるかな、と」

《夜天の銀兎》に所属している探索者は、着ている服は様々だが色合いは黒と青を基調としたもので統一されている。

新人は決まった服を着用しているようだが、以前見かけたこのクランのAランクパーティは各人が個性を感じさせる服装をしていた。

セルマさんも、《夜天の銀兎》の紋章が刺繍されている黒と青を基調とした、新人たちとは違うデザインのローブを着ている。

「確かに新人は皆ガチガチに固まっているな。では、新人の緊張をほぐすために早速力を借りるぞ。付いて来てくれ。ソフィアは自分のパーティメンバーと合流するように」

「うん。わかった。それじゃあ、オルンさん、失礼します」

「またね」

「さて、では、私たちも行こうか。付いてきてくれ」

セルマさんが歩いていったため、その後ろを付いていく。

そういえば、さっき『新人の緊張をほぐすために早速力を借りる』とか言われたけど、俺、何やらされるの？

◇

セルマさんが向かった先には、三人の探索者がいた。

恐らくこの人たちが引率者だろう。恰好《かっこう》から見るに男性の二人はディフェンダー、女性の方は回復術士《サポーター》だろうか？　多分年齢は全員二十代前半だと思う。

「三人とも、おはよう」

「「「おはようございます」」」

セルマさんが三人に挨拶をして、三人もそれに応える。

「三人には先に紹介しておく。彼が昨日通達した協力者のオルンだ。実力は私が保証する」

「……セルマさんのお墨付きですか。それは期待できそうですね」

男の一人が俺に品定めするような視線を向けながらそう言ってきた。

既に俺のことを元勇者パーティの人間だと言っていると思ったが、そんなことはないようだ。

「ああ、大いに期待してくれていいぞ」

セルマさんが煽ってくる。そこまで期待をかけられても困る。

「ハードルを上げないでください……。初めまして。オルンです。ポジションは前衛アタッカーになります。よろしくお願いします」

俺が三人に自己紹介すると、三人も自己紹介をしてくれた。

予想通り男性の二人はディフェンダーで、女性の方が回復術士《サポーター》だった。引率者はバランスの取れた構成になっているな。

というより、もしも俺が付与術士として参加していたら、誰が攻撃役《ダメージディーラー》をやるつもりだったんだ？　中層までのフロアボスならAランクのディフェンダーでもダメージを与えられるけど、本職にはほど遠いだろうに。本当にこの計画は不安しかない……。

「四人とも三日間よろしく頼む！　さて、それじゃあ、新人たちにも挨拶しないとな」

俺たち五人は新人が集まっている場所へと向かう。

「諸君！　おはよう！　以前より連絡をしていた通り、本日より大迷宮の五十一層を目指す！」

俺たちは一段高い石畳に登る。すると、新人全員を見渡すことができた。そしてセルマさんが新人たち全員に語りかける。

セルマさんの声を聞いた新人たちは、全員がセルマさんに注目した。さっきまで話していた子どももいるのに、ちゃんと教育されているんだな。

「ふっ、みんな表情が硬いな。やはりいきなり中層まで行くのは怖いか？　だが安心しろ！　今回の全体の指揮を執るのは〝大陸最高の付与術士〟であるこの私だ。更に不測の事態に備えて強力な助っ人《すけっと》も用意した。紹介しよう、彼の名前はオルン。彼は私たちですら到達していない九十四層に到達している探索者だ！　どうだ？　五十一層まで行ける気になってきただろう？」

　黙ってセルマさんの話を聞いていた新人たちがざわめきだす。

（緊張をほぐすってこういうこと……？）

　確かにここ最近で南の大迷宮の深層を探索しているのは、勇者パーティだけだ。

　昔から、深層は魔境だと言っている深層到達者が多くいる。まぁ実際、九十一層はある意味で地獄だし、好き好んで行く場所ではないけどさ。

　そして、それは新人探索者の耳にも入るくらい有名な話になっている。

　そのため、新人探索者にとって、深層を当然のように探索し帰還してくる勇者パーティに所属している探索者は、まさに雲の上の存在だと思われている節がある。

　そんな人物が、この作戦に同行するんだ。この作戦に不安がある新人にとってはまさに朗報だろう。でも、あんまり持ち上げないでほしい。

「彼は既に勇者パーティを脱退しているが、ここにいる誰よりも大迷宮に詳しい。では、迷宮探索を始めようか」

セルマさんの掛け声に、新人たちは元気よく「『おお！』」と声を上げる。

「十分後に大迷宮へ移動する、各自パーティ単位で列になって待機していてくれ！」

セルマさんが『言いたいことを全部言った』と言わんばかりの満足気な表情で石畳を降りていく。

◇

「さて、引率者は最終確認をするぞ」

全員が石畳を降りてから一ヵ所に集まる。

「すいません。先ほどは失礼な態度を取りました」

さっき品定めするような視線を向けてきていたディフェンダーの人が謝ってきた。

「いえ、気にしてませんよ。それと俺の方が年下なので、敬語はいりません。普通に話してください」

「そ、そうか。わかった。それにしても、勇者パーティの人間がうちの作戦に協力して大丈夫なのか？」

「元、ですよ。もう勇者パーティには所属していないので問題ありません」

「話しているところ悪いが、時間も迫っている。最終確認を始めるぞ」

セルマさんの一声で三人の雰囲気が緊張感のあるものに変わった。内容は昨日教えてもらったものと変わっていない。俺が担当するのは第九班と第十班になった。

最終確認を終えて、引率者は自分が担当する新人パーティの元へと向かう。俺も向かおうとしたところで、セルマさんに声を掛けられた。

「第十班は期待の新人たちだ。パーティとしての連携を磨けば、中層でも難なくやっていける実力を持ったメンバーだ。指導をよろしく頼む」

そんな期待の新人をよそ者に託すなよ……。

「……わかりました。できる限りのことはやってみます」

◇

担当する新人パーティの元に向かうと、八人の少年少女がいた。子どもたちから「やった、勇者様だ！」という小声が聞こえた。

勇者じゃないんだけどな……。

列を確認すると第九班が五人、第十班が三人だった。

第十班の中にはソフィアがいた。まぁ、新人なのにオーク十体以上の接近を許しながらも、一人でしばらくの間生き残れていたんだ。期待の新人と言って差支《さしつか》えないだろう。

「さっきセルマさんから紹介のあったオルンだ。三日間よろしく頼む」

俺が挨拶すると新人たちからも「「よろしくお願いします！」」と声が返ってくる。

「それで、第十班は誰か遅刻しているのか？」

基本的にパーティは五人、多くても六人で組むのがセオリーだ。少なすぎると不測の事態に対処できない可能性があるし、多すぎると逆に連携の難易度が跳ね上がる。

更に魔獣は人の多いところを襲う習性があり、人が多すぎるとディフェンダーに攻撃を集中させることが難しい。

以上のことから、今では五人がベストな人数とされている。

「いえ、僕たちは三人パーティなんですよ」

第十班に所属している金色の髪に紫色の瞳をした少年が答える。

なお、二つのパーティは、第九班が男三人女二人、第十班が男一人女二人の構成になっている。

「三人パーティ？　珍しいな」

つい本音を零《こぼ》してしまった。

パーティでは人数が多いよりも少ないほうが危険度は高まる。そんなことがわからないクランではないだろうに、なんで三人なんて構成にしているんだ？

先ほどざっと見た限り六人パーティが二つあった。そこから一人ずつ第十班に移動させればいいのに。新人である今ならパーティ変更は簡単なはずだ。

「それは僕たちについていける人がいないからですよ」

少年が自信満々にそう言う。

なるほど。期待の新人だから、他の新人に比べるとレベルが違いすぎるってことか。にしてもこの少年、この歳《とし》で既にこの態度か。

探索者の中には自分の実力が上がるにつれて、態度が大きくなる人がいる。今の時点でこれだと将来が不安になるな。

……もしかして、性格の矯正も俺の仕事？　……いや、クランには何かしらの意図があるんだろう。うん、そうに違いない。それなら部外者の俺が勝手に手を加えるのは良くないよな。決して面倒だからやらないってわけじゃない。

「そうか、全員そろっているなら問題ない。それじゃ、時間もあまりないし、みんなの名前とポジションを教えてもらっていいか？」

一人一人に自己紹介をさせる。

第九班の自己紹介が終わり、第十班の番になった。

「僕がこのパーティのリーダー、ローガン・ヘイワードです。ポジションは付与術士で、いずれセルマさんを超える男です」

第十班の付与術士がこいつか。

《夜天の銀兎》は全パーティ共通で、付与術士が戦闘中の指揮を執ると聞いている。この少年が指揮を執ることに既に不安を覚えるんだが……。でも、もしかしたら指揮は問題ない可能性もあるし、それは実際の戦闘を見てみないとわかんないな。

「ああ、頑張ってくれ。次」

「はーい！　あたしの名前はキャロライン・イングロット。ポジションはディフェンダーだよ！」

ソフィアではないもう一人の女の子が話し出す。彼女はややくせっ毛の赤みがかったベージュの髪を腰辺りまで伸ばし、翠色《みどりいろ》の瞳をしている。

身長や体格は周りの子どもと同じだが、ある一部分は結構成長している。何処《どこ》が、とは言わないが。

それにしても元気な子だな。

時間も無いし、次に進めるべきだが、次はソフィアだから知っているし、どうしても確かめておきたいことがあるためキャロラインに質問をする。

「鎧《よろい》の類は無いようだが、迷宮に入ってから装備するのか？」

「もー、お兄さんもそんなこと聞くの？　あたしは鎧も盾も装備していないディフェンダーなのだ！」

いや、どや顔でそんなこと言われても……。

ディフェンダーは味方の代わりに魔獣の攻撃を一身に受ける役職だ。鎧や盾は必須のはずだが。

……いや、一人だけいる。勇者パーティ、《夜天の銀兎》に次ぐSランクパーティに、鎧や盾を装備していないディフェンダーが。

「もしかして回避型のディフェンダーを目指しているのか？」

「だいせいかーい！　あたしは魔獣に触れられたくないもん。でも、魔獣をたくさん殺したいから、一番魔獣の近くに居られるディフェンダーになったのだ！」

俺は頭を抱えたくなった。

回避型のディフェンダーは、戦闘経験がその人の実力に直結する。

新人にできる立ち回りではないし、回避型は初見の魔獣に対しては無力だ。

《剣姫《けんき》》という二つ名で呼ばれているSランクの彼女は、特殊な力を持っているから成立しているんだ。

必死に努力すれば彼女に近づくことは可能かもしれないが、同じ土俵に立つことは不可能だと言い切れる。

それに、ディフェンダーになった理由が魔獣をたくさん殺したいからって……。

本当は第十班って問題児の集まりなんじゃないか？　……いや、ソフィアは問題児じゃないから違うか。――あ、でも、セルマさんとの約束破って勝手に迷宮に行っちゃったんだっけ？　それだと一〇〇パーセント問題児じゃないとは言い切れないな……。

「回避型はやめた方がいい。クランではダメだって言われてないのか？」

「言われているに決まってるじゃないですか。それなのにコイツが無視しているんですよ」

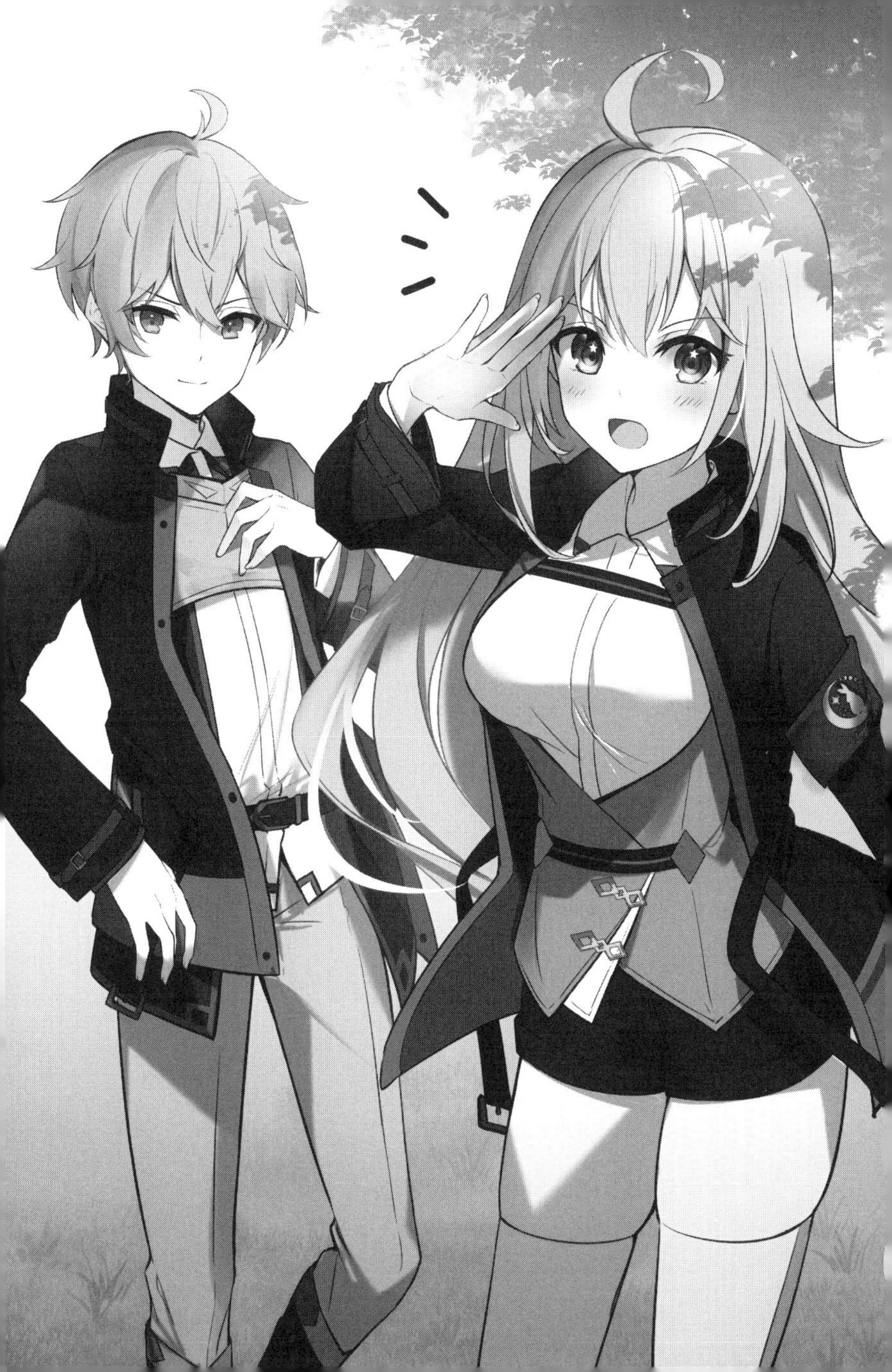

俺の質問にローガンが答える。

「ローガンだって、先生たちの言うこと聞かないじゃん！　人のこと言えないよ！」

先生というのは、新人たちに探索者のノウハウを教えている人のことだろう。

「あ、あの、喧嘩《けんか》は、だめ……！」

ローガンとキャロラインが言い争いをはじめ、それをソフィアが止めようとしている。本当に頭が痛くなってきた。

「はあ……。次」

「はい！　ソフィア・クローデルです！　ポジションは魔術士、後衛アタッカーです」

第九班のメンバーと同じ自己紹介の仕方なのに、何故か安心する。

「よし、全員覚えた。改めてこれから三日間よろしく頼む。他の班が移動を始めているから、俺たちも移動するぞ」

俺が先頭に立ち第八班の後ろを付いて行く。

そして、大迷宮の中へと入っていく。

ついに教導探索が始まった。

「大迷宮では俺が後ろから付いて行くから、お前たちは第七班、第八班に付いていけ」

第九班のリーダーとローガンにそう告げてから最後尾へと移動する。

大迷宮内では新人たちは二列で進み、引率者たちはそれぞれ最後尾と左右の列から出たところで周囲を警戒している。

◇

「ねぇねぇ！　なんで勇者パーティの人がこの探索に参加してるの？　勇者パーティ的にはうちのクランはライバルとは思ってないってこと？」

大迷宮に入ってからしばらく経った頃、キャロラインが話しかけてきた。

他の新人たちは緊張でガチガチに固まっているってのに、この子は地上にいたときと変わっていないように見える。図太いというか、なんというか。

「セルマさんの話を聞いていなかったのか？　俺はもう勇者パーティを抜けてる。だから参加できている。それに勇者パーティとしては、《夜天の銀兎》は脅威だ。常に動向には注目していたよ」

「えー、なんで抜けちゃったの⁉　勇者パーティなんてみんなの憧れの的じゃん！　もったいない！」

ぐいぐい踏み込んでくるな……。裏表も無さそうだし、苦手なタイプだ。

「なんだっていいだろ。お前には関係ないことだ」

「ぶー、ケチー」

思っていたよりもあっけなく引き下がってくれたな。

「あ、そだ！　お兄さんとソフィアって知り合いなの？」

引き下がってくれても、会話は続けるのね……。

「まぁな。それがどうした？」

「んー、大した理由は無いんだけど、ソフィアが教導探索に凄《すご》い人が来るって言っていたから。ね？　ソフィア！」

「……え⁉　な、なに？」

突然声をかけられたソフィアが驚きの声を上げる。

ソフィアは他の新人と同じようにガチガチになっている。

「だからー、教導探索に来る凄い人ってお兄さんのことでしょ？」

「あ、えと、うん。この前オルンさんに助けてもらって。すごく強かったし、勇者パーティの人だっていうから。お姉ちゃんもオルンさんが居れば安心だって言ってたし」

「そかそか。それなら安心だね！　なら、ソフィアもそんなに緊張しなくても大丈夫じゃない？なんたって勇者様であるお兄さんが居るんだから！」

「う、うん。そうだね……！」

「……勇者じゃないけどな」

もしかしてこの子、ソフィアの緊張をほぐすために、この会話を広げてた……？　自由奔放な子かなと思ったけど、意外に気配りができるのかな。

◇　◇　◇

二体の白い狼のような魔獣が《夜天の銀兎》の集団の後方から迫ってくる。

ホワイトウルフ《ホワイトウルフ》が自身の嗅覚を頼りに着実に近づいていく。

しかし、ホワイトウルフが《夜天の銀兎》の集団に追いつくことは無かった。突如隆起した地面が槍《やり》のように変化してホワイトウルフを串刺しにしたためだ。

地面が隆起した理由は単純。オルンが時限式の魔術を地面に発動していたから。

串刺しにされたホワイトウルフはそのまま黒い霧となり、魔石だけがその場に残る。

オルンはキャロラインと会話をしながらも、はるか後方の魔獣の気配を察知していた。

更に今自分がいる場所を魔獣たちがいつごろ通過するのかを逆算し、その時間に魔術が発動するように地面に設置をしていたのだ。

オルンは迷宮に入ってから、既に数回魔獣を討伐している。

仮にオルンが倒していた魔獣たちが集団に追いついた際は、当然戦闘が起こって進行が止まることになる。

引率者たちは運よく魔獣の接近が少ないと思っているが、実際にはオルンが背後の魔獣を誰にも気づかれることなく討伐していたのだった。

◇　◇　◇

大きなトラブルも起こらず、俺たちは順調なペースで進んでいき、予定よりも早い時間で二十層まで到達していた。このペースなら、あと十分も掛からずにフロアボスのところへ行ける。フロアボスは引率者であれば簡単に倒せるだろうし、今日はこのまま終わりそうだな。

ここに来るまでに第十班も何度も戦闘をしている。

三人であることを懸念していたが、教導探索中は三人編制でも問題ないと思うようになっていた。

まずはローガン。彼は支援魔術の選択、発動タイミング、支援魔術の上昇値、全てが高い水準でできている。

今日は上層ということで、戦闘はすぐに終わってしまったため判断できない部分もあるが、長時間の戦闘でもそのレベルが維持されるなら、既にAランクのパーティに入れても活躍できる実力がある。

攻撃魔術も付与術士に求められているレベルはクリアしているし、彼があんな不遜な態度を取ってしまうのも納得してしまった。まさしく天才だ。

ただ、指示に関してはお粗末と言わざるを得ない。まぁ、これに関しては多くの戦闘経験が必要だから、これからもっと良くなるだろう。

続いてキャロライン。回避型のディフェンダーを目指すと言っている通り、高い俊敏性を持っていて、上層では素早い部類に入るホーンラビットやホワイトウルフですら翻弄していた。

しかし、問題点もある。まずは魔獣を見つけるとすぐに突っ込むところ。ディフェンダーであるし、接近するのはいいが、彼女の場合は攻撃される前に攻撃しろ！　の精神で戦っているようで、見ていてハラハラする。

また、彼女の武器がダガー二本であること。ダガーは彼女の身軽な動きにはマッチしているが、このパーティは三人編制で前衛は彼女しかいない。そうすると殲滅《せんめつ》力が低いという点で不安が残る。

最後にソフィア。彼女に関しては他の二人のレベルが高いため、比べてしまうと若干見劣りしてしまうが、魔術の威力、発動までの時間ともに新人とは思えないほどレベルが高い。

彼女の性格故なのか、あまり積極的な行動ができていなかったが、そこは仲間と打ち解けて行けば改善されるだろう。

上級探索者と比べてしまうと当然まだまだではあるが、新人としては欠点らしい欠点も無く、今後の成長が楽しみな子だ。

第九班は……、うん、今後に期待って感じかな。

そんなことを考えていると俺とセルマさんを除いた引率者三人が二十層のフロアボスを倒した。

ひとまず、今日はこれで終了か。もっと問題が発生すると思っていたが、クラン内での取り決めがあるんだろう。少し判断に迷うような場面に出くわしても、誰も動揺せずに対処できていた。

ここまでスムーズにいくとは正直思っていなかった。

俺は《夜天の銀兎》という組織を過小評価していたようだ。とはいえ、明日からは中層に入ることになる。進む階層は今日より少ないが、ハードになるのは間違いないだろう。


二十一層に到達し、新人たちが順番に水晶にギルドカードをかざす。それが終わってから全員で地上へ移動した。予定よりも早く終わったとはいえ、日はとっくに沈んでいる。新人たちの中には緊張も相まって疲労がピークに達している者が何人も見受けられる。

新人に今日の探索は酷だよな。

本当にこの計画を立てた、浅慮《せんりょ》なバカ貴族には説教をしてやりたい。

全員で朝集合した広場まで移動し、そこでセルマさんが新人たちに労《ねぎら》いの言葉を掛け、今日は終了となった。

流石に俺も少し疲れたため、適当に夕飯を済ませてとっとと寝ようと思っていたが、セルマさんに声を掛けられる。

「オルン、新人たちはどうだった？」

「そうですね、第九班は今後に期待、第十班はセルマさんの言っていた通り期待の新人でしたが、連携はあまりできていませんでしたね。特にキャロラインは、今のままだと不安しかありません」

「ははは……。あれでも前に比べればだいぶマシになったんだけどな」

セルマさんが、残念そうな顔で呟《つぶや》く。

あれでマシとは、以前はどんなだったんだ……。

「それじゃ、明日も頼むぞ」

「えぇ、おやすみなさい」

セルマさんと別れ、夕食の準備をするために街を歩く。

◇

「やっぱり、こう来るか……」

教導探索二日目の朝、俺は日課である新聞を読んでいた。その新聞の一面には、勇者パーティの付与術士が交代したことが書かれていた。

内容はこうだ。

『昨日、勇者パーティの付与術士が交代したという情報が入った。

独占取材をすることができた我々が、インタビューで得た情報をこの紙面に書き記す。

まず、付与術士が交代となった最大の要因は、前任者であるオルン・ドゥーラの実力不足にあった。

勇者パーティのリーダー、《剣聖》オリヴァーも付与術士が迷宮攻略に必要不可欠な存在であることは理解していたため、これまで付与術士としてオルン・ドゥーラをパーティに所属させていた。しかし、《剣聖》オリヴァーはオルン・ドゥーラの実力が平均的な付与術士よりも、更に低いことを知らなかった。

つまり、勇者パーティはそのような実力不足の付与術士をパーティに入れながらも、前人未到の南の大迷宮九十四層到達という偉業を成したことになる。

昨日より新たに加入したフィリー・カーペンターは西の大迷宮で活動していた探索者だ。

その実力は〝大陸最高の付与術士〟と謳《うた》われている、《夜天の銀兎》のセルマ・クローデルに迫るものであるらしい。

新たな仲間を加えた勇者パーティの更なる大迷宮攻略に、弥《いや》が上にも期待が膨らんでしまう』

この記事を書いている新聞社は、勇者パーティのスポンサーと太いパイプを持っているため、勇者パーティの情報はこの新聞社が事実上独占している。

だからって、ここまで俺を貶《おとし》めなくてもいい気がするんだが……。

他にも大手と呼ばれている新聞社は二社ほどある。両社とも勇者パーティの情報は取り扱っておらず、他のクランやパーティの動向をメインに書かれている。

「せめて教導探索が終わるまでは、待ってほしかったな」

昨日の新人たちの俺に向けてきていた尊敬の眼差《まなざ》しが、変わりそうで怖い。

特に第十班のローガン。今日から行く中層では俺が指揮を執ることになるが、自尊心の高いあいつが俺の指示に従ってくれるかどうか……。

ちなみにこの国の識字率は他国に比べて非常に高い。これは国が推進しているためだ。

七歳前後の子どもを一ヵ所に集めて、定期的に読み書きや簡単な計算の指導をしてくれている。

離れた場所にある村の子どもは、教育者自らが出張という形で定期的に訪問して来て、指導してもらえる。そのため、村出身の子どもでも必要最低限の読み書きと計算はできる。

流石に新人たち全員がこの新聞を読んでいるとは思わないけど、もし読んだ新人がいたら、俺への印象が変わってしまうのは、容易に想像できる。

「はぁ……、考えても仕方ない。とりあえず、集合場所に向かうか」

◇

「オルンさん！」

集合場所に向かって歩いていると、後ろから声を掛けられた。

振り返るとそこには、腰まで伸びた藍色の髪が似合う美少女がいた。

彼女の名前はルーナ・フロックハート。勇者パーティに所属している回復術士だ。

勇者パーティにいた頃、メンバーの俺に対する扱いが徐々に悪くなっていく中で、彼女だけは昔と変わらずに接してくれていた。

俺がパーティを追い出された時は実家に用事があったらしく、勇者パーティで借りている屋敷にはいなかった。もしもあの場にルーナが居れば、もしかしたら俺は追い出されていなかったかもしれない。

とはいえ、ルーナがいないあのタイミングだからオリヴァーも話を切り出したんだろうし、結果的には早いか遅いかの違いでしかなかっただろう。

なんかこんな言い方だと、まだ勇者パーティに未練があるみたいだな。もう割り切ってるはずなんだが。

「久しぶり、ですね。オルンさん」

「……そうだな」

実際にはまだ四日しか経っていないが、すごく久しぶりにルーナの顔を見た気がする。

「すみません、これから大迷宮に潜るというところで声を掛けてしまって」

どうやらルーナは俺が《夜天の銀兎》に協力していることを知っているようだ。

まぁ《夜天の銀兎》関連の情報ならすぐに耳に入るか。オリヴァー辺りからいちゃもんを付けられるかもとか思っていたが、あの記事を見る限り俺なんか眼中に無さそうだし、余計な心配だったかな。

「いや、大丈夫。それで何か用か？」

「その……」

ルーナが視線を下げながら一瞬言いよどむが、すぐに視線を俺の方へ戻す。

「オルンさん、私たちのパーティに戻ってきてくれませんか？　私たちにはオルンさんの力が必要なんです！」

なんとなくそう言ってくるんじゃないかとは思っていた。彼女は俺のことを高く評価してくれていたから。

「……それはパーティの総意か？　今朝の記事を見る限りそうとは思えないが」

「今朝の記事……？　いえ、私の独断です……。しかし！　オルンさんが戻ってきてくれるなら、私が全力でみんなを説得します！」

彼女の目は真剣だった。本気で仲間を説得するつもりなんだろう。

——でも、もう色々と遅い。

「あんな記事が出回った時点で俺が戻るなんて不可能だろ。それに、俺自身もう戻る気がない」

「すみません、今朝の新聞にはまだ目を通せていないので、どのような記事だったのかは分かりませんが……、それでも、約束したじゃないですか！　一緒に大迷宮を攻略しようと！」

なるほど。まだ今朝の新聞を読んでいなかったか。彼女にしては珍しい。それじゃあ、話がかみ合わないはずだ。

「それは俺とルーナとオリヴァーの三人で交わした約束だ。そのオリヴァーが俺を追い出したんだから、その約束はとっくに無効になってる」

「それは、そうかも、しれませんが……」

「……悪いな。時間に遅れるから、もう行く」

少々強引ではあったが、これ以上食い下がられても面倒なため、ルーナに背を向けて広場へと向かう。

◇

広場に着くと新人たちが俺の方へ視線を向けてくる。ただその視線は昨日の尊敬のようなものではなく、戸惑いを孕《はら》んでいた。

昨日あれだけ期待感を煽られて、今朝の記事だもんな。新人たちが戸惑うのも仕方ない。

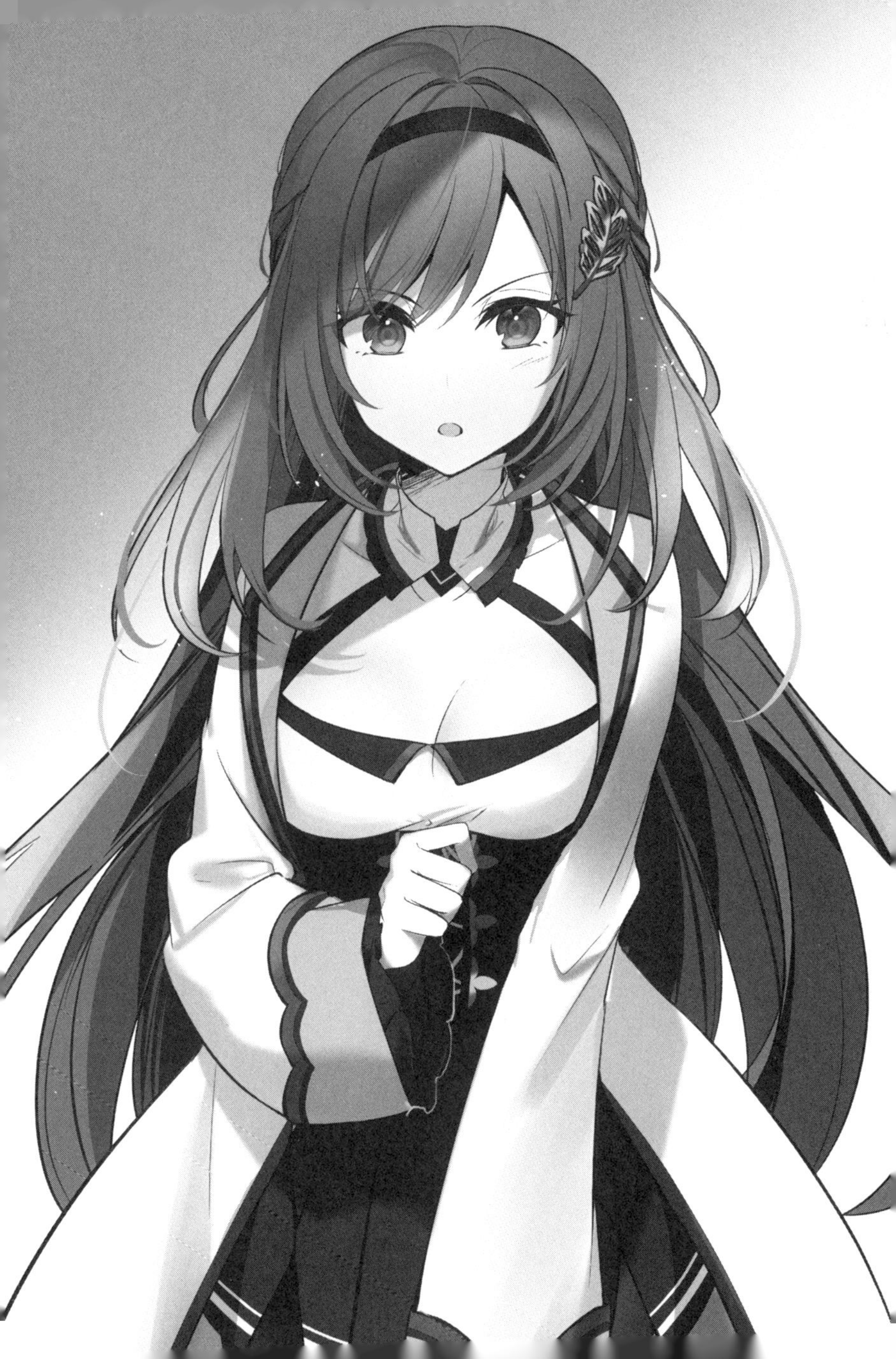

「オルン、すまない」

いつの間にか隣にきていたセルマさんに謝られる。

「セルマさんが謝ることなんて何一つないでしょう」

「しかし、昨日あれだけお前をダシにして新人たちを煽ったのだ。彼らの反応はその反動によるものが大きいだろう」

いつも自信満々な姿を見せていたセルマさんが、弱っているような姿になっている。相当気に病んでいるようだ。

「そんなだと、教導探索を失敗しちゃいますよ。きちんとサポートするんで、堂々としていてください。その方がセルマさんらしいです」

「……ふっ、言ってくれるじゃないか。お前にそこまで言われるとはな。では、私は今日もいつも通りにやっていく。サポートは任せたぞ」

調子を取り戻したようで、セルマさんから力強い声が発せられる。やっぱりこっちの方がセルマさんらしいと思う。

「ええ、お任せを」

◇

「おはようございます。オルンさん！」

俺が第九班、第十班の面々がいるところへ向かうと、真っ先にソフィアが挨拶をしてくる。

「お兄さん、おはよー！」

ソフィアの挨拶に続いてキャロラインも挨拶してくる。昨日から思っていたけど、この子は常に笑顔を絶やさないな。

「……おはようございます」

ローガンは渋々といった具合だ。

第九班の面々は「お、おはようございます」と、昨日と打って変わって俺とどう接してよいのかわかっていないようだ。

第十班はともかく第九班の面々の精神状態があまりよろしくない。

正直に言えば、今朝の記事の内容に自分から触れたいとは思わないが、このままズルズル行くと、探索中に大ケガをする恐れもある。まぁ、そうならないようにフォローするつもりだけどさ。

「みんな、おはよう。全員今朝の記事の内容は把握しているか？」

俺の発言で、第九班の人たちは更に戸惑いの色を強めた。

ソフィアは悲しげな表情をしていて、キャロラインはニコニコと、ローガンは不愉快そうな雰囲気を漂わせているが無表情を取り繕っている。

周知されているのは確定だな。

「記事の内容は、まぁ、ほぼほぼ事実だ。俺は実力不足でパーティを追い出された。だから、お前たちが期待しているような勇者ではない。黙っていて悪かったな」

俺の発言で静まり返った雰囲気に変わる。第九班の面々は残念そうな表情をしている。

ここまでは予定通り。人は落としてから上げると最終的には好印象になる。全ての人に当てはまるわけではないけど、言い方が悪いが相手は子どもだ。

勇者パーティ時代にスポンサー相手に、これまで何度も折衝してきた俺にとっては、この子たちの思考を誘導することは容易《たやす》い。

ここから好印象に持っていくために口を開こうとしたところで、

「で、でも！　オルンさんは強かったです！　十数体のオークを一瞬で倒していました！」

ソフィアがフォローしてくれた。

「……ありがとう、ソフィア――」

俺がソフィアにお礼を言うと、「い、いえ」と顔を真っ赤にさせながら俯く。

「――パーティを追い出されたけど、ソフィアが言ってくれた通り、俺はオークが十数体同時に現れても難なく対処できるくらいの実力はある。深層にも何度も行っているし、勇者パーティの指揮は俺が執っていた。もう勇者じゃないけど、安心してくれ、俺がお前たちを絶対に護《まも》る。お前たちは昨日と変わらずに、全力で探索に当たってくれ」

第九班のメンバーの表情が明るくなる。俺の発言で、ひとまず不安は無くなったようだ。

全く、新聞社もタイミングの悪いことをしてくれる。勇者パーティが動き出すのはもう少し先になるだろうし、記事を出すのももっと遅らせても問題なかっただろ。

俺の話が終わったタイミングで、ちょうど時間になったようだ。セルマさんが新人たちに声を掛け、教導探索二日目が始まった。


探索自体は順調に進み三十一層へと到達した。

さて、ここから先の戦闘の指示は俺が出すことになる。改めて気を引き締めないと、な。

早速中層に入って初めての第九班の戦闘だ。

上層の戦闘で把握したメンバーそれぞれの特徴を念頭に、指示を出していく。

指示に対するレスポンスが遅い。それも加味して早めに、且《か》つ理解しやすいように声を出す。

俺の指示に従って戦闘をしてくれた第九班は、難なく中層での戦闘に勝利した。

これ、結構神経使うな……。

第九班の面々が、この結果に大いに喜んでいる。第九班は、今日初めて中層に来たと聞いている。

俺の指示があったとはいえ、自分たちだけで中層の魔獣を倒せたとなれば、やはり嬉《うれ》しいよな。

そして続いて第十班の戦闘が始まった。

敵は前方にゴブリン五体、やや離れたところにオーク一体の構成だ。

まずはセオリー通りに指示を出して、レスポンスと各人の理解度を確認する。

「キャロラインはゴブリンたちを引き付けろ！　ローガンはキャロラインへの支援魔術とサポート、ソフィアは後ろのオークを片付けろ！」

俺の指示が終わる前に、既にキャロラインがゴブリンに迫っていく。

（猪突《ちょとつ》猛進だな……）

ローガンがキャロラインに各種バフを同時に掛ける。それに加えてソフィアにも【魔法力上昇《マジックアップ》】を発動している。

（並列構築を既にマスターしているのか……。本当に新人かよ、コイツ。とはいえ、ひとまず俺の指示には従ってくれるようで安心した。暴走する可能性も充分考えられたから）

キャロラインはゴブリン五体を相手に、持ち前の素早さを発揮して、翻弄しながら確実に一体ずつ仕留めていく。

ゴブリンの方はどうにかなりそうだな。――問題はオークの方か。

俺が視線をソフィアの方へ移すと、ガクガクと震えているソフィアの姿がはっきりと映る。彼女はつい最近オークに襲われたばかりだ。その時のことがフラッシュバックしたんだろう。

俺はオークに対して【敏捷力低下《アジリティダウン》】を発動し、動きを鈍らせる。それからソフィアに近づく。

「ソフィア、落ち着いて。大丈夫。今のソフィアは一人じゃない。ソフィアには、仲間が、――キャロラインとローガンがいるんだ」

ソフィアの肩に手を置いて、そう告げる。

「仲間……」

ソフィアが俺の言葉を呟くようにオウム返しする。

「そうだ。それに俺も付いている。失敗しても俺がフォローする。だから思いっきりやってみよう」

「思いっきり……。――はい！　やってみます！」

俺の言葉を聞いたソフィアの目に力が宿り、力強い返事がきた。それから深呼吸をして精神を統一している。

俺は肩から手をどかして、集中を邪魔しないように少し離れる。

キャロラインの方は、ちょうど最後のゴブリンを倒したようだ。

「キャロライン、ストップ！」

そのままオークの方へ向かおうとしているキャロラインを止める。

「えっ、なんで⁉」

いきなり待ったをかけられたキャロラインは驚きつつも、動きを止めた。

ここでキャロラインにオークを倒させたら、ソフィアは更に消極的になると思う。できればここはソフィアにオークを倒させたい。

オーク一体くらいなら、どんなイレギュラーが起きても俺が対処できる。

「――【火槍《ファイアジャベリン》】‼」

ソフィアが発動した炎の槍は、真《ま》っ直《す》ぐオークへ飛んでいき、そのままオークの胸辺りを貫通する。

（オーク相手に上級魔術……。オーバーキルだろ……。というか既に上級魔術が使えるのか）

「おぉ、一撃！　ソフィア、すごい！」

キャロラインがソフィアを称賛する。

恐らく素の反応なんだろうけど、今のソフィアに対して贈る言葉としては最高だな。

「えへへ、上手《うま》くいってよかった……」

「よくやった。良い攻撃だったぞ」

「あ、ありがとうございます」

第十班の戦闘が終了して、移動を再開する。

「オルンさん、一つ聞いてもいいですか？」

俺も歩き出そうとしたところで、ローガンが俺に声を掛けてきた。

「勿論《もちろん》。何でも聞いてくれ」

「先ほど、オークの動きが急に鈍くなりましたけど、何かしたんですか？」

「あぁ。お節介だったかもしれないけど、【敏捷力低下《アジリティダウン》】をね」

「デバフを……。……そうですか。ありがとうございます」

それだけ言うと、ローガンは新人の集団の中に入っていった。

何だったんだ？

◇

中層に入ってからは、新人たちが戦闘に苦戦し、進行ペースは少し落ちてしまったが、大きな問題も発生することなく今日の最終目的地である三十六層に到達した。

大迷宮から地上へと帰還するとセルマさんが解散の声掛けをし、今日は終了となった。

「よぉオルン、ちょっといいか？」

昨日と同様に、適当に夕食を済ませてとっとと寝ようと考えていると、声をかけられた。

声のあった方を向くと、引率者であるディフェンダーの二人がいた。

「えぇ、大丈夫ですよ。どうしました？」

「これからコイツと夕飯を食べに行くんだけど、オルンも一緒にどうかな、と思ってな。どう？ これから飲みに行かないか？」

食事の誘いだった。

「誘ってくれてありがとうございます。ご一緒させてください」

特に予定もないし、この人たちと一緒に食事するのも一興かと考えて、一緒に食事に行くことにした。

◇　◇　◇

今日の大迷宮探索を終えた僕は、同じパーティメンバーであるソフィアとキャロラインと一緒にクラン本部に向かって歩いていた。

「なぁ、ソフィア、オルンさんと知り合いなんだよな？」

僕の前で、キャロラインと話をしているソフィアに質問を投げかける。

「え？　そうだけど、私も知り合ったばかりだよ？　三日前に迷宮で助けてもらったんだ」

「一人で迷宮に行ったのか？」

「う、うん。野良で探索者を募集していたパーティに参加してね……」

「えー⁉　あたしにも声かけてよー。そしたら一緒に行ったのにー」

「ご、ごめんね。次からは声を掛けるから……」

ソフィアは消極的な奴《やつ》だけど、たまにとんでもない行動力を発揮する。野良のパーティとか、かなり危ないじゃないか……。

「迷宮で助けてもらったと言ってたけど、その時のオルンさんはどんな魔術を使っていた？」

「オルンさんが使ってた魔術……？　うーん……、あ、光が弾《はじ》ける魔術を使ってた」

「光が弾ける……。【閃光《フラッシュ》】か？」

ソフィアに確認を取るために、手のひらを上に向け胸のあたりに持ってきてから、その上に光を抑えた【閃光《フラッシュ》】を発動する。

「そうそう、それ。それ使った後は剣でバシバシ斬ってた」

「……は？　剣？　あの人は付与術士だろ？」

「えーと、勇者パーティを抜けてから、前衛アタッカーにコンバート？したらしいよ」

………コンバート？　……意味が分からない。今日だって第九班がピンチの時は魔術で魔獣を倒してたじゃないか。


今回の探索に元勇者パーティの探索者が同行してくれると聞いて、僕は内心喜んでいた。

実力者である探索者の動きを間近で見られれば、何か盗めるものがあると思ったから。

そう思っていた矢先に今朝の新聞を読んで、あの人が実力不足でパーティを追い出されたことを知った。その記事を読んだときは、がっかりした。大したことのない人だったんだと。

正直、実力不足な人の指示になんか従いたくないけど、これはクランで取り組んでいる作戦。癪《しゃく》だけどあの人の指示に従うことにした。

中層に入って、最初の戦闘におけるあの人の指示は、セオリー通りのつまらないものだった。仮にも勇者パーティの指揮を執っていた人が、教科書通りの指示しかしてこなくて、ここでもがっかりした。

退屈に思っていたところで、急にオークの動きが鈍くなった。当然僕は何もやっていないし、キャロラインはゴブリンに集中している。震え切っていたソフィアにも、何かできる状況ではなかった。

そうなると消去法であの人が何かをやったとわかるけど、何をやったのかは結局わからなかった。

そのため、戦闘が終わった後に、何をしたのか聞いてみると、あの人は【敏捷力低下《アジリティダウン》】を発動していたと、事も無げに言ってきた。

支援魔術は大きく分けて三つの種類に分類される。

一つ目が任意の対象の能力や性能を引き上げるもの。いわゆるバフというやつ。

二つ目が、味方をサポートするもの。【閃光《フラッシュ》】もこれに含まれる。

そして三つ目が任意の対象の能力を下げるもの。いわゆるデバフというやつだ。

付与術士は一つ目と二つ目は良く使うが、三つ目は全くと言って良いほど使っていない。

それは他の二種類に比べて難易度が高いうえに、大した効果が期待できないためだ。

デバフはバフ以上に対象の魔力低抗力の影響を受ける魔術のため、対象の正確な魔力低抗力を把握しないといけない。その上で術式を調整しないといけないため、戦闘中にこれを使いこなすのは至難の業だ。

大陸最高の付与術士と呼ばれているセルマさんですら、ほとんど使用しないと聞いている。

僕も何度かデバフを試してみたけど、使い物にならなかった。

そんなものを、さも当然のように使っているとわかって、やはり深層に行っても生き残れる探索者なのだと、認識を改めた。

それから何度もあの人の指揮の下、戦闘を繰り返したけど、『凄い』の一言だった。

最初にセオリー通りの指示をしていたのは、僕たちの能力を正確に測るためだったんだと、戦闘を繰り返していくうちに理解できた。

二度目からはセオリーに則《のっと》りながらも、僕たちの能力に応じた的確な指示をしてくれたおかげで、大した苦労もなく戦闘を終わらせることができた。

戦い方を少し変えるだけで、ここまで戦いやすいものになるとは思わなかった。

僕の指示と比べれば、その差は歴然だ。あの人の指示の下で戦闘ができているだけで、学べることが多くあった。


そんな人が、なんで前衛アタッカーにコンバートしたんだ？

勇者パーティは追い出されたみたいだけど、あれだけの能力があれば、他のパーティでも付与術士として引っ張りだこだと思うのに。

「お兄さんは前衛アタッカーとしても強いの？」

「強いと思うよ。朝も言ったけど、オーク十数体をあっという間に倒してたし」

「おぉ！　それはすごい！　あたしだとまだ、あっという間に倒すのは難しいかなー。いつかそれくらい強くなるけどね！」

「うん！　私ももっと強くなるよ！」

「その意気だー！　一緒にがんばろー！」

ソフィアとキャロラインの会話が盛り上がっている。

前衛アタッカーとしても優秀なのか……。

僕はこれまでいろんな人から天才と言われてきたけど、それは間違いだった。本物の天才は、ああいう人のことを言うんだな。

でも、僕は諦めない！　僕は何としても探索者として成功しないといけない！

あの人から盗めるものを盗んで、もっと強くなって見せる！

「ローガン、怖い顔してるよ？　疲れちゃった？」

「いや、そんなことない。明日の探索のために気合を入れ直してた」

「おぉ！　やる気満々だね！　あたしも気合入れる！」

「わ、私も！」

そんなこんなでクランの本部に着いた。

帰ってきてからは、シャワーで汗を流して、夕飯を食べてから、明日に備えて眠りについた。

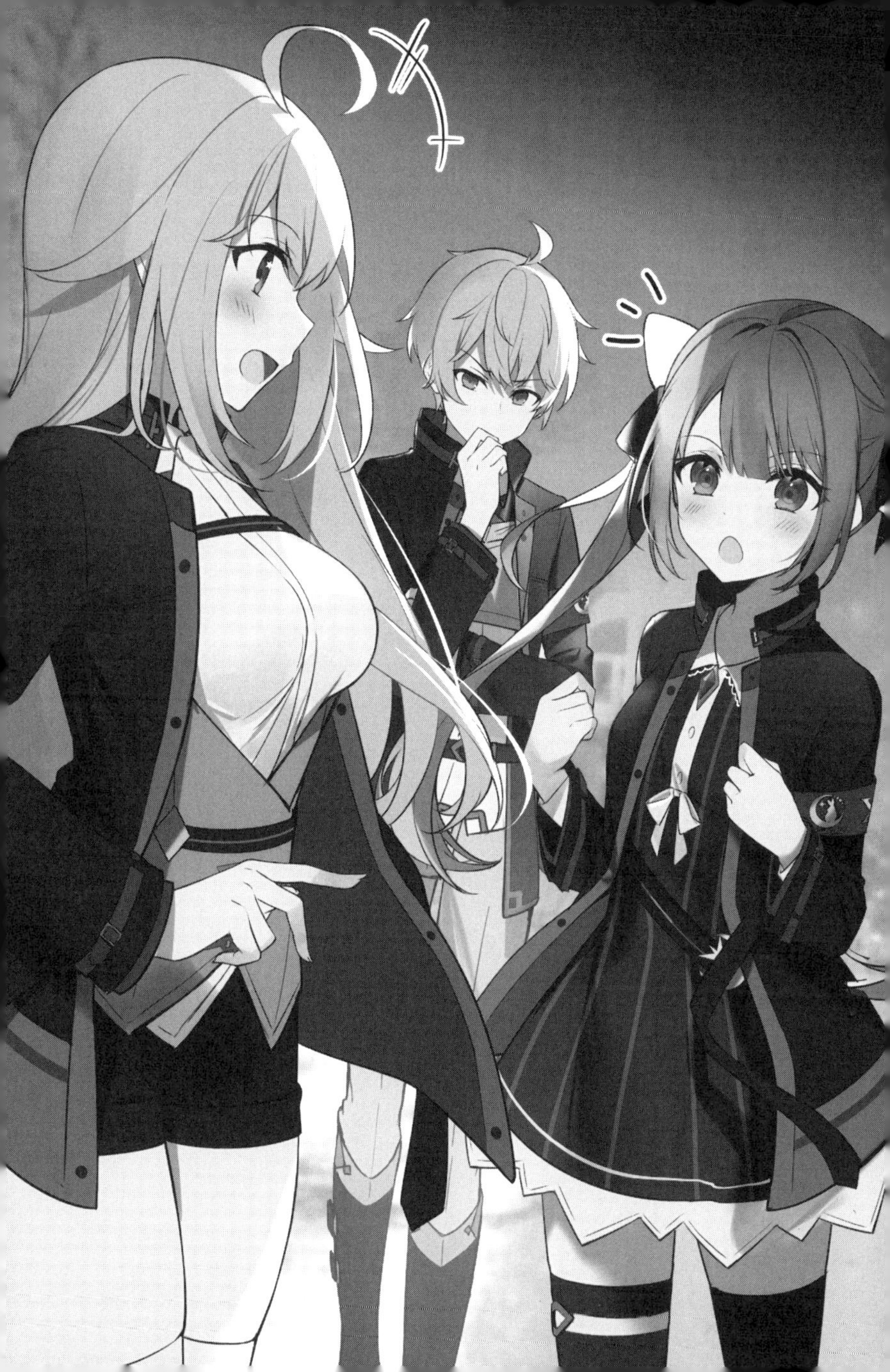

◇　◇　◇

食事に誘ってきた引率者二人の名前は、初日に俺を品定めした真面目な感じの青年がアンセムさん、軽薄そうな青年がバナードさんという。

二人におすすめと言われて連れてこられた場所は、高級そうな料理店だった。

バナードさんが、場馴《ばな》れした感じで扉を開けて中に入っていく。アンセムさんと俺がその後に続く。中に入るとすぐに店員が現れる。

「あ！　バナードさん、アンセムさん、いらっしゃい！」

おすすめと言うだけあって、店員とも顔見知りの仲らしい。

「よっす！　ニアちゃん。今日は特別ゲストを連れてきたぜ。じゃん！　大迷宮九十四層到達者の一人、オルンだ！」

「九十四層って……じゃあ勇者様ですか⁉　わぁ！　お会いできて光栄です！」

勝手に手を握ってきて上下にブンブンされる。フレンドリーな人だな。それに今日発行された例の新聞は見ていないようだ。

「ご期待に添えず申し訳ありませんが、俺は勇者では無いですよ」

「え、でも、九十四層到達者って……」

俺の発言にニアと呼ばれていた女性は戸惑っている。

「九十四層には行ったことがありますが、もうパーティを抜けているので」

「なるほど、そうだったんですね。でも、九十四層には行ってるんですよね？　なら関係ないですよ！　九十三階層到達者が現れてから二十年間到達した人のいなかった、前人未到の九十四層到達者！　まさしく『勇敢な探索者』と呼ぶにふさわしい方です！」

「……詳しいんですね」

いきなり語られて戸惑いを隠しきれない。

「ええ、私も昔探索者をしていたもので。——あ！　お席に案内してなかったですね！　ごめんなさい、はしゃいじゃって。いつもの個室でいいですか？」

「いいよ～」

店員の質問にバナードさんが答える。そして案内された場所は、六人くらいがくつろげるくらいの広さの個室だった。

「さあ！　今日は飲み明かすぞー！　オルンの話色々聞かせてくれよ。あ、勿論話せる範囲で大丈夫だからな！」

全員が席に着くと第一声でバナードさんがそう言った。

「いや、飲み明かすのはダメでしょ……。明日も探索があるんですから」

「ふっふっふ。オレ、二日酔いしない体質なんだ。だからいくら飲んでも問題なし！」

「それでも寝不足はまずいでしょ……」

「オルンの言う通りだ。行く場所が中層とは言え、新人の教育と護衛もあるんだ。普段の探索と同様に万全の状態で明日を迎えるべきだ」

「ちぇー。オルンもアンセムと同じ真面目っ子だったか。わーったよ。今日は二十四時まで！　二十四時になったら解散な！」

それから三人でお互いのことを話しながら、食事と酒に舌鼓を打った。二人のおすすめと言うだけあって、貴族相手に出しても問題なさそうな出来の料理だった。

ちなみに、この国では十五歳から成人となるため、十八歳の俺も酒が普通に飲める。国によっては二十歳にならないと飲めないところもあるらしいけど。

「こんな高そうなところの常連なんて、やっぱり《夜天の銀兎》のAランク探索者にもなると収入もよさそうですね」

普段俺は他人に踏み込んだ質問をしないのだが、酒が入っていたこととと、この二人の人となりに引っ張られ、このような質問をしてしまった。

「勇者パーティに居たオルンに言われてもな……。俺たちはそこまで稼いでいないと思うぞ？　でも、いつ死ぬともわからない職業だからな、探索者は。だから後悔の無いように美味《うま》いもんを食べるって決めてるんだ」

「そーゆーこった。お前の方こそ毎日豪遊三昧だったんじゃねぇのか？」

「豪遊なんてしたこと無いですよ。俺はパーティの事務的なこともやっていたので、遊んでいる時間はほとんど無かったですね」

「ほぉ……。なあ、ぶっちゃけ、勇者パーティのメンバーって仲良いのか？　世間では不仲説なんてのも流れているけど」

突っ込んでくるなぁ……。普段は答えないところだが、今朝の記事に多少なりとも腹を立てている俺は、本当に言っちゃいけないこと以外は話そうと決めた。

「不仲ってわけではないですけど、プライベートは結構バラバラに行動していましたね。趣味も好みも全然違うので、夕食とかを一緒に食べる機会もほとんど無かったです」

「おいおい、そんなこと言っちゃっていいのか？」

流石にまずいと思ったのか、アンセムさんが確認してくる。

「問題ないと思いますよ。パーティリーダーが清廉潔白を公言しているんですから。話せないことがあったら、それこそまずいでしょ」

「……なんか含みのある言い方だな。あぁ、そうだ、聞きたかったんだけど、オルンって勇者パーティにいたときは付与術士だったんだよな？　初めて会った時は前衛アタッカーって言ってたけど戦闘は魔術を使ってたし――」

「それ、俺も思った！　実際どっちなの？」

「教導探索では魔術の方がサポートしやすいので、魔術を使っていましたが、今は剣士ですよ。パ

ーティから抜けたのを機に剣士にコンバートしたんです」

俺の発言に二人が目を見開く。まぁここ数年やっていたポジションを替えたとなれば驚きもするか。

「……なんで剣士にコンバートしたか聞いてもいいか？」

アンセムさんが興味津々な顔をこちらに向けてくる。

「……俺は元々勇者パーティでも剣士だったんですよ。俺の祖父が元探索者だったんですけど、ある日、村に魔獣が現れて、それを祖父が剣一本で倒したんです。その光景を見てから剣士への憧れは人一倍あって、探索者になった時に迷わず剣を取りました。勇者パーティを抜けて、いい機会だと思って、また剣士をやることにしたんです」

「なるほどなぁ。でもそうなると逆に、そこまで強い憧れがあったのに、なんで付与術士をやってたんだ？」

「……勇者パーティが下層に行き始めた頃の話ですが、攻略のペースが落ちまして。まぁ下層からは各階層の広さも魔獣の強さも一気に上がるから、ペースが落ちるのは当たり前だったんですが、知識が無かった当時の俺たちには、それが分かっていなかったんです」

上層と中層を順調に進んでいた俺たちは、下層に入り初めて壁にぶつかった。なにも不思議なことではない。むしろそれまでの快進撃が異常だっただけだ。

「本来ならそこできちんと実力を付けるべきでしたが、とある事情で早く先に進まなければいけな

かった俺たちは、当時評価が上がり始めていた付与術士に目を付けました。そして、元々器用で何でもそつなくこなすことができていた俺に、白羽の矢が立ったんです。俺自身、理想の剣士になるために必要なものがうっすらと見え始めていた時期で、魔術に興味があったので付与術士を引き受けたんですよ」

「そういうことだったのか。確かにパーティ事情でコンバートする人も少なからずいるよな。それに、その結果九十四層に到達しているんだ。結果的にオルンのコンバートは正解だったんだろ」

「いえ、悪手でした。俺が付与術士になったとしても、攻略を焦らずに、もっと実力を付けるべきでした」

流石にこれは二人にも言えない。

勇者パーティが九十四層以降を攻略できる可能性が、――皆無だということは。

「ふーん。で？　オルンの理想の剣士像ってどんなのなんだ？　それなら話しても問題ないだろ？」

バナードさんが俺の雰囲気を察してか、話題を変えてくれた。

「理想の剣士像ですか？　要素は色々とありますが、端的に言うならば――深層だろうと一人で攻略できる剣士、ですよ」

◇

翌朝、集合場所に向かうために露店通りを歩いていると、開店準備で忙しそうにしながらも、興奮気味に話をしている人たちがいた。

「おい！　聞いたか？　これから新生勇者パーティが深層に潜るらしいぞ！」

「ホントか⁉　じゃあ、早ければ今日には九十五層到達者になってるってことか⁉」

「いや、潜るのはどうやら九十二層って話だ。今日は新パーティでの連携の確認が目的らしい」

……意外と早く動くんだな。もう少しのんびりしているかと思ったが。それにしても連携の確認で九十二層に潜るだと？　早速九十四層攻略なんてアホなことはしないようだが、初めての連携確認なら、せめて下層でやるべきだろ。——って俺にはもう関係のない事か。

幕間《まくあい》　新生勇者パーティ

◇　◇　◇

「初めまして。フィリー・カーペンターです。まさか勇者パーティの一員になれるとは、思っていませんでした。加入させてもらえて大変光栄です」

オルンをパーティから追放してから三日が経《た》った。

オルンの後任として、彼女が今日から俺たちの新しい付与術士としてパーティに加入することになる。

これでオルンのショボいバフじゃない、本物のバフを得られることになった。つまり、あの全能感を常に味わうことができる。

フィリーは三ヵ月ほど前まで西の大迷宮で活動をしていた探索者だ。

だけど、別の探索者によって西の大迷宮は攻略され、魔獣が現れなくなった。そのため、より難易度が高いと言われている、南の大迷宮があるこの街に来たらしい。

大迷宮は大陸に四つ存在するが、難易度は違う。

四つとも全て百階層で構成されているらしいが、西と東には深層が無い。そのため深層がある南と北の方が攻略の難易度が高いと言われている。

「西の大迷宮を攻略できなかったとはいえ、百層まで到達した付与術士はフィリーだけなんだろ？　そんな付与術士がパーティに入ってくれるなんて、こちらこそ光栄だ」

「だな！　これで俺たちは更に南の大迷宮の攻略を進めることができるな！」

「一日でも早く皆さんのお力になれるよう、精一杯頑張らせていただきます！」

今日が初顔合わせで、俺と盾役《デリック》、魔術士《アネリ》、フィリーが屋敷《やしき》のリビングに集まっている。

ルーナは実家の用事があるということで、三日前の迷宮探索が終わってからまだ帰ってきていない。——と思っていたらリビングの扉が開き、ルーナが入ってきた。

「ただいま戻りました。……お客様ですか？　貴方《あなた》たちが応対とは珍しいですね」

これまで来客の応対はオルンがやっていた。オルンがパーティを抜けたことを知らないルーナの反応は当然のものだろう。客ではなく仲間だが、な。

「まぁ、それは良いです。お客様が居る前で申し訳ありませんが、至急確認したいことがあるのですが、少しだけ良いでしょうか？」

「あぁ、大丈夫だ。このまま話してくれ」

「え、ですが……」

部外者が居るところで話したくない内容なのだろう。だが、フィリーはパーティメンバーだから聞かれても問題ない。タイミングを見てオルンが抜けたことを伝えないとな。

「問題ない」

「……そう、ですか。では、今朝オルンさんが《夜天の銀兎《やてんのぎんと》》のメンバーと一緒に大迷宮に潜ったという情報を耳にしたのですが、何故《なぜ》そんなことをしているんですか？　私は聞いていませんが」

オルンが《夜天の銀兎》と？　早速《夜天の銀兎》に鞍替《くらが》えしたのか？

「身の程を弁《わきま》えろって言ったのに、何でさっさと兎のところに行ってるのよ……！」

俺が思考の海を漂っていると、隣に座っていたアネリが呟《つぶや》いた。どうやらかなりお怒りのようだ。

「はっ。全くだな。アイツは、まだ自分がSランクで通用すると思っているのかよ！」

デリックもバカにしたような口調で、アネリに同意する。……この場でその発言はしてほしくなかった。

まだルーナにはオルンの件を話していない。勿論《もちろん》事前に追放したいことは伝えていたけど、彼女はオルンの追放に反対していた。

それを彼女がいない場で強行したのだ。彼女からの非難は避けられない。だからこそタイミングを見て話そうと思っていたのに……。

思った通りルーナが怪訝《けげん》な表情をしている。これは話がこじれる前に言った方がいいか。

「ルーナは知らないと思うけど、あの器用び――、オルンは三日前にパーティを抜けたわよ」

俺が説明しようと思っていたのに、先にアネリに言われてしまった。

「は？　オルンさんがパーティを抜けた？　ついに私たちは見切りを付けられたってことですか？」

ルーナは戸惑いを隠せない表情で、声を震わせながらそう呟く。

ルーナの発言が癇《かん》に障《さわ》ったのか、デリックが大声を上げる。

「おい！　なんで俺たちが捨てられたみたいな言い方をしやがるんだ？　逆だろうが！　常識的に考えて！　俺たちが！　あの器用貧乏を！　追い出したんだ‼」

その発言を聞いて表情を失《な》くしたルーナが俺の方を向き、「それは事実ですか？」と、問いかけてくる。

背筋が凍るかと思うほどの、心底冷たい声音だった。

「あ、あぁ。事実だ。それで彼女が新しくパーティに加入する付与術士だ」

もうどうにでもなれ！　とやけくそになった俺はルーナにフィリーを紹介する。

「初めまして。フィリーと申します。よろしくお願いします！」

「……私は反対していたと思いますが、何故私が居ない間にこんなことになっているのですか？」

ルーナはフィリーの自己紹介を無視して俺に問いかけてくる。

「おい！　新しい仲間がよろしくと言ってるのに、無視してんじゃねぇよ！」

デリックがルーナの態度を叱りつける。それに対しルーナはデリックを一瞥《いちべつ》するだけで、すぐに俺の方に視線を戻す。

「無視してんじゃねぇぞ！　おい！」

その態度が気に食わなかったデリックが、ルーナに摑《つか》みかかろうと席を立とうとしたため、咄嗟《とっさ》に肩を押さえる。

「落ち着け、デリック！　それはダメだ！」

俺が押さえたことでデリックは舌打ちをするも、席に留まった。

「ルーナも分かっているだろ？　オルンの実力ではこの先通用しないと」

俺は諭すようにルーナに話しかける。

「………わかりませんね。このパーティの中軸は間違いなくオルンさんです。オルンさんが居たからこそ、私たちはここまで来られたんです。それに実力に関しても申し分無かったはずです。オルンさんが居なければ、私たちはこれ以上先に進めません！」

どうにもルーナはオルンのことを過大評価している節がある。

ルーナがオルンに特別な感情を向けていることは知っているが、ここは客観的に判断してほしい。

兎のセルマがあんなに凄い支援魔術を使っていたんだ。付与術士がオルンのままでは、俺たちはいずれ兎に追い抜かされる可能性があるとわかったじゃないか。

「さっきからうるさいわね！　アンタの色眼鏡じゃあの器用貧乏は優秀なのかもしれないけど、世間であいつは評価されていないの！　それにもう済んだことよ？　今更喚《わめ》いたって変わらないの！　嫌でも飲み込みなさいよ！」

ついにアネリが爆発した。

アネリはオルンに個人的な恨みがあったし、この結果に満足しているはずだ。それをルーナが否定したのだから、アネリが怒るのも無理はない。確かにオルンはお節介がすぎていたと、俺も思う。

「…………確かに、今更の話かもしれませんね……」

ルーナが覇気のない声でそう呟くと、部屋を出て行こうとする。

「ルーナ、これから取材がある。出て行かれるのは困る」

これから記者にフィリー加入の話をするのだ。

今まではオルンが受け答えをしていた。それだけは役に立っていたあいつだけど、今はいない。であれば俺が受け答えをすることになるが、俺も慣れていないためルーナにも同席してほしかった。デリックとアネリはコミュニケーション能力に難があるしな……。

俺の言葉を聞いたルーナは冷えきった目をこちらに向けてきた。

「取材、ですか？　どうせフィリーさんの話ですよね？　であれば、何も聞かされていない私は、居ても居なくても変わらないじゃないですか。今は一人にさせてください」

そう告げるとルーナはリビングを後にした。階段を上る足音が聞こえたため、どうやら自室に行ったようだ。

「なんなの！　あの態度！　感じ悪っ！」

「全くだ！　あいつのオルン大好きって感じの言動には嫌気がさすぜ！」

こいつらは最近、思ったことを口に出しすぎだ。もう少し周りに気を配るってことをしてほしい。

「あ、あの……、私、ルーナさん？と仲良くできるでしょうか？」

フィリーは今の俺たちの会話を聞いてルーナが気難しい人だと思ったようだ。

「それは大丈夫だと思うぞ。今は気が動転しているようだが、あいつは良いやつだからきっと仲良くなれるはずだ」

オルンが抜けたことによる混乱は少しあったが、ルーナも時間が経てば、普段の調子を取り戻してくれるだろうし、そうすればこのパーティに不安要素は無くなる。

俺は、勇者だ。一日でも早く大迷宮を攻略する義務がある。大陸中に俺の名前を轟《とどろ》かせるためにも！

「そうですか。それを聞けて安心しました」

にっこりと笑うフィリー。この調子で早くパーティに溶け込んでくれるといいんだが。

「――彼女の力は厄介ね……。せっかく邪魔な――――ならば――」

「ん？　フィリー何か言ったか？」

「いえ、早く彼女とも仲良くなりたいなと思っただけですよ」

「時間はいくらでもあるんだ。焦る必要はないさ」

「そうですね。時間はたっぷりありますものね」

◇

ルーナがリビングから出てしばらく経った頃、ようやく記者が数名屋敷にやってきた。

彼らをリビングに連れてくる。記者は微妙な反応をしていたけど、人数多いし、この部屋で問題ないよな？


「い、いやぁ、オリヴァー様自ら我々の取材に応じていただけるとは、非常に光栄です」

「なに、取材を受けるのも俺たちの務めだ。それに今日は話したいこともあったからな」

「話したいこと、ですか？　それは非常に気になりますね！」

「ふっ、隠しておいてもしょうがないから、早速教えてやる。パーティメンバーを一人入れ替えることにした」


それから俺は記者に包み隠さず全てを話した。

オルンが無能の付与術士であったこと。

そのオルンの代わりに、西の大迷宮で活躍していたフィリーをパーティに迎え入れたこと。

足手まといが一人いた状態で、九十四層に到達していたこと。

欠点が無くなったこのパーティなら九十五層到達、いや、南の大迷宮の攻略も、そう遠くない未来に達成できるであろうこと。

その全てを。


「いやぁ、まさかここまでの話を聞けるとは、明日の一面は決まりましたね！」

「あぁ、大々的に報じてくれ」

そうなれば、それだけ新しいスポンサーが付く。この話を聞いて、俺に投資しない貴族なんかいないだろ。そうすれば、オルンが金の無駄だと言って買っていなかった魔導具も買える。それで更に大迷宮の攻略が楽になる。良い循環が生み出せそうだ。

◇

普段は各々勝手に夕食をとっているが、今日はフィリーの歓迎会をするために、全員で食事をすることにした。

この街で有名なシェフを屋敷に招いて料理を作ってもらった。その時に「毎日のように使われているのに、手入れが行き届いていますね！」と褒《ほ》められた。ここのキッチンを使う奴《やつ》なんて居ない。無理に褒め称《たた》える必要はないだろうに。

ルーナも流石《さすが》に歓迎会をほっぽり出すことはしないようだ。まだ、元気は無いようだけど、明日には調子を取り戻しているかもしれないな。

「それじゃあ！　改めて！　フィリー、ようこそ勇者パーティへ！　これからよろしく‼　乾杯！」

「「かんぱーい！」」

「ありがとうございます。このような高そうな料理まで用意していただいて」

「なぁに。問題ねぇだろ。口うるさい金庫番も、もういねぇんだしな！　知ってるか？　あいつが管理していた帳簿《チョーボ》だっけ？　金が書いてある紙を見たんだけどよ！　その額を見たら目玉飛び出すかと思うほど金があったんだよ！」

「あれは驚いたわよね！　あれだけお金持ってたのに、なんでアイツはあんなにケチだったのよ！　お金あるなら使わなきゃ損じゃない！」

ん？　帳簿？　確かに金の管理はオルンに一任していたが、俺たちってそんなに金を持っているのか？　そういえば、いくら貯金があるかとか、聞いていなかったな。

「いや、あれはあいつが一人で遊ぶ時のための金だね！　あいつに金の管理をさせていたのは間違いだった！　追い出して正解だったな！　俺たちの金が知らず知らずのうちに使われるところだったぜ！」

「あの……、それはパーティの活動資金では？」

デリックの発言に、フィリーが質問を投げかける。

「ん？　活動資金？　俺たちは必要なもんは自分たちの金を払って用意しているぜ？」

「いえ、そうではなく、迷宮探索以外にもお金が掛かるでしょう？　例えばこの屋敷の家賃とか」

「あぁ、家賃か。なるほど。そういうのにも金は掛かるもんな。でもあれだけ金があるなら、いっそこの屋敷を買っちまったほうが早くねぇか？　どうだ、オリヴァー。この屋敷買っちゃわねぇか？　どうせしばらくここを活動拠点にするんだしよ。出て行くことになったら売っぱらえば良いんだしな！」

「デリック、天才！　そうしましょうよ！　そうすれば残ったお金は好きに使っても問題ないんだし！」

「それについては追々考えていこう。とりあえずは直近の予定だ。明日は一日フリーにして、明後日《あさって》九十二層に潜ろうと思う」

　早速九十四層の攻略、と言いたいところだが、流石にそんな無謀なことはしない。九十二層で連携を確認して問題が無ければ、満を持して九十四層の攻略に乗り出すつもりだ。

「はぁ？　なに温《ぬる》いこと言ってんだよ。九十四層の攻略一択だろ！」

「そうよ！　フィリーが加わった今なら九十五層到達も簡単なはずよ！」

「お前たちの気持ちもわかる。でもフィリーは初めての南の大迷宮なんだ。これまで深層に潜ったこともない。であれば俺たち全員が初見の階層ではなく、フォローできる階層で連携の確認をするべきだと思うんだ」

「……確かに、フィリーは深層に潜るのは初めてだったな」

「そうね。なら最初はオリヴァーの提案通り、九十二層の探索をしましょ」

「皆さん、私のためにすみません……」

「気にするな。俺たちは仲間だ。これからのフィリーの活躍に期待しているからこそ、九十二層に行くんだ」

「私は反対です」

　話がまとまりかけたところで、反対するものが現れた。先ほどまで眉間にしわを寄せながらも、口を挟んでこなかったルーナだ。

「テメェは、また！　パーティの和を乱してんじゃねぇよ！」

「デリック、落ち着け。何故反対なんだ、ルーナ？」

「単純な話です。私に自殺願望はありません」

　自殺だと？　まるでこのまま九十二層に行ったら死ぬような言い方しやがって。

「ルーナ、俺たちは九十二層に行っても死なない」

「……何故そう言い切れるのですか？」

「俺たちはオルンが居た状態で九十四層まで到達している。そして今は、オルンよりも数段優秀な付与術士であるフィリーが居るんだ。俺たちは、これまでよりもレベルが数段上がったことになる」

「私はフィリーさんの実力を知りませんが？」

　そういえばそうだったな。ルーナには今日フィリーが加入したことを告げた。フィリーの実績を教えれば、考えも変わるか。

「彼女は西の大迷宮で活動していた探索者だ。そして西の大迷宮の百層まで到達している」

「西の大迷宮の百層まで……。確かに優秀な付与術士と言えるかもしれませんね。百層というと《英雄》のパーティに所属していたのですか？」

《英雄》とは、西の大迷宮を攻略した探索者の異名だ。なぜ英雄と呼ばれているのかはわからない。

「い、いえ。そことは別のパーティです」

「そうですか。フィリーさんが優秀な付与術士だということはわかりました。——それでも私は九十二層に行くことに反対です。最初の連携の確認は下層でやるべきです」

こいつはいつまでオルンのありもしない幻想を見ているんだ⁉　いい加減現実を見てほしい。

「ルーナ、これは決定事項だ。拒否は許さない」

「はぁ……。わかりました。…………………と、もう終わりのようですね」

ルーナが承諾した後、小さく呟いた。恐らく近くにいた俺にしか聞こえなかっただろう。最初の方は俺も聞き取れなかったが。

そうだ、もう終わりだ。

明後日の探索でオルンの実力が如何《いか》に低かったかを理解するはずだ。

◇

「おらぁぁああ！」

俺は鬱憤《うっぷん》を晴らすように剣を全力で振るい魔獣を倒す。

出現した魔獣たちをどうにか倒せた。この階層でここまで魔獣が集まるのは珍しい。

（くそ！　イライラする）

俺がイラついている大きな要因は、新たにパーティに加入したフィリーが、すぐにバフを切らせているからだ。

最初こそオルンを大きく上回る効果の支援魔術に興奮していた。だけど、こうも戦闘中に何度も体の感覚を崩されたら、鬱憤も溜《た》まってくるってもんだ。

支援魔術のバフが切れると、当然身体能力は元に戻ることになる。しかも戻るのは緩やかにではなく、一瞬で、だ。静止中や歩いているときはともかく、戦闘中は激しい動きをしている。そのときにバフが切れると、全身に大量の錘《おもり》が付いたような感覚に襲われる。

羽のように軽くなって、しばらくしたら全身に錘を付けたような感覚になり、また羽のように軽くなる。そんなのを繰り返していたら肉体的にも精神的にもかなりの負担となる。

オルンは支援魔術を使えるようになった初日の探索で、一時間もすれば、戦闘中にバフを切らすことが無くなっていた。もう大迷宮に潜ってから数時間が経過するぞ？

「ご、ごめんなさい。すぐに感覚をつかみますので！」

フィリーが申し訳なさそうに俯《うつむ》きながら謝罪をしてくる。

……確かにあいつの順応性の高さは異常と言って差支《さしつか》えないレベルだった。その点だけは認めていた。普通の付与術士がバフを切らさないようにするには、もう少し時間が掛かるのかもしれない。

にしても、九十二層に来てから、フィリーの雰囲気が変わったような……。いや、気のせいか。

「ああ。頼むぞ。それと俺やデリックは前衛だから死角が多くなる。俺たちの死角にいる魔獣の次の動きを教えてくれ。付与術士は全体が見えるんだから、それくらいならできるだろ？」

「む、むむむ無理です！　現状では支援魔術だけでいっぱいいっぱいで……」

これがフィリーにとってこのパーティでの初めての探索だ。それに俺は自分の魔力抵抗力が高いことは自覚している。確かに優秀な付与術士とはいえ、十年近く一緒にパーティを組んでいたオルンと同じ仕事内容を求めるのは、少々酷だったかもしれないな。

フィリーを責められないため、次に俺をイラつかせているアネリに怒りの矛先を向ける。

「アネリ、ここは深層だぞ！　目的は連携の確認だとしても、遊んでいい場所じゃないこともわからないのか！」

アネリは今日これまで、まともに魔獣を倒していない。

攻撃魔術は発動しているが、そのどれもが、下層の魔獣にダメージを与えられれば御の字と言うレベルの弱い魔術しか使っていない。そのしわ寄せが、俺とデリックにきている。

「ちゃんとやってるわよ！　いつも通りよ！　それなのに何で!?　どうしてこんな弱い攻撃魔術しか発動できないのよ!?」

アネリがヒステリックに叫ぶ。

態度を見るに嘘《うそ》はついていないようだし、どういうことだ？

「人に当たるなよ、オリヴァー。お前だって今日は調子が悪いじゃないか。まぁ、俺もだけどな。

これがスランプってやつか？　五人中三人が急にスランプになるなんて、ツイてないとしか言いようがねぇな」

デリックの言う通りだった。俺自身攻撃力が低くなっている。いつもここぞ！　と言うときに振るう剣は、どんなに硬い相手でも簡単に斬ることができていた。だけど今日はそれができない。身体能力はフィリーの支援魔術のおかげで、格段に上がっているはずなのに、何故だ？

デリックに関しても、今まではどんな攻撃を受けても体勢を崩すことが無かった。だけど今日は、魔獣の強い攻撃に対してすぐに体勢を崩していて、防御できずに攻撃を受ける場面もあった。

「くそっ！　日課のソロ探索だって怠っていなかった！　だというのに、どうしてこんなに弱くなっているんだ⁉」

パーティリーダーとして、自分の弱音は吐き出さないようにしていたが、鬱憤も溜まって冷静さを欠いていた俺は、つい愚痴を零《こぼ》してしまった。

「………そんなこともわからないのですか？」

一昨日の歓迎会が終わったときから、これまで一度も口を開いていなかったルーナが、心底呆《あき》れたような口調で問うてくる。

「ルーナには俺たちの不調の原因が分かるのか⁉　……そういえばお前だけいつも通りだったもんな」

ルーナの発言にいち早く反応したデリックがルーナに質問する。

原因が分かっているなら是非とも教えてほしい。俺はこの大迷宮を攻略しないといけない。こんなところで立ち止まっているわけにはいかないんだ。

「…………はぁ。本当にわかっていないのですね。呆れて物も言えません」

それっきりルーナは再び口を閉じる。

「ちょっと！　教えなさいよ！　仲間が困っているのに、何なのその態度は⁉」

ルーナの態度に腹を立てたアネリが、ルーナに詰め寄る。

「……仲間、ですか？　確かに今はまだそうでしたね。……仕方ありません。貴方たちが弱くなった原因は――――っ‼」

ルーナが理由を話そうとしたその時、雷鳴のような咆哮《ほうこう》が上空に響く。

「なんで……」

咆哮の聞こえた方を見上げた俺たちの誰かが呟く。

視線の先に居たそいつは、全身が黒曜石のような光沢のある黒い鱗《うろこ》に覆われた、巨大な爬虫類《はちゅうるい》を思わせる体をしている。更にその背中からは巨大な体を覆い隠せそうなほどの翼が生えている。禍々《まがまが》しいという表現がぴったりの魔獣だった。

俺はこいつを知っている。

「なんで、お前がここにいるんだよ⁉　――黒竜《こくりゅう》‼」

九十二層のフロアボスである黒竜が、俺たちをはるか上空から見下していた。

南の大迷宮では、九十層までは十階層ごとにフロアボスが一体存在しているが、深層では各階層にフロアボスが存在している。それが下層までと、深層の大きな違いだ。

フロアボスとは、一定の範囲内でしか活動できない代わりに、強大な力を持っている魔獣のことだ。

なぜフロアボスがその範囲内から出られないのかは不明だが、これまでに一度もフロアボスがその範囲を出たという情報がない。そのためフロアボスはそういう魔獣なのだというのが、探索者の共通認識となっている。

ボスエリアからかなり離れているここには来られないはずなのに、黒竜は当然のようにそこにいる。なんでだ⁉

黒竜が大きな咆哮を上げながら、未《いま》だ混乱の真《ま》っ只中《ただなか》にいる俺たちに向かって、急降下してくる。

「チッ！」

デリックが咄嗟に前に出て、盾を構える。

「――っ。フィリー！　デリックを優先して、俺たち全員にありったけのバフを掛けろ！」

「………………」

フィリーは目を見開いて驚いた表情で、茫然自失《ぼうぜんじしつ》となったかのように俺の言葉に全く反応を示さなかった。

「――っ！　バフは無い！　全員、自力で避けろ！」

フィリーを担ぎながら全員に声を掛けると、その場を離れる。

オルンなら俺の掛け声よりも先に魔術を発動して、デリックを支援していた。オルン以上の付与術士が、なんでオルンにできたことができないんだよ⁉

黒竜がその勢いのまま地面に四本の足で着地する。着地したときの衝撃を背中で受け、俺とフィリーは大きく吹き飛ばされる。

受け身を取りながら地面に着地した俺に、炎の塊が迫ってくる。

黒竜の追撃だ。

どうにか躱《かわ》すも、高温の余熱で、軽く火傷《やけど》を負う。

その痛みを無視して、すぐさま周りを見渡す。アネリは無事だ。ん？　ルーナがデリックに駆け寄って、回復魔術を使っている。ここからではケガの具合がわからないが、意識はあるようだ。

「オリヴァーさん！　撤退の時間を稼いでください！　現状では私たちに勝ち目はありません！」

ルーナが大声で撤退を申し出てきた。

ディフェンダーが機能しない今、黒竜とはまともに戦える状況にはない。

「くっ、仕方ないか。――フィリーもう動けるか⁉」

「は、はい。すみませんでした」

さっきの吹き飛ばされた衝撃で、少しは冷静さを取り戻してくれたようだ。

「謝るのはあとだ。まずは俺たち全員にバフを！　その後はルーナと合流してくれ！」

「はい！」

すぐさまフィリーは俺にバフを掛ける。

俺は空気中に存在する魔力を刀身に集める。

本来魔力は目には見えないものだが、魔力が一ヵ所に集まった結果、淡い金色の炎のようなものが刀身を包み込む。


人間の中には、稀《まれ》に異能という特殊な力を持っている者がいる。

——異能、それは人間が使う魔術とも、魔獣が使う魔法とも違う、本来人間が持ち合わせていない別種の力の総称だ。

俺が持つ異能は、【魔力収束】。

【魔力収束】は周囲に存在する魔力を一ヵ所に集めるという単純なもの。しかし、集めた魔力を一瞬で拡散させたときに発生する衝撃波は、特級魔術をも超える破壊力を持っている。


「天閃《てんせん》!!」

金色の魔力を纏《まと》った剣を振り下ろす。

刀身に集めた魔力を、斬撃として飛ばす俺の最強の技だ。

黒竜の飛行能力を削《そ》ぐために翼を消し飛ばす！

翼が無くなれば、飛行能力が極端に下がることは、前回の討伐時に実証済みだ。

金色の斬撃が黒竜の翼に当たり、巨大な衝撃波へと変わる。

これで、撤退しても追いかけて来られないだろう。

「――なっ⁉」

前回、黒竜を倒したときは俺の天閃で翼を消し飛ばせた。――だが、今回は翼が残っているだけではなく、大した傷すら負っていない。

「なん、で……」

「オリヴァー危ない！」

アネリの声が聞こえた気がする。

「がはっ……！」

天閃で傷一つ負わせられなかった事実に、頭が真っ白になっていた。

気が付くと、目にも止まらぬ速さで迫ってきた黒竜の尻尾に飛ばされ、空中を舞っていた。

大した受け身も取れず地面に落ちたが、フィリーのバフのおかげで致命的なダメージには至らなかった。

「……ごほっ、ごほっ」

俺の代わりにアネリが攻撃をしているが、やはり威力が全然足りておらず、黒竜が意に介した感じもない。

幸いにもデリックとルーナの近くに吹き飛ばされた俺は、すぐさまルーナの回復魔術を受けられた。

「……オリヴァーさん、『気まぐれの扉』を使いましょう。別のフロアボスと戦うことになりますが、黒竜を相手にするよりは何倍もマシです！」

治療をしてくれているルーナが提案してくる。

『気まぐれの扉』とは大迷宮内でのみ使用できる魔導具のことだ。

この道具を使うと、使った場所と他の場所の空間を強引に繋《つな》げて、そこへ移動することができる。

ただし、移動先はランダムとなっていて、必ず深層以外のボスエリアに繋がるようになっている。

本来であれば、移動した直後にフロアボスと戦うことになるような魔導具を使う機会はまずない。

だけど移動先の魔獣は、黒竜に比べれば断然弱い。俺たちがスランプに陥っているとはいえ、このメンバーなら深層以外のフロアボスであれば倒せる。

「……わかった」

ルーナの回復魔術によって回復した俺は、収納魔導具から白い煙の入っているガラスの瓶を取り出す。

「『気まぐれの扉』を使う！　全員そこへ飛び込め！」

メンバーに指示を出してから取り出した瓶を地面に叩《たた》きつける。割れた瓶から白い煙が立ち上り、空間が歪《ゆが》んだ。

全員がその歪みの中に入ろうとしたとき、黒竜が声を上げながら両方の前足を地面に叩きつける。

その衝撃で地面は揺れ、ところどころで地割れが起こる。

「うおぉ⁉」

「きゃああ！」

（こんな行動に出るなんて。前回の戦いではやらなかったのに……。くそっ、バランスが……）

立つこともままならない地面の揺れに、俺たちは全員体勢を崩し、地面に手や膝を突いていた。

俺たちが動けないでいると、黒竜は身を屈《かが》めてから、超低空飛行でこちらに向かって突っ込んできた。

「「「「っ！」」」」

長年の探索者としての癖で、全員が咄嗟に黒竜の突進を躱すためにその場を離れ、分散した。

元々俺たちが居た場所の近くには、これから入ろうとしていた『気まぐれの扉』によって生じた空間の歪みがある。

俺たちが居た場所に向かって突っ込んできた黒竜の大きな体が、空間の歪みに触れた。

すると、凄《すご》い引力で黒竜は歪みの中へと飲み込まれる。

黒竜は、俺たちの目の前から姿を消し、先ほどまでの戦闘が嘘のように、静寂がこの空間を支配していた。

「助かったの……？」

アネリが呟く。

「この状況でよくそんなことが言えますね⁉　最悪の状況ですよ！　黒竜は『気まぐれの扉』でどこかのボスエリアに移動したんです。仮にそこが十層だったらどうするんですか⁉」

ルーナがアネリの呟きを一蹴する。

十層のフロアボスに挑む探索者はほとんどが新人だ。早ければ探索者になって数日という者もいるかもしれない。そんな探索者がいきなり深層のフロアボスと戦うことになる。もしそうなったら、何も知らない新人が、黒竜に恐怖しながら蹂躙《じゅうりん》される姿しか想像できない。

俺たちの間に漂う雰囲気が更に重いものになる。

「まさか、フロアボスにも『気まぐれの扉』が適用されるなんて……。本来居ないはずの場所に居た時点でその可能性を考慮するべきでした……。ひとまず、今すぐにギルドに向かい、強制送還をしてもらうように依頼して、大迷宮内に居る探索者たちを地上に移動させましょう」

ルーナは自分の提案を後悔していたが、すぐに気持ちを切り替えて新たな提案をしてくる。

ギルドカードには、各階層に設置されている水晶への登録以外にも役割がある。

それが強制送還だ。

強制送還とは、ギルドの意向で迷宮内にいる人を強制的に迷宮の外へ移動させることを言う。ただしそれは、犯罪者が迷宮内に逃げ込んだ時や緊急事態の時のみに使用するもので、ギルドもむやみやたらに行使することはできない。

だけど今は間違いなく緊急事態だ。どこのボスエリアに移動したかは不明だが、黒竜を倒せる探索者がいるとは思えない。

「そうだな。何らかのペナルティを科せられるだろうが、そんなことを言っていられる状況じゃないな」

デリックとアネリは不満そうな表情をしているが、拒否はしていない。

「その後は、フィリーさんとオルンさんを入れ替えて各ボスエリアを回ります。今日も《夜天の銀兎》の新人たちと一緒に迷宮に潜っているはずです。強制送還で外に出てきたところをどうにか捕まえて――」

「ちょっと待て！」

ルーナが提案しているところにデリックが口を挟む。確かに口を挟みたくなる提案だったが、人の話を最後まで聞かないのは、こいつの悪癖だな。

「……ケガ人は黙って治療を受けていてください。これから走ることになるんですから」

「なんでオルンを入れるんだ⁉　いらないだろ！　ただでさえ俺たちはスランプ中なんだ。そこに能力不足の――」

「治療が終わりました。時間が惜しいので、続きは移動しながらにしましょう」

「人の話を遮るなよ‼」

……デリック、お前がそれを言っても同意してくれる人は一人もいないぞ。

「フィリーさん、【敏捷力上昇《アジリティアップ》】を全員に掛けてもらっていいですか？」

「わかりました……」

ルーナがデリックの言葉を無視してフィリーに支援魔術の発動をお願いする。

移動速度が上がった俺たちは、九十二層の入り口に向かって駆け出す。

◇

「……先ほど言いそびれた、貴方たちがスランプと言っていた件ですが、貴方たちは何も変わっていませんよ」

ルーナが走りながら、黒竜が現れて途切れていた先ほどの内容を話し始めた。

「だが、実際に俺たちは調子が悪い。俺の天閃すら……、あいつにダメージを負わせられないほどに」

言っていて悔しさがこみあげてくる。なぜ、俺の最強の技が通じなかったんだ‼

「答えは簡単です。オルンさんが居ないからです。大して魔力を収束していなかった、先ほどの天閃では、元からあの程度の威力でしたよ」

大して魔力を収束していないだと？　確かに収束に割く時間は、昔に比べれば短くなっている。でも、それは俺の【魔力収束】の練度が上がって、短い時間でも昔と同程度か、それ以上の威力が出せるようになっていたからだ。

「オルンさんは、オリヴァーさんの攻撃やデリックさんの防御、アネリさんの攻撃魔術に対して、オリジナル魔術を使っていました。その話をする前に、前提としての確認をしたいのですが、支援魔術の共通の効果はご存じですよね？」

ルーナの質問にデリックとアネリは苦い表情をしている。どうやら答えられないようだ。俺が代表して答える。

「効果の上昇値は術者によって決まっていて、効果時間はバフを受けた者によって決まっている、だろ？　確かその平均時間が三分。だから付与術士は三分ごとにバフを掛け直す、そうだよな？」

俺の回答が合っているかどうか、本職のフィリーに確認する。

「はい、大体合っています。しかしこのパーティ――特にオリヴァーさんは魔力抵抗力がかなり高いので、一分ごとにバフを更新しないといけないくらいで、オリヴァーさんは付与術士泣かせの体なんです……！」

「変な言い方するな！　であれば、だ。オルンよりもフィリーの方が能力を上昇させられるわけだし、優秀ってことだろ。替える必要はないじゃないか」

「確かにオリヴァーさんの言い分は正しいです。ただし、それはオルンさんが普通の付与術士なら、という前置きが付く場合に限ります。誤解の無いように言っておきますが、私もフィリーさんは優秀な付与術士だと思っています。それこそ支援魔術の効果だけを見れば《夜天の銀兎》のセルマさんとも良い勝負をするほどの」

「だったら、やっぱりあの器用貧乏はいら――」

「言ったはずです。オルンさんが普通の付与術士なら、と。デリックさんは黙っていてください。話が前に進まないので」

「な⁉　――！　――‼」

ルーナが何か魔術を使ったのか、デリックが大声を出しているように見えるのに、声は発せられていなかった。

このパーティの中では、俺とルーナだけが異能を持っている。

彼女は自身の異能も相まって、扱う魔術には謎が多い。昔、彼女の異能について聞いたこともあるが、よく理解できなかった。

「オルンさんは、自身の能力では普通にやっていても、他の付与術士に劣ることを理解していました。だからこそ、他の付与術士に追いつくために、そして差別化を図るために、オリジナル魔術をいくつも開発して、その欠点を補っていたのです。その中にあるんですよ。効果を約五十倍上昇させることができる魔術が」

「あ、ありえません!!　そんなの……そんなのが……仮に使えるなら……」

フィリーが必死に否定している。何がフィリーをそこまで驚かせたんだ?

「『大陸最高の付与術士』と呼ばれているセルマさんですら、支援魔術の上昇値は約十倍と言われています。その中で効果時間が一秒未満という一瞬の時間ではありますが、五十倍も能力を上昇させる魔術をオルンさんは行使していました」

（――なっ!?　あいつは支援魔術の上昇値が低いんじゃないのか!?）

「理解できたようですね。オリヴァーさんの天閃やここぞといった時の攻撃、アネリさんの魔術は、この五十倍上昇の恩恵を受けていました。オリヴァーさんはオルンさんの支援魔術に胡坐《あぐら》をかいて、魔力を収束する時間を短くしていましたね。きちんと時間をかけて収束していれば、あの翼にダメージを与えることは充分できたと思いますよ」

俺の天閃はオルンの支援魔術ありきの攻撃だったというのか……?　嘘だ、そんなの。

「アネリさんも、オルンさんの魔術込みの攻撃を自分の力と勘違いしていましたよね?　オルンさんや私がいくら注意しても聞く耳を持ちませんでした。その結果、弱くても早く魔術を発動させるという癖がついてしまっているのです。オルンさんの支援があれば、中級程度の攻撃魔術でも通用していたので、特級魔術なんてもう発動できないのではないですか?」

「だったら、言葉だけじゃなくて、例えばその上昇する魔術を使わないで、感覚的に教えてくれればよかったのよ！　なんでそれをしてくれなかったの⁉」

「アネリさんがパーティに加入した時には、このパーティは既に八十六層まで到達していました。手を抜ける場所じゃなかったんですよ。オルンさんも苦渋の決断だったと思います。それでもオルンさんが居れば貴女《あなた》の発動速度は魅力的でしたから。それにオルンさんが貴女を訓練のため中層に連れていこうとしていましたが、面倒だからと、断っていたのは貴女じゃないですか」

「俺の守りもあいつに支えられていたというのか……？」

いつの間にか声が出せるようになっていたデリックが、戸惑いを隠せない声音で、ルーナに問いかける。

「はい。効果時間は一瞬ですが、その瞬間は絶大な能力を得ます。更に言うと、あの魔術は、装備や魔術に対して発動するものなので、バフが切れた時の体が急に重く感じる、あの感覚がありません。――これが、私がオルンさんの追放に反対していた理由です。まぁ、これまでも言っていましたが……。ご理解いただけましたか？」

否《いや》が応《おう》でも理解させられた。事実、俺たちは以前倒したことのある黒竜に手も足も出なかったのだから。

俺たちは、オルンありきのパーティだったのか……？

それ以上は誰も話すことができず、足音だけが続いた。

◇

黒竜が別階層に行ってから約二十分後、ようやく大迷宮の入り口まで戻って来られた。

フィリーは走りながらも、全員に一分ごとに【敏捷力上昇《アジリティアップ》】を掛けていたためか、息を切らせつつ、尋常ではない量の汗をかいている。

俺たちの帰還を待っていたのか、大迷宮の入り口付近に居た人たちが歓声を上げていた。その人たちを尻目に探索者ギルドへと向かう。

◇　◇　◇

勇者パーティの噂《うわさ》を聞きながら露店通りを抜けて、集合場所である広場に着く。既に第九班、第十班のメンバーは揃《そろ》っていたため、全員に挨拶をする。

全員から挨拶が返ってくるが、ローガンはギラギラした目をこちらに向けてきている。

俺、何か怒らせるようなことした？

ひとまず、昨日の戦いの中で一番気になっていたことを、キャロラインに話す。

「キャロライン、今日は魔獣に突っ込んでいくだけじゃなくて、ディフェンダーとしての動きを意識してみてくれ」

キャロラインも、俺の指示通りには動いてくれている。だけど、魔獣に突っ込んでいくのは相変わらずで、魔獣の注意を自分に引き付けるディフェンダーの動きにはほど遠い。

「えー、なんでよ。それよりもさ！　あたしが魔獣を殺すために最前線で戦うから、他のみんなは無理しないであたしのサポートをしてくれればいいと思うんだよ。どう？　良い作戦だと思わない？」

なんでそんな考えに行きつくんだ……？

「良い訳ないだろ。《夜天《やてん》の銀兎《ぎんと》》のエースだったアルバートさんも、連携を重視していたって聞いている。個人でできることには限界があるんだ。だからみんなパーティを組んで、迷宮探索をしているだろ？」

アルバート・センシブル。彼は去年まで《夜天の銀兎》に在籍し、《夜天の銀兎》の絶対的エースと呼ばれていた探索者だ。去年、《夜天の銀兎》で挑んだ九十二層のフロアボスである黒竜との戦いで命を落としてしまった。

彼の死をきっかけにクラン内で様々なトラブルがあったらしいが、話が長くなるためここでは割愛する。

「その結果仲間を庇《かば》って死んだんでしょ？　それもディフェンダーを。バカだよあの人は。死んだらみんなから笑顔が無くなるってわかっていたはずなのに。死んだら何も残らないのに。なら、庇う人を近くに置かなければいいんだ。私一人が最前線で戦えば、他の人が危険な目に遭うこと無いもんね」

そんな悲し気な声を発するキャロラインからは、異様な圧力を感じる。

魔獣を見たらすぐに突っ込むところや今の発言から、何かしらの闇を抱えていそうな子だと、なんとなく察することはできる。

でもこれは部外者である俺が、踏み込んではいけない領域だ。

ひとまずは、必要最低限の指示には従ってくれているし、良しとするか。

さてと、これから行く三十六層から五十層の特徴は――。

「あ、あの、オルンさん……！」

「――ん？　どうした、ソフィア」

今日潜る階層の構造や魔獣の特徴を思い出していると、ソフィアが話しかけてきた。

「オルンさんに教えてほしいことがありまして……」

「うん、良いよ。何が聞きたいの？」

「その……、私に足りないものは何でしょうか？　私がもっと強くなるためには、何が必要でしょうか？」

ソフィアが真剣な瞳をまっすぐこちらに向けてくる。

この二日間のソフィアを見て感じたことは、頑張りすぎている節があるということ。

初めて出会った日も野良でパーティを組んでまで迷宮探索に乗り出していた。それもセルマさんに禁止されていたにもかかわらず。

彼女の真面目な性格は美徳だと思う。ただ、それが若干空回りをしているように見える。それが悪い方向に行かなければいいんだけど。とはいえ、彼女のやる気に水を差すのも悪いし、無理のない範囲で希望に応えよう。

「ソフィアに必要なもの、か……。それを話すには少し時間が掛かるな。もう迷宮に入る時間だから、入ってから余裕がある時に教えるよ」

「あ、ありがとうございます！」

ソフィアがまぶしい笑顔を向けてくる。

「ソフィア、ズルいぞ！　オルンさん！　僕にも今後何が必要になるのか教えてください！」

ソフィアのお願いを聞いていたローガンが、自分も教えてほしいと名乗りを上げた。さっきは俺を睨《にら》んでいたように見えたけど、俺に対して悪感情を持っていたわけではないみたいだ。

その後、他の面々も教えてほしいと同調してきた。

その結果、全員に個別に指導をしていくことになった。

やること増えたな。

◇

これまで同様、セルマさんの号令から教導探索《きょうどうたんさく》が開始する。

三十六層に足を踏み入れた俺は、周囲の警戒に意識を割きながらソフィアに話しかける。

「さて、最初はソフィアからだな。魔獣の出現やトラブルが起きた場合はそちらを優先するからその点は理解してくれ」

「勿論《もちろん》です！　お願いします！」

「それじゃあ、まずはソフィアの魔術に対する理解度が知りたい。魔術について説明してみてくれ」

「はい！　えっと……、まず前提として、空気中に存在する魔力を利用し、様々な現象を引き起こす力を魔法と言います。しかし、魔法は魔獣にしか使えません。――魔術とは、魔法を参考に作られた技術のことです。魔力に術式を介する事で、本来魔法を使えなかった人間が、魔法に近い現象を引き起こすことができるようになりました」

大体正解だな。より正確に言うならば、術式とは『魔力を現象へと変える手順』のことだ。

つまり、魔法と魔術は本質的には同じものとなる。

とはいえ、より詳細なことを言っても混乱するだろうから、これ以上は割愛する。

要するに名称が違うだけで、実際にはどっちも同じってことだ。

「ちゃんとわかっているな。それじゃ、魔術の発動手順は？」

「えっと……、魔術の発動手順は、術式構築、魔力流入の二段階に分かれています」

「それじゃあ、二段階について解説を」

「……術式構築とは、各魔術の基本式に威力や効果範囲といった付加設定を加えて、術式を作ることです。次に魔力流入は、完成した術式に空気中の魔力を流し込むことです」

うん、これだけ理解できていれば、合格点をあげてもいいだろう。

新人であるソフィアがここまで答えられるとは思っていなかった。一般的な魔術士なら、『脳内で複雑な計算をして、導き出した答えと空気中の魔力を合わせることで、魔術が発動する』程度の認識だろうからな。

魔術は非常に複雑だ。新しい魔術を開発しようと思っていなければ、その程度の認識でも問題ない。

「かなり理解していたな。正直驚いた」

「え、えへへ。ありがとうございます」

「それじゃ、ソフィアが更に上のレベルに行くために、必要な考え方や知識を教えるよ」

「は、はい！　よろしくお願いします！」

◇

魔獣との戦闘なんかもあって、ソフィアとの会話は途切れ途切れになってしまったが、それは仕方ない。

「並列構築、ですか？」

ソフィアへのレクチャーは未《いま》だに続いている。今はAランクの魔術士には必須と言っても過言ではない技術である、『並列構築』を教えるところだ。今のソフィアが一番習得したほうが良いと思っている技術だ。

「そう。意味は読んで字の如《ごと》くなんだけど、二つ以上の術式構築を同時に行う技術のことを言うんだ」

「二つ以上同時に……。そんなことできるんですか？　とても難しそうですが……」

確かに並列構築は難しい。魔術士が挫折するポイントの一つと言われるくらいには。

そもそも術式構築というのは、膨大な計算を脳内で行うことだ。同時進行で複数の計算をするには慣れが必要となる。

「慣れれば二つくらいならできるようになる。中には数十個の術式を同時に構築できる人もいるからね」

「数十個……。私には無理ですね……。しかし、なぜ並列構築が必須の技術になるのでしょうか？その、特級魔術が使えれば問題なさそうな気がするのですが」

攻撃魔術は初級、中級、上級、特級の四階級に分けられている。

階級が上がるほど、威力が上がったり、範囲が広がったりするが、当然ながら術式構築の難易度も上がるため、術式構築に時間が掛かる。

「下層の魔獣ともなると、たとえ特級魔術でも一撃で仕留めるのは難しくなるんだ。魔術士が魔術を発動してから次の魔術を発動するまでの間隔を、インターバルと呼ぶのは知ってるよね？　ほとんどの魔術士がインターバル中は無力になる。そこで、並列構築が役に立つんだ。基本的な活用法は、一つの魔術の術式構築が半分ほどできたタイミングで、別の魔術も同時に構築を始める。それによって単純計算で、インターバルの間隔が半分になる」

「な、なるほど。確かに何もできない時間が短くなるのは魅力的です。それと、下層の魔獣は特級魔術でも倒せないくらい強いんですね……」

「魔術士は単純に威力の高い魔術を連発していればいいってわけじゃない。Aランクの魔術士でも中級魔術を使っているよ。流石《さすが》に初級を使う人はほぼ居なくなるけど。要は使い方次第だ。確かに特級魔術は威力が高いけど、範囲も広くなるものが大半だ。そうすると前衛の仲間も巻き込む可能性がある。初撃に特級魔術を発動して、以降は中級や上級の魔術で仲間と連携しながら戦う、というのがAランク魔術士の王道の動きになるかな」

「勉強になります！　私は早く特級魔術を発動できるようにならないといけない、と思っていました。でも、特級魔術だけ使えても魔術士はダメなんですね。頑張って並列構築ができるように努力します！」

「うん、頑張って。ソフィアには既に中層で戦えるだけの実力がある。だから、今の内から下層でも戦えるよう並列構築を練習してみるといい。幸い《夜天の銀兎》にはたくさんの先輩がいるんだ。先輩たちに教えて貰《もら》いな。それこそセルマさんなら喜んで教えてくれると思うよ」

大衆料理店での、セルマさんのソフィアに対する溺愛っぷりを見れば、間違いないだろう。

「わかりました！　で、でも、教わるならお姉ちゃんじゃなくて、オルンさんがいいな、なんて……」

ソフィアが顔を真っ赤にして俯《うつむ》きながら、小さな声で呟《つぶや》く。小さすぎて危うく聞き逃すところだった。

「……俺に？」

「は、はい、ダメ、でしょうか……？」

ソフィアが潤んだ瞳で、上目遣いにこちらを見てくる。すごく可愛《かわい》い。わ、わざとやってるわけじゃ、無いよな？

それにしても俺に教えてほしい、か。

教えること自体はできるけど、部外者の俺が教えていいものだろうか？

《夜天の銀兎》にも教育方針はあるだろうし、セルマさんに確認するか？

……いや、なんか、ものすごく面倒な展開になりそう。

とはいえ、勇気を出して俺に頼んできたこの子の意思も尊重してやりたい……。

仕方ない、面倒な展開にはなりそうだけど、セルマさんが許可をくれたら応じることにしよう。

「セルマさんがいいって言ってくれたらいいよ。部外者の俺が無許可で指導するわけにはいかないからね」

「ホントですか⁉　お姉ちゃんは私に甘いから大丈夫です！　ありがとうございます！」

セルマさん、妹さんにそう思われているみたいですよ……。

◇

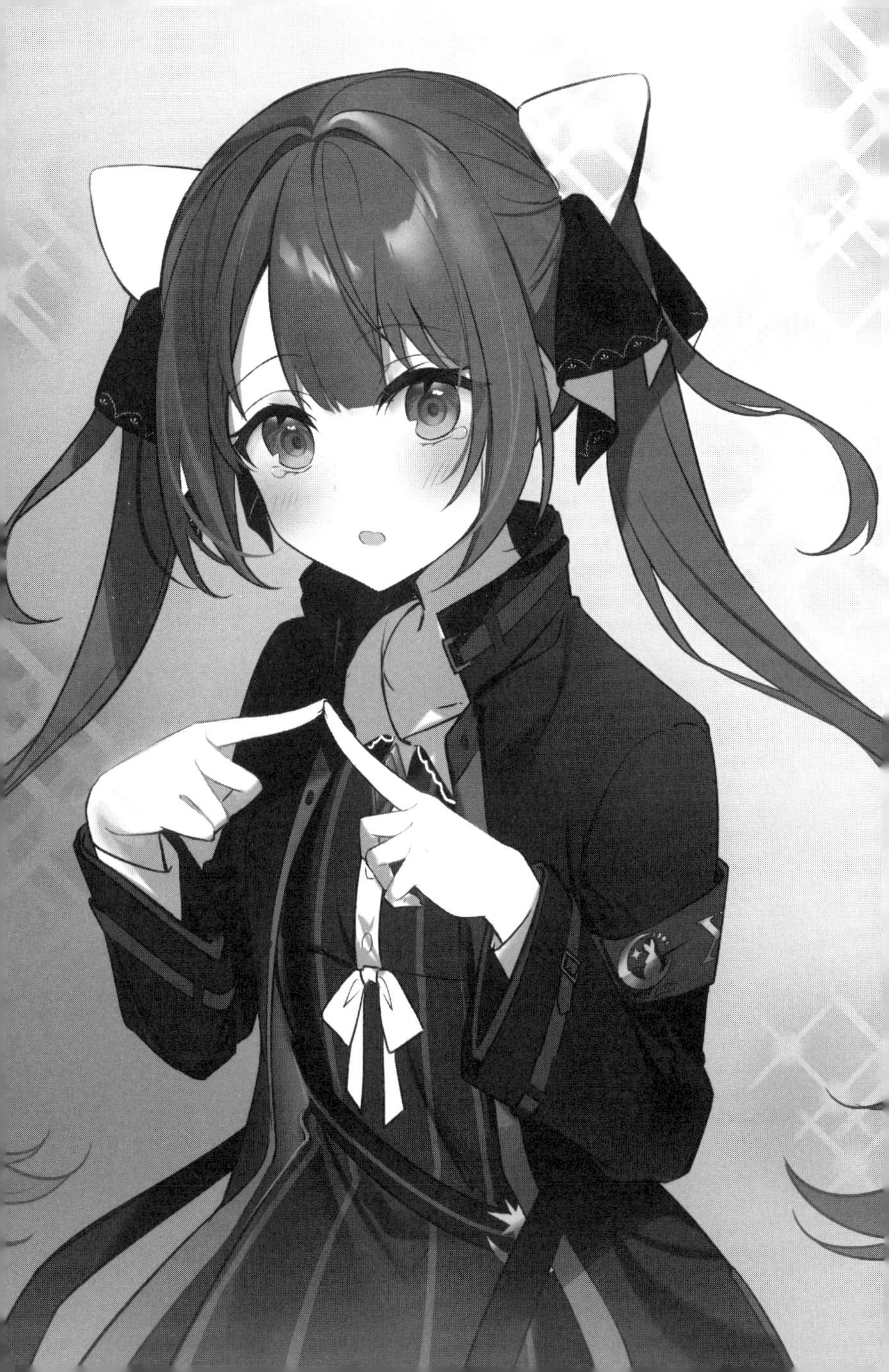

ソフィアに続いてローガンや他の新人たちと話していたり、戦闘をしたりしているうちに、四十層のボスエリアに着いた。

これまでのフロアボスはアンセムさんとバナードさん、それともう一人の引率者である回復術士――名前はキャシーさん――の三人で戦っていた。

上層のフロアボスに引率者全員で挑んだら、一瞬で倒してしまう。新人たちにフロアボスと戦っているところを見せるため、これまでは三人だった。

ただ、四十層は中層初のフロアボスとなり、強さも跳ね上がる。三人でも問題なく倒せると思うが、アタッカーも付与術士もいないとなると、攻撃力が不足気味になる。

それに今日はボス戦が二回ある。そのことから、四十層と五十層のフロアボスは五人で討伐することになっている。

「オルン、よろしく頼むぜ！」

俺の横に立ったバナードさんが声を掛けてきた。

「はい。とはいえ今回の俺はサポートがメインですけどね。俺の見せ場は五十層なので」

「打ち合わせの時に言っていたやつ、本当にできるのか？　剣士としてのブランクもあるんだろ？つか、ブランクが無かったとしても、できるとは思えねぇんだが……」

「問題ないですよ。それじゃ、とっとと終わらせちゃいましょう！」

引率者五人がボスエリアに入る。新人たちもそれに続く。

ボスエリアは巨大なホールのような空間になっている。新人たちは壁際で固まって待機しながら、引率者の戦闘を見ていることになる。

ホールの中央には、身長五メートルほどの四本腕の巨人が仁王立ちしていた。巨人は全身の筋肉が隆起していて、天然の鎧《よろい》のように硬いのが特徴だ。

「打ち合わせはしたが、このパーティでの戦闘は初だ。各自ロールに準じた動きを心掛けるように！　【力上昇《ストレングスアップ》】、【生命力上昇《バイタリティアップ》】、【敏捷力上昇《アジリティアップ》】」

セルマさんがメンバーに声を掛けた後、アンセムさんとバナードさんにバフを掛ける。

ちなみに、俺は自分で状況に応じてバフを掛けたいため、セルマさんのバフは不要であると伝えている。

バフを受けた二人は、これまでのフロアボスとの戦いのときよりも身軽な動きで、巨人の正面から接近する。

俺は自身に【力上昇《ストレングスアップ》】、【技術力上昇《テクニカルアップ》】、【敏捷力上昇《アジリティアップ》】のバフを掛けてから、相手の死角に回り込む。

攻撃をしすぎて巨人の注意が俺に向かないように注意をしながら、関節などの比較的柔らかい部分を斬りつける。

ディフェンダーの二人は巨人の攻撃を盾で防ぎながら、攻撃ができる余裕もある。

俺たち前衛が下半身を中心に攻撃し、上半身部分にはセルマさんとキャシーさんが魔術で攻撃する。

上級探索者五人の前に、巨人は手も足も出ずにいた。

戦闘開始から数分、巨人を難なく討伐した。

魔獣は死ぬと、肉体を黒い霧のようなものに変えて、体内にあった魔石だけがその場に残る。

その時に稀《まれ》に一部が黒い霧に変わらず、その場に残ることがある。

それは魔獣素材と呼ばれ、武器や防具、魔導具、はたまた探索者には関係のない道具として、職人の手によって生まれ変わる。

そして、フロアボスの場合は、討伐すると部位はランダムになるが、魔獣素材が必ず残る。運がいいときは死体がそのまま残ることもある。

巨人の魔石や魔獣素材の回収をディフェンダーの二人に任せて、俺は新人たちの元へ戻る。

「お疲れ様です、オルンさん……！」

「お兄さん、お疲れ様～！」

俺がみんなの元に戻ると、みんなが俺を労《いたわ》ってくれた。

「ありがとう」

◇　◇　◇

「お、おい！　アンセム！　なんだったんだ今のは！」

バナードと一緒に討伐した巨人の素材を確認しながら収納していると、バナードから戸惑いの声が発せられた。

彼の戸惑いも理解できる。今回の戦いは、一方的だった。

俺たちはAランクの探索者だ。大迷宮の八十七層まで到達している。

しかし、相手はフロアボス。

たとえセルマさんのバフがあったとしても、こんなにあっけなく倒せるような相手ではなかったはず。

それを可能にした最大の要因は――オルン・ドゥーラだろう。

オルンの剣の速さも力も、俺のパーティの前衛アタッカーと比べれば、後者の方が上だ。剣士としての実力だけを見れば、オルンはギリギリAランクに届くかどうかといったレベルだろう。

――しかし、オルンの動きはそんな低次元の話で済ませて良いものではなかった。

今回のオルンは本人が言った通り、サポートに徹していた。完全に巨人の行動を封じることで。

魔獣も生物だ。必ず予備動作というものが存在する。

これは推測になるが、オルンはその予備動作から、次に相手がどんな攻撃をするかを予測していたように感じた。そして、相手の次の攻撃の急所となる部分を先に攻撃することで、その悉《ことごと》くを封殺していた。

その結果、巨人は大した攻撃もできず、あっけなく俺たちに倒された。

こんな一方的な戦いは初めてだった。

「本当になんなんだろうな。あれで数年のブランクがあるとか、信じられない」

オルンは昨日、『身体能力が低くても、それは技術と経験で補うことはできる』と言っていた。

今回の戦いはまさにそれを体現しているかのようだった。

その上で、打ち合わせの時に言っていた例のことが本当にできるのであれば、オルンは彼自身が掲げている理想の剣士像にかなり近づいていることになるだろう。

また、五十層のボス戦では驚かされることになりそうだな……。

◇　◇　◇

なんだかんだで、五十層のボスエリアまで到着してしまった……。

ここまで大きな問題も発生せずに来られるとは、正直思っていなかった。

階層が深くなるにつれて、新人パーティが敗北しそうになって、引率者が代わりに倒すという機会は増えていったけど、それは仕方のないことだ。

それでも新人たちもこの三日間で迷宮探索に慣れたのか、今日は予定が大きく前倒しになっている。

「では、フロアボスをサクッと倒して打ち上げと行こうか！」

セルマさんが引率者に声を掛けながら各種バフを掛ける。

「「「おぉ！！！」」」

五十層のフロアボスは巨大なカニの魔獣だ。全体的に大きくなっているが、左のハサミだけが、体と同じくらいにでかく、非常にアンバランスな姿になっている。

今回の戦闘で俺には大きな役割がある。——厄介な左のハサミを斬り飛ばすという役目が。

カニのハサミは非常に硬いため、斬り飛ばすのには時間が掛かる。本来なら、な。

俺が先陣を切り、正面からカニに向かって突っ込む。

駆けながら自分に必要なバフを掛ける。

カニが俺に攻撃するために左のハサミを振り下ろそうと上にあげる。

自ら斬り飛ばされるためのお膳立てをしてくれるとはありがたい。

ハサミが振り下ろされるよりも早く、カニの頭上ギリギリを飛び越えるように地面を蹴る。

カニと交差するときに左のハサミの付け根を目掛けて剣を振るう。

——刀身が当たる直前に【瞬間的能力超上昇《インパクト》】を発動する。

【瞬間的能力超上昇《インパクト》】とは、俺のオリジナル魔術の一つだ。

効果は単純。一秒にも満たない一瞬だけ、この魔術を付与した装備の性能や耐久力、魔術の威力を、強引に最大で百倍まで引き上げることができる。

俺は魔術について深く知っていく過程で、魔術のバグ《不具合》を見つけた。不具合と言っても、普通に魔術を使うのであれば、何ら影響の無いものだ。

そして、この不具合を利用したチート《ズル》によって【瞬間的能力超上昇《インパクト》】という魔術と、ある一つの技術を確立した。

後ろめたい気持ちも多少はあるけど、これらを使うことによって人の命を脅かすといった、致命的なデメリットは存在しない。

術式構築の難度は非常に高いけど、術式構築はとことん極めている技術の一つだ。その難度の高さは俺の障害にならない。

支援魔術の上昇値の低い付与術士である俺が、深層でも生き抜くための術《すべ》の一つと割り切って、遠慮なく使っている。

俺が振るった剣は抵抗感も無く、ハサミを付け根から斬り飛ばす。

そのままカニを飛び越え、背後に着地する。

「マジかよ⁉　本当にハサミを一撃で斬り飛ばしやがった！」

カニの向こうから、バナードさんの興奮気味な声が聞こえる。

初撃で斬り飛ばすって言ったのに、信じてなかったな？

カニが俺に攻撃をするために振り向こうとするが、その前にディフェンダーの二人が接近して、カニの敵対心《ヘイト》を稼ぐ。

一番厄介なハサミが無くなれば、あとは硬い甲羅に覆われているだけの魔獣だ。

ディフェンダーの二人が正面から、俺が背後から足を中心に攻撃して、その場に釘付《くぎづ》けにする。

セルマさんとキャシーさんが上空から甲羅に攻撃魔術を集中させる。

甲羅にひびが入ったところで、俺がひびに剣を突き刺す。五分と経《た》たずにカニはその体を黒い霧に変えた。


ディフェンダーの二人が、魔石と魔獣素材を回収すると新人たちの元へと戻っていった。みんなが満面の笑みを浮かべながら、今日までの三日間を称《たた》え合っている。

（良い雰囲気のクランだな）

その光景を見ていると、心が温まる。だけど俺はその輪に加わらず、カニを討伐してから、その場を動くことができなかった。

（それにしても、なんだ、この感覚は……。まるで深層にでもいるときのような……）

中層には似つかない周囲の雰囲気に、嫌でも緊張感が高まってしまう。

そんなことを考えていると、突如ボスエリアの中心の空間が歪《ゆが》む。

——その直後、雷鳴のような咆哮《ほうこう》と共に黒い巨大な何かが現れた。


笑い声の響いていた空間が、静寂へと変わる。

想定外の事態に頭が真っ白になるが、これまでいくつもの修羅場を乗り越えてきた俺の体は勝手に動き始める。

（後ろ姿しか見えないが、あの光沢のある黒い鱗《うろこ》、そしてこのプレッシャー、間違いない。九十二層のフロアボス、黒竜だ。何故《なぜ》ここに現れる⁉　それも急に。——ってそんなことを考えている場合じゃない！）

思考が行動に追いつく。

黒竜の視界の先には、《夜天の銀兎》のみんながいる。

既に黒竜は《夜天の銀兎》に対する攻撃の準備をしていた。その証拠に口からは炎が漏れている。

俺は黒竜を回り込むようにみんなの元へ駆ける。――が、黒竜の攻撃の方が早いと悟る。

作戦を変えて、術式を一瞬で構築する。

「引率者ぁ！　死ぬ気で新人たちを守れぇぇぇぇ!!」

叫びながらアンセムさんとバナードさんに【生命力上昇《バイタリティアップ》】と【抵抗力上昇《レジストアップ》】を、鎧と盾に【耐久力上昇《デュラブルアップ》】と【自重増加《ウェイトアップ》】を発動する。

引率者全員が俺の声に反応した。

アンセムさんとバナードさんは前に出てから重心を下げて、盾を構える。

セルマさんとキャシーさんは、ディフェンダーの前に魔力障壁を展開した。

まだ混乱の真《ま》っ只中《ただなか》にいるはずだ。それでも、咄嗟《とっさ》に体が動いたんだろう。流石は教導探索に選出された上級探索者なだけはある。

黒竜が口を大きく開けて、巨大な炎の塊《炎弾》を撃ち出してきた。

俺は炎弾が展開された魔力障壁にぶつかる直前に、【瞬間的能力超上昇《インパクト》】を発動し、硬度を極限まで高めた。

魔力障壁にぶつかった炎弾が爆発し、《夜天の銀兎》の面々が煙に覆われる。

しばらくして煙が晴れる。

幸い死者は出ていないようだ。どうにか新人たちは守り抜けた。

だけど、ディフェンダーの二人は満身創痍《そうい》になっている。キャシーさんがすぐにでも二人の治療をしないといけない場面だが、体が震えて動けていない。

新人たちだけではなく、セルマさんまでもが顔面蒼白《そうはく》になっている。

そこで俺はようやく気が付いた。このボスエリアの広さが、先ほどの倍以上になっていることに。

(黒竜に合わせてなのか？　ここに黒竜がいるのはイレギュラーのはずなのに、なんでこんな仕様があるんだ？)

俺自身未だに混乱しているのか、余計なことばかり思考してしまう。

俺の取れる選択肢は二つ。

一つ目はみんなを見殺しにして、とっとと五十一層へと向かうこと。

既に五十層のフロアボスであるカニを倒しているため、五十一層へと向かう道は出来ている。黒竜は俺の存在に気づいているだろうが、魔獣は人が多いほうへ向かう習性がある。俺一人ならば、恐らく五十一層へ移動することが可能だ。

二つ目は黒竜と戦うこと。

ただし、今のみんなは戦力にならない。腰が抜けて動けない者も多数いる。戦うのであれば、全員が五十一層へ逃げる時間を稼ぐなんて生ぬるい考えは捨てるべきだ。全員を救うには勝つしか無い。

（くそ！　なんでこの状況であの時のことを思い出すんだよ）

◆　◆　◆

俺とオリヴァーは地図にも載っていないような寒村で生まれ育った。

俺たちはその村の人気者だった。

二人とも子供の頃から記憶力と身体能力が優れていて、俺の祖父から剣を学び、八歳の時点でBランクの探索者と遜色ない実力を手に入れていた。

俺たちは、お互いを高め合うため、将来探索者として成功するため、村近くの山奥で修行に励むことが日課になっていた。

そんなある日に事件は起きた。――村が野盗に襲われたのだ。

俺たちが日課を終えて戻ってきたときには既に遅かった。

家は焼かれ、今朝まで元気だった人たちが、全員死体となってそこら中に転がっていた。

俺たちはそのことを理解すると声が嗄《か》れるまで泣き叫んだ。

そして、泣き止んだころには既に日が昇っていた。

「オリヴァー、みんなこのままじゃ、かわいそうだよ。ちゃんと埋葬してあげよう」

「そうだな」

幸か不幸か聡《さと》かった俺たちは、すぐに今の自分たちがやるべきことを見つけ、行動に移した。

俺たちは会話もせずに黙々と穴を掘って、そこに丁寧に死体を入れていった。

全ての死体を入れ終わってから、穴の中に火を放った。

「――オルン、俺はもっと強くなるぞ！　もう何も奪われないように、もっともっと強くなってやる！　俺の名前を聞いただけで、こんなふざけたことをする気すら起こさせないほどに強く!!」

「――俺も強くなる！　理不尽なことがあろうと何も失わないように！　どんな状況だろうと大切なものを護《まも》れるくらいに強くなってやる!!」

涸れたはずの涙を再び流し、村の仲間たちが燃えるさまを目に焼き付けながら、俺たちは誓いを立てた。

埋葬が終わってから、俺たちは村があった場所を去り、南の大迷宮のあるツトライルで探索者になった。

◆　◆　◆

理不尽なことなんて、この世には溢《あふ》れかえるほどある。

今の状況だってその一つにすぎない。

俺は理不尽なことが起こっても泣き寝入りをしないで済むように、力を、知識を求めて探索者になったんだ。答えは最初から決まってるじゃないか。

今の俺の役目は、探索者になったばかりの新人全員を、五十一層に連れて行くこと。

そのために必要なことは、――目の前の理不尽を撥《は》ね除《の》けること。

「なにも難しい事じゃない。目の前の敵を倒すだけだ……！」

探索者になってから今日まで培ってきたものを総動員すれば、勝てない相手じゃない。

勝算はある。さぁ、討伐開始だ！

◇

俺は収納魔導具から予備の剣を取り出すと【力上昇《ストレングスアップ》】と【技術力上昇《テクニカルアップ》】を発動する。

全身が硬いウロコで覆われている黒竜だが、生物である以上、刃が通る場所も存在する。

俺は黒竜の目を目掛けて予備の剣を全力で投げる。

剣の切っ先が黒竜の目に到達するよりも、黒竜の反応の方が早かった。俺が放った剣は、硬い瞼《まぶた》に阻まれる。

黒竜がそこで初めて俺の居た場所に顔を向ける。

――が、残念ながら、俺はもうそこには居ない。既に俺は黒竜の頭上へと移動している。

空中で回転を加えながら、全力で剣を振り下ろす。

「――っ！」

俺の攻撃が不意打ちだったことに加え、剣に付与した【瞬間的能力超上昇《インパクト》】の影響も相まって、攻撃を受けた黒竜は轟音《ごうおん》と共に顔面を地面に叩《たた》きつけられる。

俺はそのままみんなが集まっているところの近くに着地する。

すぐに収納魔導具から加工された魔石が付いているネックレスを取り出し、それを首からかける。

「セルマさん、コイツは俺が相手するんで、セルマさんたち引率者は全力で新人たちを護ってください。新人たちは怖いかもしれないが、じっとしていてくれ。絶対に護るから！」

「お、おい！　オルン――」

セルマさんが何か言おうとしていたが、それを無視する。

顔を上げる黒竜。

俺はゆっくりとみんなから離れるように、黒竜の周りを反時計回りに走る。黒竜は俺の走りに合わせて顔を動かし、視界の中心に俺を捉えて逃がさない。よし、きちんとヘイトは稼げているな。

のんびりとしたペースを変えることなく、黒竜の周りを反時計回りに三分の一程度進んだところで黒竜が動き出す。俺の動きにしびれを切らし、登場直後と同じ炎弾を撃ってきた。

「そんな単純な攻撃が俺に通用するかよ！」

俺は左の手のひらを黒竜に向けながら既に構築していた術式に魔力を流す。すると、オリジナル魔術が発動する。

「【反射障壁《リフレクティブ・ウォール》】」

左の手のひらの前に、灰色の半透明な壁が出現する。炎弾がその壁に触れると、遡行《そこう》するように黒竜目掛けて飛んでいく。

【反射障壁《リフレクティブ・ウォール》】は、その壁に触れた力の向きを、壁に対して垂直になるように強引に変更する魔術だ。

まあ、要するに触れた物が跳ね返る壁を生み出したってことだ。

炎弾が返ってくるなんて想定外の黒竜は、反応することができずに顔面に炎弾が直撃する。

「自分の炎でも食ってろ」

黒竜の視界が炎弾の爆発で塞がっているうちに、左手を地面に付ける。

それからまた別のオリジナルの術式を構築し、魔力を流す。

「使う機会があるかは微妙なところだが、保険は必要だろ」

左手を地面から離して立ち上がる。

目の前の煙が晴れていき、黒竜が姿を現す。

炎弾の直撃を受けた顔は無傷だった。

「わかってたけど、多少は傷ついても良くないか？　お前の十八番《おはこ》の攻撃だろ？　はぁ……。これは覚悟を決めないとダメだな」

呟きながらも術式を構築し、魔力を流して魔術を発動する。

「……【全能力上昇《ステータスアップ》】【五重掛け《クインティプル》】！」

【全能力上昇《ステータスアップ》】とは支援魔術の基本六種である、【力上昇《ストレングスアップ》】、【生命力上昇《バイタリティアップ》】、【魔法力上昇《マジックアップ》】、【抵抗力上昇《レジストアップ》】、【技術力上昇《テクニカルアップ》】、【敏捷力上昇《アジリティアップ》】を並列構築して、同時に発動するものだ。

魔術名というよりは、同時に発動するときの名称に近い。

発動の難易度は上がるが、同時に発動しているため、バフの効果時間が全て同じになり管理がしやすくなる。

そして【重ね掛け】。

これが、バグ《不具合》を利用したチート《ズル》によって確立した技術だ。

支援魔術は通常、既にバフが掛かっている状態で同じバフを掛けても、効果時間がリセットされるだけとなる。俺の支援魔術で引き上げられるのは約二倍。

しかし、この【重ね掛け】では、文字通り二倍上昇した能力を更に二倍にできる。つまりこれで、四倍。【五重掛け《クインティプル》】では、これをあと三回繰り返すため、上昇値は約三十二倍だ。

この状態であれば、仮にオリヴァーがセルマさんの支援魔術を受けていたとしても、簡単にあしらえる程に強くなっている。

ただし、デメリットはある。

まず一つ、これは何故か他人には使えないこと。勇者パーティ時代何度か試してみたが、一度も俺以外の人には成功しなかった。

二つ、脳への負担が大きいこと。【重ね掛け】も並列構築したうえで、ほぼ同時に発動している。よって、俺はさきほど、自分にバフを掛けるために、計三十個の術式を同時に構築し、魔術を発動している。

術式の構築には脳内で膨大な計算をする必要がある。魔術の使いすぎとは、要は頭の使いすぎだ。使いすぎれば脳が悲鳴を上げ、頭痛を引き起こす。その状態で更に魔術を使えば、しばらく立つのも困難な状態になる。

俺の支援魔術の効果時間は三分ジャスト。三分おきにこれを繰り返す必要があるため長時間の戦闘には向かない。今回の戦いも短期決戦で終わらせなければならない。


バフを掛け終わったタイミングで、黒竜が前足で踏ん張るように重心を前に移動させた。

それを見た俺はすぐさまその場で垂直にジャンプし、数メートル上空へと移動する。

……やっぱりだ。身体能力が三十倍以上も上昇しているのに、すぐに順応する。

まるで、今の状態が本来の俺であると錯覚しそうなくらい、違和感がない。

これも『器用貧乏』のおかげかね。――っと、今は戦闘に集中だ。

俺がジャンプした直後、それまで俺がいた場所を黒い影が高速で横切る。

予想通り尻尾での攻撃だった。

こいつの尻尾を振ってくる攻撃はかなり速く、見てから反応して躱《かわ》すことは困難となる。かなり厄介な攻撃だが、予備動作を見逃さなければ回避は楽だ。

空中で身動きの取れない俺に、黒竜は炎弾で追撃を仕掛けようとしてくる。

俺は黒竜に左の手のひらを見せる。

【反射障壁《リフレクティブ・ウォール》】を恐れてか、炎弾を撃つことは無かった。

再び重心を前に移動し、俺の着地のタイミングでもう一度尻尾の攻撃をするようだ。

「正解だ。俺が相手じゃなかったら、な！」

俺は【魔力収束】で足元の魔力を収束し、即席の足場を作り出す。

【魔力収束】は俺とオリヴァーだけが使える異能だ。

本来、異能はその人だけの固有の能力とされている。だけど何故か俺とオリヴァーは【魔力収束】という同じ異能を持っている。オリヴァーはこれを必殺技として使っているが、これには色々な使い道がある。

魔力の足場に着地し、そのまま黒竜に突っ込むために足場を蹴る。

蹴る際に足場の魔力が拡散し、その衝撃が追い風となって、更に俺の移動速度が上がる。

俺が空中で移動できるとは思っていなかったようで、黒竜の反応が鈍い。

黒竜と交差するまでの刹那、【切れ味上昇《シャープネスアップ》】と【耐久力上昇《デュラブルアップ》】のバフを剣に掛ける。

そしてすれ違いざまに【瞬間的能力超上昇《インパクト》】を加え、首元を斬りつける。

全力で振るった剣は、黒竜の硬いウロコを砕き、切り傷を付けた。

黒竜の背後に着地し、地面を滑るように勢いを殺しながら距離を取る。

黒竜が咆哮を上げる。

五十層に現れたばかりの時とは違い、敵意のようなものを感じる。

ようやく黒竜は俺を敵として認識したようだ。

黒竜の周りにオーラのようなモヤのような、紫色の禍々《まがまが》しい何かが見える。

「チッ！　やっぱり大したダメージにはなってないか……。様子見の時点である程度ダメージを稼ぎたかったんだがな」

そう呟きながら、更に距離を取る。

その直後、紫色のモヤが、ムチのようにしなりながら俺の居た場所を叩きつけてきた。

黒竜はその巨体からもわかる通り、地上にいるときの動きはそこまで速くない。尻尾とかの各部位だけを動かすときはその限りではないが。

黒竜の主な攻撃は、炎弾と尻尾による高速の打撃、それとその巨体を利用した質量の攻撃くらいだ。

本来であれば攻撃自体はそこまで脅威ではない。しかし、全身が強固なウロコで守られているため、その攻撃だけでも充分に厄介な敵となる。

それに加えて、黒竜にはこの紫色のモヤがある。

このモヤは、ときにはムチのように、ときには槍《やり》のように様々な形をとりながら全方位に攻撃をしてくる。恐らくは【魔力収束】のように周囲の魔力を使用した魔法だと思う。

一つだけでも面倒だが、以前勇者パーティで討伐したときは、最終的に十個も同時に使用していた。

つまり、黒竜はまだ本気になっていない。

黒竜はモヤで攻撃をしながら、体を反転させて視界に俺を捉えようとしている。

モヤを躱しながら、攻撃魔術を発動する。

「【火弾《ファイアバレット》】！」

俺が撃ち出した、【火弾《ファイアバレット》】は紫色のモヤに簡単に防がれる。

【火弾《ファイアバレット》】が小さく爆発し、煙が黒竜の視界から俺を消す。

黒竜の視界から逃れた俺は、再び黒竜に接近し、右前足を斬りつけ浅い傷を作る。

剣を振るうために一瞬スピードを緩めた隙を黒竜が見逃すはずもなく、モヤが再びムチのように攻撃してくる。

それを視界の端で捉えていた俺は、モヤを躱しながら黒竜の腹の下に潜り込む。

そのまま腹も斬りつける、が、これも浅い切り傷を付けるだけに終わる。

「ホントに全身硬《かて》ぇな！」

黒竜の右側面でモヤが無数の針に変化して、俺に向かってくる。

「【土壁《ロックウォール》】！」

先端を尖《とが》らせながら地面を隆起させる。

盛り上がらせた地面で黒竜の腹部を攻撃するとともに、針の攻撃を防ぐ。

黒竜と距離を取るべく、針が飛んできた方向とは逆へ移動する。

黒竜の下から抜け出したところで、尻尾がすごい勢いで迫ってきた。

「っ⁉　――っ！」

【反射障壁《リフレクティブ・ウォール》】を咄嗟に発動する。

灰色の半透明な壁に触れた尻尾が、バウンドしたように逆方向へと飛んでいった。

（あっぶね……、念のため【反射障壁《リフレクティブ・ウォール》】の術式を構築しておいてよかった）

◇

その後も何度か攻防が続く。

俺は黒竜の攻撃を掻《か》い潜《くぐ》りながら、何度も黒竜を斬りつけるが、浅い傷を付けることしかできていない。

そろそろバフを掛けてから三分が経過する。黒竜から大きく距離を取ってから、バフの効果時間をリセットするために、再度三十個の魔術を発動した。

（黒竜の動きは前回の戦いで把握しているから攻撃は躱せる。しかし決定打が無い。もう少し無茶するしかないか……。――くそ！　今ここにあいつらが居てくれたらって、つい考えてしまう……！）

前回の黒竜戦は、デリックとルーナがモヤの対処をして、オリヴァーとアネリが火力に物を言わせて倒したようなものだ。

しかし、今そのメンバーは誰一人としてこの場にはいない。

「無いものをねだったところで何も始まらない。だったら黒竜に勝つために、――俺が勇者パーティ全員《あいつら》の役割を一人で全てこなすだけだ！　それが俺の理想の剣士像だろ！」

パーティ戦の要《かなめ》はディフェンダーだ。

相手の攻撃を引き付け、他の仲間が自分のことに集中できるようにさせる役割を持つ。

現状、黒竜は俺しか眼中には無いらしい。この時点でディフェンダーの仕事は半分以上達成できている。

あとは相手の攻撃を防げればベストだが、そんなことをすれば、攻撃にリソースを割けないため却下だ。

だから俺は回避型になるしかない。

相手の攻撃を俺に集中させ、その全てを躱す。そうすれば攻撃にリソースを割けるし、カウンターも狙える。

キャロラインにはやめた方がいいと言っておきながら、俺がその型を模倣する羽目になるとは……。


次に、パーティ戦で一番重要なのがサポーターだ。

ケガ人の治療や状況に応じた味方へのバフ掛けといった、味方をサポートする役割を持つ。

勇者パーティのもう一人のサポーターであるルーナの立ち回りは、彼女の異能ありきのものであるため再現は不可能。とはいえ、基本的にはヒーラーに近い動きをしているため、今回は除外する。

攻撃が当たらないなら回復する必要は無いからな。

付与術士《バッファー》はもう無意識でもできるくらい、体に沁《し》み込《こ》んでいるから問題ない。


最後に、パーティの花形であるアタッカー。

これに説明はいらないだろう。相手を攻撃し倒す役割を持つ。

勇者パーティでは、前衛アタッカーのオリヴァーと後衛アタッカーのアネリがいる。

どちらも高火力の攻撃を連続で叩き込むことが可能な、優秀なアタッカーだ。

オリヴァーの役割に関しては、今の俺の能力が以前黒竜を倒したときのあいつを超えているため問題ない。

アネリの役割に関しては、あそこまでポンポン攻撃魔術は撃てない。だが、オリジナル魔術を併用すれば、高火力の魔術を複数発動することはできるから、こちらも再現可能だ。

（よし！　行ける！）

一瞬で脳内シミュレーションを終わらせた俺は、再び【火弾《ファイアバレット》】を発動して、その爆発で黒竜の視界を遮ってから、再度肉薄する。

【魔力収束】で足場を作り、先ほどまでの前後左右の動きに高低の動きも加える。

立体的に黒竜の周りを、スピードを緩めることなく高速で動き続けながら、すれ違いざまに剣で斬りつける。なお今回は、【瞬間的能力超上昇《インパクト》】を発動しない。

黒竜だけでなく、モヤも色々な形に変形しながら攻撃をしてくるが、そのすべてを躱す。

何十回と黒竜を斬りつけるが、やはり決定打にはならない。――が、それは百も承知のこと。

今回黒竜を斬りつけていたのは、ついでにすぎない。

黒竜の周りを跳び回っていたのは、別の目的があったからだ。

俺は黒竜に背を向けながら、黒竜の右側面に着地する。

その隙を見逃さず、黒竜はモヤを細長い槍のような形に変えて、何本も撃ち込んでくる。

「比較的攻撃を当てやすそうな場面ではその攻撃をしてくるよな。でも、それは過去に何度も見ている！」

その攻撃をさせるよう誘導していた俺は、最小限の動きで全てを躱しきる。

「次は俺の番だ！」

そう黒竜に告げながら、魔力を流す。

すると黒竜を覆うように四十を超える魔法陣が出現する。

これが、さっきまで俺が黒竜の周りを跳び回っていた理由だ。空中で方向転換をするたびに、その場に攻撃魔術の術式を設置していた。

その術式全てに、今魔力が流れ込んだことにより、魔術が発動する。

火・水・風・土・雷・氷と様々な属性の攻撃魔術が、黒竜の周囲から撃ちだされ、大きな音と共に黒竜が煙に包まれる。


煙に映る黒竜のシルエットが翼を軽くたたみ、それから勢いよく広げた。それによって発生した強風で、煙が消し飛ばされた。

黒竜が不愉快そうな視線を俺に向けてきているように感じる。今の攻撃では全くダメージが無いようだ。

俺は不敵な笑みを浮かべながら、

「魔術の数に比べて威力が弱いって？　そりゃそうだろ。俺は上級以上の魔術が使えないんだ。それに今のは、省エネも兼ねて全部初級魔術だからな。だけど、そのままのんびりしていていいのか？」

黒竜にそう告げると、再び黒竜を覆うように魔法陣が出現する。

しかし、今回俺は魔力を流していない。これは、俺のオリジナル魔術である【増幅連鎖《レイズ・リピート》】によるもの。

【増幅連鎖《レイズ・リピート》】は【魔力収束】を併用した設置型の魔術だ。

設置した場所を攻撃魔術が通ると、その攻撃魔術をコピーする。そして自動で周囲の魔力を取り込み、威力を増幅した状態で同じ攻撃魔術を撃ち出すことができる。

先ほどよりも威力が数段上がった魔術が、黒竜を襲う。

今回はダメージが通ったようで、黒竜が悲鳴に近い声を上げた。

【増幅連鎖《レイズ・リピート》】による攻撃魔術が黒竜を襲っている間に、俺は【魔力収束】で周囲の魔力を刀身に収束させる。

漆黒のオーラが刀身を包む。

（いつ見ても悪者が使いそうな見た目だよなぁ……。俺のもオリヴァーみたいな淡い金色がいいのに）

オリヴァーの収束させた魔力は、世界を照らす朝日のような温かい光。対して俺の魔力は、光の無い夜を象徴するかのような冷たい闇。効果は同じはずなのに、見た目は正反対だ。

【増幅連鎖《レイズ・リピート》】による攻撃が止むと、再び黒竜が周囲の煙を吹き飛ばす。

そして現れた黒竜は、先ほどよりも傷ついていて、見るからにダメージがあったことがわかる。

黒竜から、今までとは比較にならないほどの殺気が放たれるが、冷静さは失っていないようだ。

俺の刀身に集まる魔力を見て警戒を強めている。

「まだ余裕がありそうだな。それじゃあ、間髪容《い》れずに第三波だ！」

三度《みたび》魔法陣が出現し、第二波以上の威力を伴った攻撃が黒竜を襲う。

いくら弱い初級魔術とはいえ、威力を増幅させたものを更に増幅させている。その威力は特級魔術にわずかに劣る程度まで上がっているだろう。

黒竜の悲鳴がボスエリア全体に響き渡る。

攻撃が止んだところで、漆黒のオーラを纏った剣を構える。

黒竜はこれまでのように、煙を吹き飛ばすことはなかった。

徐々に煙が晴れていき、黒竜のシルエットが見え始める。

黒竜の翼を狙って漆黒の斬撃を放つ。

「天閃《てんせん》……！」

漆黒の斬撃は黒竜の翼をめがけて、一直線に飛んでいく。

翼に当たる直前には当然【瞬間的能力超上昇《インパクト》】を発動し、翼を消し飛ばす。――はずだった。

だが、黒竜は俺の斬撃を自身の尻尾で防いだ。

当然尻尾は魔力の拡散で消し飛ぶことになったが、想定よりも威力は格段に下がっている。【瞬間的能力超上昇《インパクト》】は一秒にも満たない短い時間しか、威力を上げることができない。本来想定していた地点よりも前で、魔力の拡散が起こったため、【瞬間的能力超上昇《インパクト》】を発動する前に、攻撃が終了してしまった。

(何故翼を狙っていたとわかった⁉)

煙に包まれていたから、斬撃は見えていなかったはず。であれば、反応して防いだわけではない。俺が翼を狙っていることが事前にわかっていないと、今の動きはできない。

(この個体が天閃を見るのは初めてのはずだ。なのに、なんで……)

俺が動揺していた一瞬のうちに、黒竜は羽ばたき、上空へと移動する。

このボスエリアはドームのようになっているため天井がある。

黒竜は天井付近である、上空約五十メートルほどの位置から俺を見下ろす。

「……くそっ、飛ぶのを防げなかったか」

翼さえ消し飛ばせていれば、あそこまで飛ばれることは無かった。

上空に居続けられると非常に戦いづらい。

【魔力収束】があるから空中戦もある程度できるが、地上戦の方が断然戦いやすい。

相手の土俵で戦うのは避けたいが、このまま地上にいれば上空から炎弾やモヤによる攻撃を、一方的に受けることになる。

上空に駆け上がろうとしたところで、魔力の流れを感じ取り、《夜天の銀兎》のメンバーが魔術を発動しようとしていることが分かった。

魔力は普通の人には感じ取れないらしい。ただ、俺は【魔力収束】という異能があるおかげか、ある程度魔力を感じ取ることができる。

（攻撃のしすぎでヘイトを稼ぎすぎるとか、誤射で俺に当てるとかしないでくれよ……）

そんなことを考えていたが、魔術を発動しようとしているのがセルマさんだと気づく。

（セルマさんには、あの黒竜に有効打となる攻撃魔術が無いことは、前の共同討伐で知っている。

ということは――俺への支援魔術か！）

現状の俺はセルマさんの支援魔術以上に能力を引き上げている。

更に【重ね掛け】は、薄く張った氷の上を歩くような、非常に不安定な状態で成り立っている。

そこに第三者の支援魔術なんてものが加われば、確実に瓦解する。

この戦いにおいて、その隙は致命的だ。

瞬時にその結論に至った俺は、行動に移す。

セルマさんの魔術を妨害するために、【魔力収束】の応用でセルマさんの周囲の魔力を乱し、魔力流入をさせないようにする。

セルマさんが魔術の発動に手間取っている。

「支援魔術はいらない！　感覚がズレる！　自分たちを護ることを第一に考えてろ!!」

《夜天の銀兎》のメンバーに声を荒らげたところで、上空から黒竜の炎弾が降ってきた。

即座にその場を離れて炎弾を躱す。

そのまま【魔力収束】で足場を作りながら的を絞らせないよう前後左右にランダムに移動する。方向転換のたびに先ほどと同様に、初級魔術と【増幅連鎖《レイズ・リピート》】を二つ設置する。その内の半分はすぐに発動して、半分は魔力流入すれば発動できる状態で待機させる。様々な攻撃魔術を撃ち出しながら、黒竜のいる上空五十メートルまで駆け上がる。


黒竜に近づくと、最大数の十個に増えたモヤが、様々な形で攻撃を仕掛けてくる。どうにかモヤの攻撃を掻い潜りながら、近づけば剣で、距離を取られれば先ほど設置した術式の一部に魔力を流し魔術を発動させて、攻撃の手を緩めない。

だが、戦場が空中となったことで、【増幅連鎖《レイズ・リピート》】の欠点が浮き彫りになる。

【増幅連鎖《レイズ・リピート》】は確かに威力が数段上がった魔術を撃ち出すことができる。しかし、その魔術を撃ち出す方向は通過した魔術と同じ方向で、変更することができない。

また、発動タイミングもあらかじめ決まっているため、空中にいる黒竜の機動力が相手では当てることがかなり難しい。

だったら——。

「【反射障壁《リフレクティブ・ウォール》】！」

二段階増幅した魔術は簡単に躱されたが、【反射障壁《リフレクティブ・ウォール》】で反射することで、強引に進路を変える。

【反射障壁《リフレクティブ・ウォール》】は瞬時に発動できる魔術では無いので、一発当てるのがやっとだった。

だが、【瞬間的能力超上昇《インパクト》】も加えたこの攻撃は、黒竜にかなりのダメージを与えられた。攻撃の当たった背中が、一部だけど抉《えぐ》れている。

その後、【魔力収束】による足場を消しさると、体が重力に従って落下する。

ある程度黒竜と距離ができたところで、再び足場を作ってそこに着地する。それから左手を黒竜のいる場所に伸ばす。

「【雷撃《サンダーショック》】！」

天井一面を埋め尽くすように、大量の【雷撃《サンダーショック》】を発動する。

頭に痛みが走る。

魔術の使いすぎだ。

だが、今はそんなものは気にしてられない！

ここが閉じられた空間である以上、黒竜に逃げ場は無い。

【雷撃《サンダーショック》】が黒竜に直撃する。

ただし、初級魔術のためダメージは無い。――【増幅連鎖《レイズ・リピート》】が無ければ。

【雷撃《サンダーショック》】は時間を掛けて威力が二段階上がり、黒竜に大ダメージを与える。

動きが鈍くなったところで、魔術を発動した直後から、収束させている漆黒のオーラを刀身に纏わせながら、黒竜に肉薄する。

（今の俺なら、耐えられる！）

可能な限り近づいてから、黒竜の腹部に漆黒の斬撃を放つ。

今度は防がれることなく、【瞬間的能力超上昇《インパクト》】も乗せられた。

黒竜に近づきすぎていた俺にも天閃の余波が襲いかかり、吹き飛ばされる。

空中でバランスを取りながら、どうにか【魔力収束】の足場に着地できた。

すぐに視線を黒竜に向けると、腹が抉れていた。

流石に翼や尻尾のように簡単に消し飛んではくれないようだが、今の一撃は大きい。

◇　◇　◇

「これが、オルンの本当の実力なのか？　……では、これまで私たちに見せていたものは、その一端にすぎないというのか？」

私の視界には、《夜天の銀兎》の第一部隊が総がかりでも倒せなかった黒竜を相手に、互角以上の戦いを繰り広げているオルンの姿が映っている。

その光景は畏怖を覚えるものだ。

あの身体能力、並列構築で発動している魔術の数、漆黒の斬撃、今起こっていること全てが私の常識では考えられないものだらけなのだから。

私ですらそうなのだ。他の引率者は勿論、新人たちは今の光景を見て何を思うのだろうか。

私がオルンをこの教導探索に誘ったのは英断だった。オルンがいなければ、私たちは既に全員死んでいただろう。だが、それと同時に、この光景を新人たちに見せてはいけないとも思う。

この光景は私たちとオルンとの格の違いを、まざまざと見せつけてくるのだ。

ここにいる新人たちの何人が探索者を辞めることになるのだろうか。

そんな私たち《夜天の銀兎》の探索者たちの努力をあざ笑うかのように、オルンが黒竜としのぎを削っている。

「私の支援魔術は要らない、か」

わかっていた。オルンは私と見ている世界が違うと。

それでも先月見た彼の姿を目標に、この一ヵ月鍛錬してきた。

それなのに、今、更なる差を見せつけられた。私の支援魔術なんか要らないほどに。

私はいずれ彼と肩を並べられる探索者になりたいと思っていた。でも、そんな日は来るのだろうか？

実家を家出同然で出てきた私には、探索者として大成するしか道が無いというのに。

私の目標は遠すぎる。

◇　◇　◇

それからも、俺と黒竜は、長い間一進一退の攻防を繰り広げた。

俺は黒竜の攻撃は全て躱したり、凌《しの》いだりしているため外傷はほとんど無い。

ただ、既にもう十回もバフの更新をしている。

頭痛はピークに達していて、鼻血が何度も流れてくる。体が限界を訴えている証拠だということはわかっているが、鼻血が流れる度に左手で乱暴に拭ってそれを無視する。

対して黒竜は腹や背中など、ところどころが抉れている。更に右目は潰れていて、全身の至る所でウロコが砕け、流血している。

そして、モヤの数は十個から二個に減っている。

どちらも満身創痍と言っても過言ではない。

高度もかなり下がっていて、今は上空数メートルといったところだ。

そして、ついに黒竜が飛び続けることができなくなったのか、地面に着地する。

「はぁ……はぁ……、ようやく、落ちてくれたな」

危なかった。これ以上、上空で粘られていたら、勝ち目はかなり低くなっていた。

感覚的に魔術の使える回数は、せいぜいあと数回程度。三十個の魔術をほぼ同時に発動するバフの更新は、もうできない。そんなことしたら、その時点で確実にぶっ倒れる。

地面へと降り立った俺は右手を剣の柄から離す。剣は当然重力に従って地面に落ち、甲高い音を立てる。

そんなことは気にせず、右手を前に突き出す。

俺が今立っている場所は、最初に【反射障壁《リフレクティブ・ウォール》】で炎弾を跳ね返した後に、地面に魔術を発動していた場所だ。

俺の動きに呼応するかのように、地面に半径十メートルほどの巨大な魔法陣が出現する。

「……【魔剣創造《ディストラクション》】」

そう呟くと、魔法陣の中心の地面が隆起し、漆黒の塊が現れる。

それに右手が触れると、漆黒の塊を中心に突風と勘違いするほどのプレッシャーが放たれ、空間を震動《しんどう》させる。

そして漆黒の塊は形を変え、俺の背丈と同程度の巨大で禍々しい、漆黒の大剣へと変わる。

【魔剣創造《ディストラクション》】は、元々【土塊武器《アースンウェア》】という、周囲の地面を固めて即席の武器を作る支援魔術だった。

それに【魔力収束】を併用してできた魔術が、この【魔剣創造《ディストラクション》】だ。

【魔剣創造《ディストラクション》】によってできた剣は、限界まで魔力が収束されている状態だ。その破壊力は、【瞬間的能力超上昇《インパクト》】を発動しなくても、特級魔術をはるかに超えるだけの力を有している。

魔力を収束してできた剣だから『魔剣』だ。

魔剣を引きずりながら、ゆっくりと黒竜に近づく。

魔剣が発するプレッシャーに臆したのか、黒竜が安易に二つのモヤで攻撃を仕掛けてきた。

「……【反射障壁《リフレクティブ・ウォール》】」

灰色の半透明な壁を地面の上に発動し、それを全力で踏みつける。

黒竜の攻撃すら難なく跳ね返してきた壁だ。当然俺が踏み付けたところで壊れることは無く、俺は真上に跳ね返される。

「【反射障壁《リフレクティブ・ウォール》】、……【反射障壁《リフレクティブ・ウォール》】！」

再び灰色の半透明な壁を、今度は角度をつけて空中に発動する。

体を反転させながらその壁に触れた俺は、再び跳ね返される。——黒竜の頭上へと。

更に黒竜の頭上には灰色の半透明な壁が地面に平行に設置されている。

それに触れた俺は、垂直に急降下する。

全てのモヤで攻撃をした直後である黒竜には、頭上から急降下してくる俺を迎え撃つ術はない。

「【自重増加《ウェイトアップ》】！」

元々かなりの重さのある魔剣を更に重くする。

バフによって強引に引き上げられている身体能力にものをいわせ、回転を加えながら魔剣を全力で振り下ろす。

それは、俺の初撃の再現だった。——ただし、手にしている剣を除いて。

最初の攻撃の再現ということであれば勿論、

「【瞬間的能力超上昇《インパクト》】オォォォオオオ‼」

刀身が当たる直前、勇者パーティを支え続けた、俺の十八番である【瞬間的能力超上昇《インパクト》】を発動する。

首付近に当たった魔剣は黒竜の抵抗を全く意に介さず、地面に叩きつける。——が、それでも勢いは収まらない。

そのまま黒竜の首を両断し、更には周囲を大きく陥没させることで、ようやく止まった。

◇

首を両断された黒竜は、息絶えている。

俺は魔剣を地面に突き刺して、もたれかかるような感じで、どうにか立てている状態だ。

「はぁ……はぁ……はぁ……」

(どうにか勝てた……。頭痛い。今すぐ眠りたい。………………そういえば、みんなは無事だろうか)

戦闘の後半はすっかり存在を忘れていた。

《夜天の銀兎》のメンバーがいる方向に視線を向けると、空気が凍っていた。

脅威が去って安堵《あんど》する者、未だ現実が受け入れられていない者と様々だったが、共通しているのは、——俺に対する恐怖心。

自分たちが所属するクランの中で、トップの実力を誇るセルマさんですら恐怖を抱いた相手を、たった一人で倒したんだ。恐怖の対象が俺に移るのは当然だろう。

（こういう視線に晒《さら》されるって、覚悟していたつもりだったんだけどな……。やっぱりダメージあるな。——って、ん？　やっぱり？　こんな視線を向けられるのは、初めてだよな？　なんで、今、既に体験していたかのように思ったんだ……？）

今、何か見逃してはいけないような違和感があった。だけど、満身創痍の俺はそれ以上思考する気にはならなかった。

（ま、みんなが無事ならそれでいいか。今はこれ以上難しいことを考えたくない。つーか……後処理どうしよう……。余力なんて全く無いぞ……）

そんなことを考えていると、俺を含めて探索者全員、それと黒竜の死体が青白い光に包まれた。

幕間《まくあい》　強制送還

◇　◇　◇

大迷宮を出た私たちは、急いでギルドへと向かいます。

「《黄金《おうごん》の曙光《しょこう》》です！　ギルド長、もしくは副ギルド長を呼んでください！　事態は一刻を争います！　至急お願いします！」

ギルドの建物に入るなり大きな声を上げました。はしたないですが、今はそのようなことを気にしている状況ではありません。

「《黄金の曙光》って、勇者パーティ⁉　誰か急いでギルド長を呼んできて！」

私たちに気づいたギルド職員の一人が、他の人に声を掛けてくれました。

《黄金の曙光》とは、私たちのパーティの名前です。九十四層に到達してからは、勇者パーティと呼ばれることの方が多くなりました。しかし、九年前に私とオルンさん、オリヴァーさんの三人でパーティを組み始めた新人の頃から、この名前は一度も変えていません。このパーティ名の由来は、まぁ、機会があったら話します。今はそんな時間がありませんので。

「ルーナちゃん、慌てちゃってどうしたの？　ひとまず、会議室に移動しましょう？　ギルド長もすぐに来るから」

私たちの突然の乱入で騒々しい雰囲気になっている中、それを意に介さないギルド職員の女性が、声を掛けてきました。

彼女はエレオノーラさん。私たちのパーティを担当してくれているギルド職員で、《黄金の曙光》結成時からお世話になっている方です。

エレオノーラさんを見たら、焦っていた気持ちが少し和らぎました。この人の、他人に安心感を与える雰囲気や包容力は、見習いたいものです。

エレオノーラさんに案内された部屋は結構広めでした。恐らくギルド長以外のギルド幹部の人たちも来るのでしょう。さすがは勇者パーティの発言力ですね。一声《ひとこえ》でギルド幹部を集めることができるなんて……。

この発言力はオルンさんがもたらしてくれたのに、私たちはその恩を仇《あだ》で返してしまいました。どう償えば良いのでしょうか……。

そのようなことを考えていると、ギルド長を含め、ギルド幹部数名が会議室に現れました。

「いきなりお呼び立てしてしまい、申し訳ありません。本日はお願いしたいことがあり、参りました。今すぐに大迷宮に潜っている探索者を全員、強制送還で地上に戻してほしいのです」

本来、このような交渉事は、オルンさんかオリヴァーさんが行っていました。オルンさんがいない今、オリヴァーさんが行うべきですが、先ほどから黙っていて使い物になりません。

デリックさんとアネリさんは交渉事に向いていませんし、加入したばかりのフィリーさんに任せるわけにもいきません。

そのため消去法で私が代表して話しています。

「勇者である君たちがそう言うんだ。相応の理由があるのだろう。だが、強制送還をしてくれと言われて、二つ返事で対応することはできない。まずは理由を話してくれないか？」

ギルド長が理由を聞いてきました。強制送還はかなりコストの掛かる魔術だと聞いています。頭ごなしに却下されず、助かりました。

「詳しく話している時間はありませんので、簡潔に説明します。詳細は事が済んだらお話しすることをお約束しますので、ご了承ください」

ギルド長が首を縦に振ったことを確認してから、再び話し始めます。

「今回強制送還を依頼した理由は、九十二層のフロアボスである黒竜が、上層・中層・下層、いずれかのボスエリアに移動した可能性が極めて高いためです。今こうしているうちにも黒竜と出会った者がいれば、抵抗する間もなく命を落としてしまうでしょう。強制送還したのち、私たちが黒竜の討伐に当たります。まずは人命優先のために強制送還をお願いします！」

私の発言にギルド幹部たちに動揺が走りました。

それはそうでしょう。フロアボスがその場所から移動するなんてことは、前代未聞のはずですから。普段から温厚で、常に笑顔を絶やさないギルド長すらも、信じられないといった表情をしています。

でも、それも一瞬のこと。すぐさま強制送還をするかの決議に移りました。ギルド幹部の全員が賛成し、強制送還をすることが決定しました。

少しは揉《も》めるものと思っていました。こんなに早く決まるとは……。

「あっ、四十五層から五十層にいる人たちだけ、別の場所……そうですね、大迷宮の入り口から少し離れた広場に転送させることは可能ですか？」

私が入手した情報を基《もと》に考えれば、《夜天《やてん》の銀兎《ぎんと》》は今ごろ四十五層を探索しているでしょう。

ただ、彼らは優秀なクランで、そこにオルンさんもいる。昨日も予定より早く終わっていたようですし、今は四十五層から五十層のどこかにいるはずです。

そこにいる人たちだけを別のところへ移動することが可能であれば、オルンさんをより早く見つけることができます。

「それくらいなら造作もない」

私の願いを聞き入れてくれたギルド長は、見たこともない魔法陣を出現させせました。

私には構造が全く理解できませんが、オルンさんなら理解できるのでしょうか？　私の異能すらすぐに理解した彼なら、こんなことも造作も無い気がします。

その魔法陣にギルド幹部全員が手をかざして、魔力を流し込んでいるようです。

魔法陣が徐々に強い光を放ち、最終的にその光が魔法陣と一緒に弾《はじ》けました。

「強制送還は完了した。《黄金の曙光》は黒竜の討伐を頼む。我々は急な強制送還で混乱している探索者のサポートを。総出で当たりなさい！」

ギルド長の号令で幹部全員がすぐに動き出しました。

「さて、私たちもオルンさんを探しに行きますよ」

「……なぁ、本当にあの器用貧乏が必要なのか？　そもそもさっきのルーナの話だってどこまで本当なのか、わかったもんじゃねぇし。要《い》らないだろ」

「そ、そうよ！　さっきは不意打ちに近かったから負けたのよ！　黒竜と戦うって最初から分かっていれば、あんなのに遅れは取らないわ！」

この期に及んでデリックさんがオルンさんの再加入に文句を言い、それにアネリさんも同意しています。

この方々はどこまで現実が見えていないのでしょうか……。もう、我慢の限界です。どうせペナルティを終えたら、こんなパーティからはすぐに脱退するつもりです。ですので、言いたいことをぶちまけようと思います。既に強制送還が終わっているなら、良いですよね？

「まだ理解されていないようなので、ハッキリと言います。現在の私たちはSランクパーティの中で最弱です。そんなパーティが黒竜に勝てるわけがないじゃないですか」

「はぁ⁉　Sランク最弱だと⁉　俺たちは勇者パーティだぞ！　他のパーティに負けるわけねぇだろ！」

デリックさんが、なおも突っかかってきます。

「私たちが勇者パーティでいられたのは、オルンさんが居たからだと言ったじゃないですか！　特に貴方《あなた》とアネリさんは、オルンさんのサポート無しではAランク相当の実力しかありません！　身の程をわきまえてください！」

「っっっ！　身の程をわきまえるのはお前の方だ!!　あたかも俺よりもお前の方が強いみたいな言い方しやがって!!」

デリックさんが顔を真っ赤にしながら激昂《げきこう》しています。

全く、本当にすぐ熱くなる人ですね。……流石《さすが》に今のは言いすぎたかもしれませんけれども。あ、嘘《うそ》は言っていませんよ？　デリックさん程度ならやろうと思えば、瞬殺できますし。

デリックさんたちはオルンさんの再加入に反対していますが、私は死にたくありません。だからオルンさんの再加入は絶対に譲れない。このまま黒竜に挑んでも全員死ぬだけです。

「そう言ったのですよ。仮に私と貴方が一対一で戦っても、私が勝ちます」

「大した自信だな。後で泣いて謝っても遅《おせ》ぇぞ！」

デリックさんが剣を取り出してきました。

……ここまで愚かとは。

私のデリックさんへの好感度は、大迷宮すらも突破できそうなほど、下がりまくっています。

「はぁ……。『ピクシー』、お願いします」

「――なっ⁉　体が動かねぇ……」

私の異能でデリックさんの動きが止まりました。

そのまま私は上級魔術の術式を構築し、魔力をほんの少しだけ流し込み、デリックさんの目の前に魔法陣を出現させてから告げます。

「……勝負ありですね。この至近距離から上級魔術を受けて、タダで済むと思っていますか？」

「ぐっ、これもお前の異能なのか？　こんな使い方ができるなんて聞いてねぇぞ」

「私も未《いま》だに自分の異能の全容を理解できていませんので。オルンさんはわかるらしいですが――」

「いい加減にしろ」

これまで静かだったオリヴァーさんがついに口を開きました。遅すぎますよ。

「まずはオルンを見つけてからその後のことを決める。異論は認めない」

パーティ間の雰囲気は最悪のままですが、オリヴァーさんの言葉に全員が従うようです。

◇

そうして私たちは大迷宮の入り口から少し離れた広場へと向かい始めました。

広場が見えて来たところで、私は息を呑んでしまいました。広場の中心には黒い巨大なものがあり、それを多くの人が取り囲んでいます。その黒いものを見違えるわけがありません。ですが、これは――。

「なんでここに黒竜が⁉　くそ！」

オリヴァーさんが咄嗟《とっさ》に剣を取り出し、突撃をしようとしていました。

「待ってください！」

私はオリヴァーさんを咄嗟に止めます。

「なぜ止める⁉　ここで抑えないと街に甚大な被害が出るぞ！」

オリヴァーさんは冷静ではありませんでした。普段のこの人であれば、こんな行動はしなかったはずです。

「様子が変です！　それに黒竜が現れたにしては周りに人が集まりすぎています。警戒は解かずにこのまま黒竜に近づきましょう」

私たちは広場に着きました。黒竜を取り囲んでいた人たちが、私たちに気づいて道を譲ってくれたおかげで、すんなりと黒竜の居る場所まで行くことができました。

「なっ――」

人垣を抜けて目に入ってきた光景に絶句してしまいました。

目の前にいる黒竜は、ウロコが所々砕け、全身から流血していて、首が胴体から離れていました。

更にその黒竜の傍《そば》で、見たこともない黒く禍々《まがまが》しい大剣に、寄りかかるように立っているオルンさんがいました。

（オルンさんがここにいるということは、《夜天の銀兎》が黒竜を討伐したということですか⁉）

「……オルン、さん」

私が無意識に出した言葉にオルンさんが反応しました。

オルンさんが、こちらに振り返りました。

オルンさんに目立った外傷はありませんが、全身が汚れています。

焦点の合っていなそうな目と鼻血を強引に拭った跡があることから、相当な数の魔術を発動したのでしょう。ここまで疲弊しているオルンさんを見たことがありません。

「……あぁ、ルーナか。ちょうどいいところに来てくれた」

オルンさんが小さい声を発して、大剣から手を離すと、大剣がボロボロと崩れます。

オルンさんが、ふらつきながらも私に近づいてきました。本来ならすぐに駆け寄ってオルンさんを支えないといけないのですが、頭が混乱している今の私には、そこまで思い至りませんでした。

そして目の前まで来たオルンさんは右手を私の肩に置いてきました。

「後処理、任せた」

「…………………へ？」

オルンさんはそれだけ告げると、何処《どこ》かへと歩いていきます。

私たちパーティメンバーは誰一人として状況が飲み込めていません。

オルンさんに話を聞きたいところですが、後処理を任されてしまいました。

それに、この状況の原因の一端は、私たちにあります。この場を離れることはできないでしょう。

「えっと……黒竜は、もう、倒されたってこと、か？」

オリヴァーさんが声を震わせながらも言葉を発します。

「……みたい、ですね」

この後、事後処理をしていく過程で、オルンさんが一人で黒竜を討伐したことを知って、全員が衝撃を受けたことは、言わなくてもわかりますよね……。

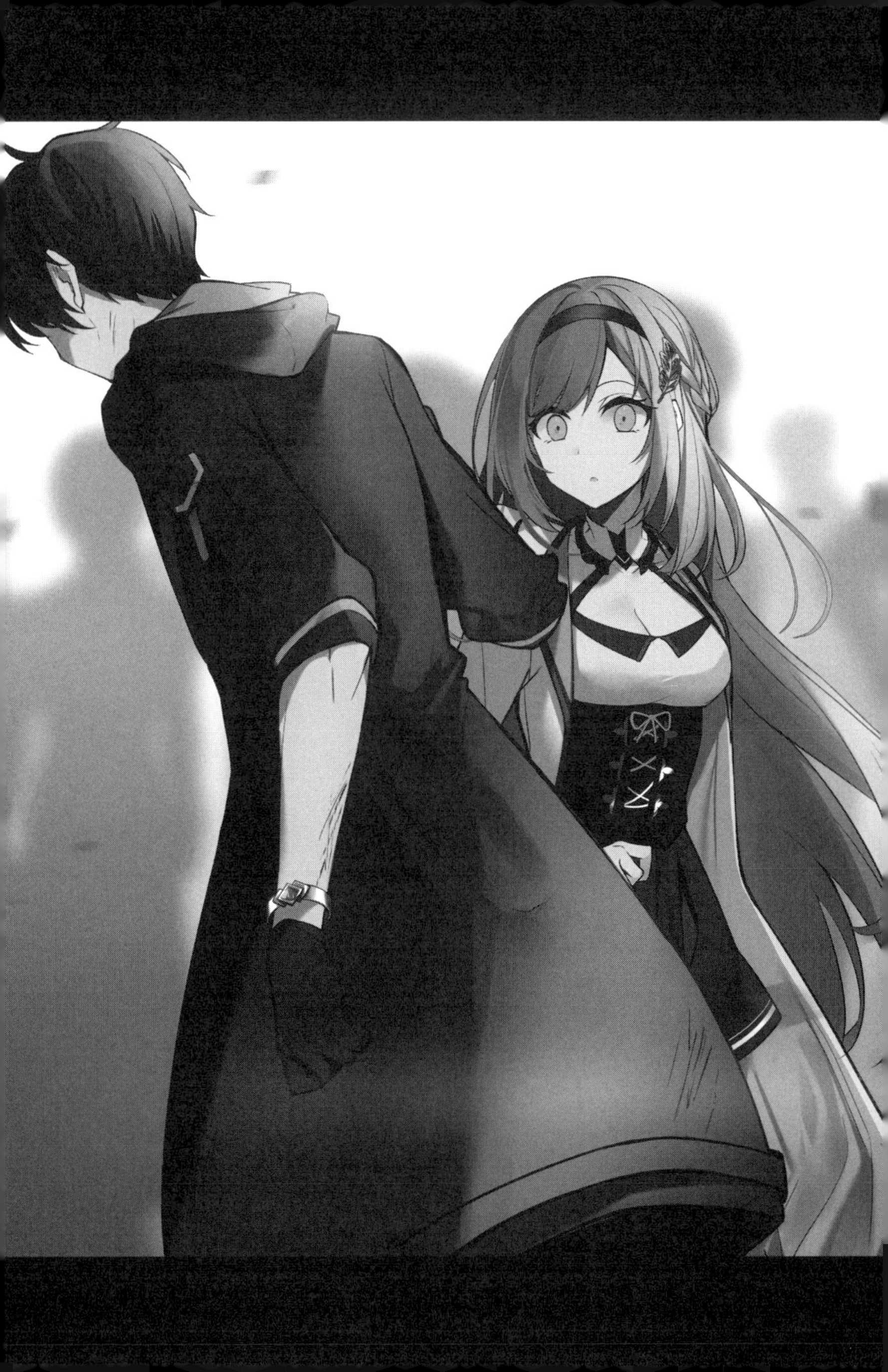

幕間《まくあい》　感想

◇　◇　◇

「今日はすごい一日だったなぁ……」

教導探索《きょうどうたんさく》が終わって、私たち新人はすぐに帰らされた。でも、仕方ないよね。あんなことがあったんだし。

お姉ちゃんはまだ帰ってきていない。多分、今も色んな所を奔走しているんじゃないかな？

最近のお姉ちゃんはすごく忙しそうにしている。体調を崩してしまわないか、すごく心配になっちゃうよ。

帰ってきてからすぐにお風呂に入って、ご飯を食べた。

そして今は、先生に提出するよう言われていた教導探索のレポートを書くために、今日のことを思い出している。

まずは、オルンさんに色んなことを教えてもらった。魔術士としての心得だったり、並列構築だったり。今の私には難しいことだらけだけど、少しずつでも身に付けていきたいな。

次に道中、オルンさんの指示の下、中層の魔獣と戦ったけど、一回も負けることなく探索を終わらせることができた。他のパーティは何回も負けていたから、密《ひそ》かに嬉《うれ》しく思っている。

でも、これは私たちの実力じゃない。オルンさんの指示があったおかげだと思っている。

だって、オルンさんは未来が見えているんじゃないかと思えるくらい、次々と魔獣の次の動きを教えてくれて、それにどう対処すれば良いかまで言ってくれる。

あんなの誰でも勝って当然だよ。

私たちは、いつかオルンさんの指示が無くても今日以上の戦いができるようになろうって、三人で決めたんだ！

そして、最後はやっぱり、あの黒いドラゴンの乱入。

詳しくは知らないけど、お姉ちゃん達《たち》でも倒せなかった深層のフロアボスなんだとか。

あのドラゴンに睨《にら》まれたときは、この前オークに囲まれたときよりも恐怖を覚えた。

今思い出すだけでも、体が震えてくる。こんな存在にお姉ちゃん達が負けちゃうのは、仕方のないことだと思った。

深層が怖いところだと、初めて本当の意味で理解できた気がする。

でもそれを、オルンさんは一人で倒しちゃった！

「また、助けられちゃったな……」

オルンさんに助けてもらったのはこれで二回目だ。

オルンさんには感謝しても、し足りないくらいの恩がある。どうやって恩を返していけばいいのか、分からない……。

もしも、オルンさんに困ったことが起こった時は全力で手伝おう！　そんなことになる状況が想像できないけど……。

それにしても、ドラゴンと戦っているときの、オルンさんの真剣な表情は、すごくカッコよかった……。いつもは優しい顔をしているから、余計にそう思うのかもしれない。あれがギャップっていうのかな？　本当にカッコよかった。

……なんかオルンさんのこと考えていると、顔が熱くなってきちゃったな……。

両手で扇《あお》いで顔に風を送っていると、部屋の扉が開いた。

「ただいま……」

お姉ちゃんが帰ってきた。こう言っちゃなんだけど、とってもひどい顔をしている。すごくお疲れなご様子。

「お姉ちゃん、おかえりー」

お姉ちゃんはふらふらと自分のベッドの方へ近づくと、そのままベッドにダイブした。

「お姉ちゃん、服がしわになっちゃうよ？　あと寝る前にシャワーくらい浴びようよ」

「うーん」

ここまで疲れているお姉ちゃんを見るのは、一年ぶりかもしれない。疲れているというより、悩んでるって感じ？

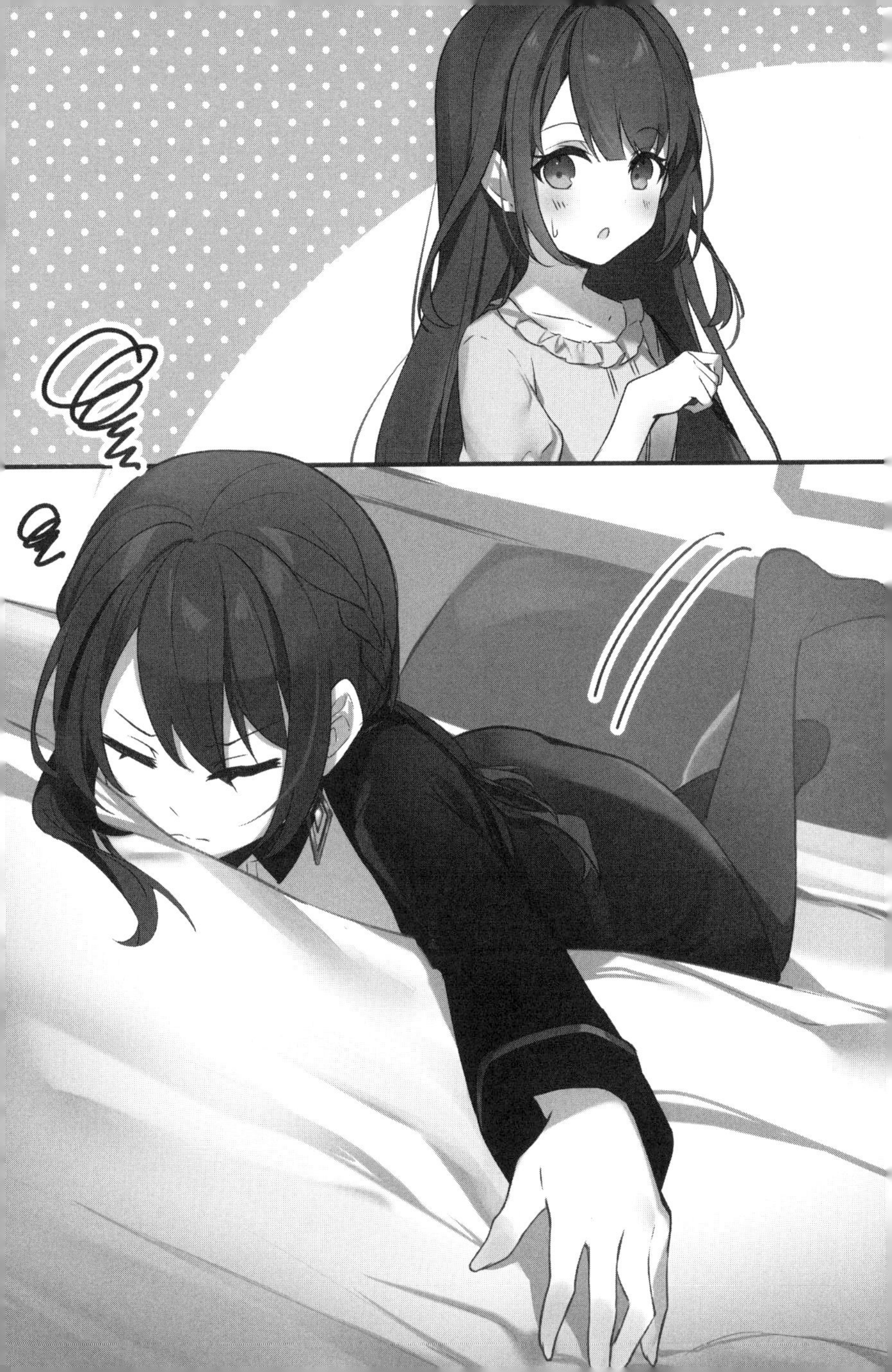

「何かあったの？」

私が質問をすると、お姉ちゃんがぴくっと反応した。

「…………ソフィア、今日のオルンと黒竜の戦いを見て、どう思った？」

長い間《ま》があってから、質問してくる。

「え？　すごいなぁ、オルンさん強いなぁって思った」

私が素直な感想を述べたら、お姉ちゃんが脱力していた。

私、変なこと言ったかな？

「……隔絶《かくぜつ》されすぎていて、逆に新人たちには理解できなかったってことか」

「ん？　理解できてたよ？」

「……なに？」

お姉ちゃんが怖い目を向けてきた。子どもが見たら泣いちゃうんじゃないかな？　家族にそんな目を向けないでよぉ……。

「オルンさんの動きはすごく速かったし、空中をぴょんぴょんしていたり、剣から黒い炎を出したり、見たことない魔術を使ってたりしていたけど、それ以外は基本的な立ち回りだったでしょ？」

「基本的な立ち回り？」

「うん、私って新人だから探索管理部で色んな講義を受けてるでしょ？　そこで、各ロールの基本的な立ち回りを教えてもらったけど、オルンさんの立ち回りも、教えてもらった時のやつと同じだったよ？　例えば、後衛アタッカーとディフェンダーの立ち回りを同時にしてるとか」

お姉ちゃんが目を見開いてポカンとしていた。今日のお姉ちゃんは百面相だ。ちょっと面白い。

「言われてみれば、一人でパーティメンバー全員の立ち回りをこなしていたように見えるな」

「でしょ？　だからさ、今日のオルンさんの戦いはすごく参考になったよ！　オルンさんが言ってたんだ。魔術士に大切なのは、如何《いか》にインターバル中もパーティに貢献できるかだって。オルンさんは一つの答えを示《しめ》してくれた気がする。だから私はもっともっと努力して、オルンさんみたいな、強くてカッコいい探索者になりたいなって！」

「一つの答え、か。ははは。ソフィアは凄《すご》い」

お姉ちゃんはどこかスッキリした顔になっていた。どうしてだろ？

「そんなこと無いよ。お姉ちゃんの方が凄いよ！」

そう、お姉ちゃんの方が凄い。

お父様やお母様の言いなりになるしか無いと諦めていた私に、別の道を示してくれたお姉ちゃんには感謝している。

自分の力だけで、色んな人から称賛を受けているお姉ちゃんを尊敬している。

「ソフィアのおかげで覚悟が決まった。ありがとう。さてと、シャワー浴びてくる。今日は一緒に寝るか？」

どうやら何か吹っ切れたみたい。よくわからないけど、お姉ちゃんが元気になってよかった！

「うん！　久しぶりに一緒に寝たい！　お姉ちゃんが戻ってくるまでに、レポート終わらせちゃうね！」

第四章　道しるべ

◇　◇　◇

「痛い痛い痛い！」

黒竜との激戦に勝利した翌日、宿のベッドで目覚めた俺は、珍しく二度寝をすることにした。そして、寝返りを打とうとしたところで、全身に激痛が走り、完全に目が覚めてしまった。

この激痛は昨日の戦闘の影響だ。

そう、俺は今、全身筋肉痛になっている。

【痛覚鈍化《ペインリリーブ》】を発動して、痛みを和らげる。

「最悪の寝起きだ……」

昨日の魔術の使いすぎで、まだ頭が働いていないようだ。

レーズンを数個取り出して、口の中に放り込む。

頭が働かないときはレーズンを食べるようにしている。レーズン、というよりも甘いものを食べると頭が活性化する気がしている。まぁ、単純に俺が甘いもの好きなだけで、勘違いしている可能性もあるけど。

さて、と。

昨日は宿に戻ってきてから、泥のように眠っていたため、あの後どうなったか知らない。

死体とはいえ、九十二層のフロアボスが地上に急に現れたんだ。相当な騒ぎになっていたことは間違いない。

あのタイミングで死体がそのまま残らなくても良かったのにな。運が良いのやら悪いのやら。

いきなり地上へと移動する直前に、俺たちは青白い光に包まれた。初めて見た現象だが、状況的にギルドが強制送還を使ったのだろう。

そういえば、昨日は勇者パーティが九十二層を探索したって聞いたな。俺たちが地上に移動した後、すぐに勇者パーティが現れた。

昨日の事件に勇者パーティが関わっている可能性は非常に高そうだ。

「ひとまず探索者ギルドに行くか」

迷宮の情報が一番早く集まる場所が、探索者ギルドだ。当事者の俺にも話を聞いてくるだろうから、その時に今回のイレギュラーの原因と、俺が帰った後の出来事を聞いてみよう。

◇

ギルドに到着すると、中に居た人たちの視線が俺に集まる。もう探索者にも情報が出回っているのか、ずいぶんと早いな。

「オルンくん、いらっしゃい。そろそろ来る頃だと思って、待っていたわ」

聞き覚えのある声が聞こえた。

声のあった方を向くと、エレオノーラさんが居た。

彼女はギルド職員で、俺が探索者になりたての頃からお世話になっている人だ。勇者パーティの担当でもあるため、勇者パーティにいた頃はほぼ毎日のように顔を合わせていた。

「エレオノーラさん、お久しぶりです」

「うん、久しぶり。ふふっ、最後に会ってから一週間程度しか経《た》っていないのに、懐かしく感じるなんて不思議ね」

「あはは。確かにそうですね。――それで、俺を待っていたということは、昨日の件ですよね？」

「ええ。待っていたのは本当だけど、ここまでタイミングが良いなんて、ビックリしたわ」

「タイミングが良い、ですか？」

「ふふっ、とりあえず付いてきてくれる？　そこでお話ししてちょうだい」

エレオノーラさんに案内された会議室には、ギルド長を含めたギルド幹部数人、そして勇者パーティ一行が一堂《いちどう》に会《かい》していた。

その中でオリヴァー、デリック、アネリの三人が、苦虫を噛《か》み潰したような表情を俺に向けてきている。

そして、アネリの隣には、見たことの無い女性が居た。おそらく彼女が俺の後任のフィリー・カーペンターだろう。パーティに加入して早々、こんなことに巻き込まれるなんて、ご愁傷様。

「よく来てくれたオルン君。突然ですまないが、君からも昨日のことについて話を聞いてもいいかい？」

ギルド長が優しげな声で話しかけてくる。相変わらず笑みを絶やさない人だな。ギルド長は黒髪に白髪が混じり始めていて、人のよさそうな風貌をしている。どうにも掴《つか》みどころのない人だ。

「それは構いませんが、まずは今回の一件の概要を教えてください。俺は突然現れた黒竜と戦っただけです。後処理にも携《たずさ》わっていませんし、話せることといえば、黒竜との戦闘情報だけですから」

「そうだね。ルーナ君、悪いんだけど、もう一度経緯を話してくれないかい？」

「……わかりました」

ギルド長の依頼に応じたルーナが経緯を話し始める。

九十二層で探索をしていたら、ボスエリアでもない場所にいきなり黒竜が現れたこと。

その戦闘中に勝てないことを悟り、『気まぐれの扉』を使ったこと。

歪《ゆが》んだ空間に入ろうとしたところで、黒竜に邪魔されて、逆に黒竜が歪んだ空間の中に入ってしまったこと。

その後すぐにギルドに向かい、強制送還を依頼したこと。

（なんだよ、それ……）

俺は自分でも驚くほど不機嫌になっていた。

「強制送還後は、地上に現れた黒竜の死体に多少の混乱はありましたが、ギルドの協力もあってすぐに収まり、今に至ります」

「ルーナ君、ありがとう。さて、オルン君、黒竜は『気まぐれの扉』を通って五十層のボスエリアに移動した。《夜天《やてん》の銀兎《ぎんと》》のセルマ君によれば、その場に居合わせた君が、一人で討伐したということだが、本当かい？　…………オルン君？」

ここでは感情的にならず、冷静にギルド長の質問に答えるべきだと、理性ではわかっている。

――だけど、感情を抑えられない。

「ここまで愚かだとは思わなかった。オリヴァー、お前には心底呆《あき》れた」

ギルド長の質問には答えず、オリヴァーに言い放つ。

「んだと？　オリヴァーとアネリの攻撃で弱っていたところを運良く倒しただけのお前に、なんでそんなことを言われなきゃなんねぇんだよ！」

「お前には話してない。外野は黙ってろ」

俺はオリヴァーに言ったが、デリックが言い返してきた。コイツとまともに会話をする気は無いので、視線をオリヴァーから動かさずに一蹴する。

「外野だと⁉　俺は勇者パ――」

「言葉が通じないのか。黙れと言ったんだ。口を閉じろ」

なおも吠《ほ》えるデリックを視界に捉えて、殺意を込めてもう一度言うと、怯《ひる》んで口を閉じた。最初からそうしていろ。

「イレギュラーがあったことは理解した。フロアボスが、ボスエリアの外に出てくるなんて想定していなくて当然だ。だけど、そもそもの話、なんで新たに加入した付与術士を連れて、早々に深層に潜った？　ルーナは反対したはずだ。それを無視してまで深層に潜った理由はなんだ？　何度も行っている場所だから余裕だとでも思っていたのか？」

オリヴァーは苦い顔をするだけで反論してこなかった。

「……図星かよ。俺は何度も言ったよな？　九十二層も九十三層も攻略できたのは、運が良かっただけだと。今の実力では、これ以上階層を進められる可能性はかなり低いとも言ったはずだ。実際俺たちは深層に入ってから、一歩間違えたら誰かしらが死んでいた場面が多かった」

「――っ！　だから付与術士を替えたじゃないか！　お前以上の支援魔術が使えるやつが入れば、まだまだ、先に、進めるって、思って、決断して……」

俺の発言に言い返してきたオリヴァーだったが、徐々に声が弱弱しくなっていく。

「お前が決断し、メンバーの過半数がそれに同意して俺を追い出したんだ。それ自体は怒ってない。実際、俺は小手先の技術で、騙《だま》し騙しやっていただけだしな。俺以上の付与術士なんて大勢いる。追い出されたことは悲しかったけど、お前は勇者パーティのリーダーだ。大迷宮を攻略する義務がある。それ自体は否定しないさ。俺が怒りを覚えたのは、――付与術士を軽視していることだ!!」

「軽視なんてしていない！　重要だとわかっていたからこそ、替えたんじゃないか！」

オリヴァーが強く否定してくる。コイツは本当にそう考えているようだ。

「……付与術士が、どれだけ神経をすり減らしながら迷宮探索に臨んでいるか、理解しているのか？　初めての連携確認が深層？　はっ、あり得ないだろ！　どうせお前らのことだ、最初から俺と同じレベルを彼女に求めてたんだろ。引き継ぎもしてないのに、そんなことできるわけがないだろうが！　そんなパーティが瓦解することなんて、Bランクパーティでもわかるぞ！」

「付与術士の何が神経をすり減らしているって言うんだよ!?　付与術士なんて時間になったらバフを掛け直して、あとは安全な場所から指示を出してるだけだろ！　簡単じゃないか！　そんなの支援魔術が使えるやつなら誰だってできる！」

「……本気で言ってるのか？」

俺は絶句した。

「本気も何もそれが事実だろ！」

俺はここで初めて理解した。

――怒りが頂点を超えると、逆に冷静になるってことを。

「…………オリヴァーが六十一秒、アネリは百三十四秒、デリックは百八十六秒、ルーナは百四十秒、これが何かわかるか？」

俺のいきなりの質問にオリヴァーが困惑している。それでも答えを探そうと頭を働かせているようだが、答えは出ないようだ。

「お前らのバフが切れる時間だ。基本的に付与術士は戦闘中に平均三つのバフを味方に掛けている。しかも、魔術を発動するタイミングが全て一緒とは限らない。戦闘中に十二種類全ての効果時間を把握し、その上でパーティに指示する司令塔の役割もこなさないといけない。オリヴァー、お前にそれができるか？」

「へ、並列構築の応用だ。慣れればできる！」

「お前は天才だからな。確かにできるかもしれない。だが、さっき言った秒数は誰も教えてくれない。お前らのことだ。深層に入ってすぐに連携の確認だとか言って、戦闘を始めたんだろ？フィリー《かのじょ》が効果時間を把握できていないにもかかわらず。そこで何も言わない彼女もどうかと思うが、彼女はきっと、バフを切らせればお前らが死ぬかもしれない、そんなことが脳裏によぎりながらも、必死に戦闘の中で試行錯誤していたはずだ。それの何処《どこ》が、簡単だって言うんだよ!!」

オリヴァーが目を見開く。

流石《さすが》に俺が伝えたかった付与術士の心労が伝わったらしい。

付与術士は時間に追われている。バフが切れた瞬間のあの脱力感は慣れるものじゃない。そんなことが戦闘中に起これば、致命的な隙になる。その隙を見逃してくれるほど、魔獣は甘くない。戦闘中にバフを切らせればその仲間が死ぬってのは、大げさに言っているものじゃない。

「お前らが今回、生きて帰ってこられたのは、運が良かったのと、彼女が優秀な付与術士だったからだ。お前らは彼女に感謝しないといけない」

俺のその言葉を最後に、会議室は静寂に支配される。

誰一人として口を開くことなく、長い時間がすぎているように錯覚する。

（やっちまった……。つい感情的に色々口に出してしまったが、どうすんだよ、この空気……）

「オルン君、君の気持ちもわかるが、まずは我々の話を進めてもいいだろうか？」

この冷え切った空気をどうすれば良いか考えていたところで、ギルド長が口を開いた。

「は、はい。勿論《もちろん》です。すいません。お恥ずかしい姿を見せました」

今、俺の顔は真っ赤になっているんじゃないだろうか？　ここまで感情を爆発させたのも久しぶりな気がする。スッキリした気分もあるが、今は恥ずかしい気持ちの方が強い。

「君がそこまで感情的になるところは初めて見た気がするよ。常に冷静で淡々としているから感情が死んでいるのではないかと、エレオノーラ君も心配していた。よかったね、ちゃんと感情はあるようだよ」

「ちょっと！　ギルド長！」

いきなり暴露されたエレオノーラさんが、慌てた表情でギルド長にツッコミを入れている。

これは、ギルド長なりの場の和ませ方だろうか？　勇者パーティの面々は変わらず暗い雰囲気だけど、ギルド側は多少空気が和らいだようだ。

「さて、話を戻して。オルン君、まずは念のための確認だが、あの黒竜は君が一人で倒したのかい？　《夜天の銀兎》のセルマ君は、君が一人で倒したと発言していた」

ギルド長が問いかけてくる。

正直、《夜天の銀兎》と共闘して倒したと報告したかったが、セルマさんが既に報告しているならごまかしても無駄か。この建物に入った時に感じた視線から、探索者にも既に広まっているだろうし。

「……はい。俺が一人で倒しました」

「ひ、一人で深層のフロアボスを倒すなんて、本来ならあり得ない！　何か特殊な魔術でも使ったのか⁉」

俺が一人で倒したことを肯定すると、同席していたギルド幹部の一人が、興奮しながら俺に質問をしてきた。

「どうやって倒したかはお教えできません。話せるのはあくまで黒竜の戦闘能力や弱点などですね」

探索者の戦闘スタイルやオリジナル魔術など、戦闘に関わることは詮索しないという暗黙の了解がある。機会は少ないが、パーティ間で抗争があった際に不利に働くからな。

それにオリジナル魔術に関しては、自分が必死になって作り上げたものだ。そんなものをむやみやたらに公開するような物好きは少ない。

ただし、探索者は迷宮で得た情報はギルドに報告する義務がある。そして、その報告内容は公開されることになる。そのため、自身の戦闘スタイルやオリジナル魔術を報告する義務はない。

ただ、報告の過程で、その者がどのような戦い方をするのかは見当が付く場合が多い。

あ、先ほど、黒竜の討伐は俺の単騎討伐じゃないと報告しようとしていたが、それは報告義務の範囲外だ。

あくまで、迷宮で出会った魔獣の特徴や、鉱石などの素材が入手できる場所なんかを報告するのであって、誰がどうやって討伐したかは報告する必要はない。

「勿論、わかっている。では、黒竜について話を聞かせてもらおうか」

ギルド長は、ギルド幹部の質問には答えられないことを承知してくれた。

俺は今回の戦いで新たに知った攻撃パターンや、前回の戦いとの比較、共通点を報告した。

「相変わらず、要点のまとまった報告だね」

ギルド長が何とも言えない複雑な表情で呟《つぶや》く。

「俺の報告に不備がありましたか？」

「いや、オルン君の報告は申し分ない。ただ、他の探索者の報告ではもっとパーティでどのように戦ったのかわかるんだが、勇者パーティは知名度の割に個人の情報が少なかったからな。相変わらず情報を伏せるのが上手《うま》い」

「情報は武力に勝ることもありますからね。悪いですが、ここは譲れません。過不足が無いならこれ以上の報告は控えます」

「食えないやつだ。……あぁ、最後に一つ。言える範囲で構わないが、今後の君の方針を聞いておきたい。君は黒竜を一人で討伐した実力者だというのに、勇者パーティを抜けてフリーの状態だ。君を欲するパーティやクランは無数に存在するだろう。君の取り合いで混乱が起きる可能性も考えられるから、ギルドとしても君の動向を把握しておきたい」

今後の方針、か。ぶっちゃけ何にも考えてないな……。

勇者パーティにいるときは色んなことに追われていて、自分の時間がほとんどなかった。いざ、時間ができて、やりたいことをやっていいと言われても、案外困るものだな。こういうのをワーカホリックって言うんだっけ？　違うか。

「……何も考えていませんね。一人で生きていく分には現状のままでも問題無いですし。まぁ、このままのんびり探索者を続けていくつもりです」

「そうか。ちなみにオルン君は、西の大迷宮が攻略されたことは知っているかな？」

いきなりギルド長が西の大迷宮について聞いてきた。

今、俺がいるのは、大陸の南西にあるノヒタント王国のツトライルという都市だ。

そして、ノヒタント王国の北西に隣接していて、大陸の西部を占有しているサウベル帝国にも大迷宮が存在した。

都市の名前はセバール。セバールには西の大迷宮と呼ばれる、大陸に四つある大迷宮の一つがあった。確か、勇者パーティに新たに加入したフィリー・カーペンターも、セバールから来た探索者だったな。

今から約三ヵ月前に、その国で《英雄》と呼ばれている探索者を擁するパーティが西の大迷宮の最深部に到達し、そこにあった直径十メートルほどの超巨大な魔石《ダンジョンコア》を地上に持ち帰ってきたらしい。

その後、西の大迷宮には魔獣が出現することが無くなり、大迷宮にある素材を安全に取ることができるようになった。

それによって、市場には深い階層の素材が多く出回ることになって、経済が活発になっているとのこと。

攻略されたことのある大迷宮は、この西の大迷宮のみだ。

「ええ、勿論知っています。それがどうしたんですか？」

「セバールを拠点にしていた探索者たちが、この街を含めた残り三つの大迷宮がある街を活動拠点にするべく移動してきてね。その時に解散をしているパーティも多くあるから、現在パーティメンバーの募集なんかが活発に行われているんだよ。オルン君なら自分で対処できると思うが、大きな問題になる場合は我々に報告してほしい」

まぁ、西の大迷宮から安全に素材が入手できるようになれば、大迷宮に入るのは探索者じゃなくてもいいしな。

将来的に再び魔獣が出現するようになるとしても、それまでは稼ぎが無いわけだし、活動拠点を変えるという選択もおかしなものじゃないだろう。それに際して解散するというのは、よくわからないが。

「……なるほど。わかりました」

こうしてギルドでの話は終わった。

黒竜の死体に関しては、討伐者である俺に所有権があるとのことだったので、傷ついていない鱗《うろこ》をほぼ全部貰《もら》って、それ以外はギルドに売ることにした。金額はまだわからないけど、しばらくカネに困らない程度には貰えると思う。……元々結構持っているけど。

にしても、今回の事件についてはわかったが、何も解決していないな。

何故《なぜ》、黒竜がボスエリアの範囲外で活動していたのか。これがわかっていないし、ギルドも原因については見当もつかないとのこと。

迷宮に関する様々な情報が集まるギルドでも把握していない事態だ。さすがに判断材料が少なすぎて、独自に調査するにしても、その糸口が無い。

結局のところ、今後もこういうことが起こるかもしれないし、注意は怠れない、ということだな。

まぁ、迷宮に入っているときは、常に警戒しているけども。

知りたいことも知れた俺は、帰るために席を立つ。

勇者パーティの面々は顔を伏せたまま動かずにいた。ギルドの人たちも誰一人として立っていない。恐らくこれから強制送還を使用したペナルティについての話があるんだろう。とっとと出ていこう。

◇

そんなこんなでギルドを後にした。昨日の事件についての情報は、ある程度入手できた。疲労がまだ残っているし、このまま宿に戻って惰眠をむさぼろうと考え、宿へと向かう。

（そろそろ宿暮らしも終わらせて、ちゃんとした部屋を探さないとなぁ……）

宿に到着し、カウンターを素通りして借りている部屋に向かおうとしたところで、受付の人に呼び止められた。どうやら俺に客が来ているらしい。

このタイミングでの来客ということで、面倒くさい展開になることが想像できるけど、会わないわけにもいかない。受付の人に言われた通り、宿に併設されている食事処《どころ》に向かうと、そこにはセルマさんが居た。

「突然すまないな。体の方はどうだ？」

怖がられていると思っていたが、以前と変わらない雰囲気で話しかけてくる。演じている感じはしないけど、実際のところはわからないな。

「ええ。普通に生活する分には問題ありません」

「それは良かった」

セルマさんがホッとしたような表情を見せる。それから座っていた椅子から立ち上がり、頭を下げてきた。

「昨日はありがとう。オルンのおかげで誰一人欠けることなく今日を迎えられた。本当に感謝している」

俺はセルマさんの行動に驚いた。

感謝を述べることはあっても、頭を下げるとは思っていなかったから。

「感謝は受け取りました。なので、顔を上げてください。セルマさんが公衆の面前で頭を下げるのは、よろしくないのでは？」

セルマさんは国内最大規模のクランの幹部だ。しかも貴族の娘でもある。

そんな彼女が平民である俺に頭を下げるなんて、本来ならあり得ないことだ。どこで誰が見ているかもわからない。貴族は弱みを見せちゃいけない。これが原因で立場が悪くなることは無いと思うが、可能性はゼロではない。頭を下げないに越したことはないはずだ。

「確かに簡単に頭を下げられる立場に無いことはわかっている。しかし、それでも頭を下げて伝えなければならないと思うほど、今回の件は感謝しているんだ。私を含め未来のある我がクランの新人たちの命を救ってくれた。それを言葉だけの感謝で終わらせるのは私の矜持《きょうじ》が許さない」

本当に真《ま》っ直《す》ぐな人だな。伯爵家の長女で、尚且《なおか》つ大手クランの幹部であれば、多少はひねくれそうなものだけど。

……あ、そっか。だからこそ尊敬できるのかもしれない。

「ありがとうございます。そこまで言ってくれるのは素直に嬉《うれ》しいです」

「それで、もう一つの用件なのだが、先日の教導探索《きょうどうたんさく》の報酬などについて話がしたい。問題が無ければ今から私と一緒にクラン本部まで来てほしいのだが、どうだろうか？」

報酬をどうやって貰おうか悩んでいたから、この提案は助かる。

「予定も無いですし、いいですよ」

「良かった。ではこの続きはクラン本部でしょう。付いてきてくれ」

◇

クラン本部に到着し、案内された部屋には《夜天の銀兎》の総長であるヴィンスさんが居た。

……なんかデジャヴを感じるな。というか、俺が今日ここに来るかもわからなかったはずなのに、なんでこの人は先に居るんだ？　そんな不確実なことに、時間を割くような人には見えないんだけど。

「来たか。此度《こたび》の件では、我が団員を救ってくれたこと、感謝する。ありがとう」

俺が入ってきたのを確認したヴィンスさんは、お礼を言ってから頭を下げてきた。

「いえ、教導探索を引き受けた以上、当然のことをしたまでです」

「いや、当然のことではないだろう。あの状況では、キミ一人が逃げていても責めることは誰にもできない。それなのにキミは逃げずに立ち向かい、そして打ち勝った。もっと胸を張っていいと思うがな。……さて、ここに来てもらった理由は報酬を渡すためだったな。これが今回の報酬だ。受け取ってくれ」

ヴィンスさんはそう言いながら、収納魔導具から何かが包まれた布を取り出し、俺に渡してきた。恐らく中には金貨が入っているんだろう。

「ありがとうございます」

それを受け取った俺は、包みを開け中身を確認する。中には白金貨が十枚入っていた。ん？　白金貨？

「あの、報酬は金貨十枚だったと思うんですが……。種類間違えていませんか？」

元々の話では金貨十枚だった。白金貨一枚で金貨十枚分。つまり、提示されていた報酬の十倍の金額が俺の手に載っている。

「黒竜から団員たちを救ってくれたからな。それで金貨十枚では安すぎる。間違えていないよ」

多分要らないと言っても応じてくれないだろうな。ここはありがたく貰っておくか。カネは無いよりあった方がいいし。

「そうですか。じゃあ、ありがたく頂戴します。それでは、俺はこれで――」

「あぁ、待ってくれ。もう一つキミに話したいことがあるんだ。むしろこの話がしたいから私がここに居ると言っていい」

報酬を受け取って、帰ろうとしたところをヴィンスさんに呼び止められた。どうやらこれから話すことの方がこの人にとっては重要なことらしい。なんとなく内容は想像できるけど。

「単刀直入に言わせてもらう。オルン君、是非我がクラン、《夜天の銀兎》に加入してくれないだろうか？」

予想通り内容はクランへの勧誘だった。クランのトップ自ら勧誘に来るとは、どうやら本気のようだ。

「キミがクランに入るのであれば、当然探索者として迎え入れる。所属は第一部隊――セルマが率いる我がクラン最強のパーティの前衛アタッカーを務めてほしい」

前衛アタッカーか。先日の黒竜討伐が効いたのかね。そうじゃなきゃ、俺を前衛アタッカーとして迎え入れてくれるところは無いだろうし。

「更にこれにはクラン幹部の三分の二以上の同意が必要となるが、キミを幹部に推薦したいとも考えている。キミの実績や、勇者パーティを実質的に運営していた経験と知識があれば、我がクランの幹部であっても申し分ないと私は考えている――」

クラン幹部といえば、各部門のトップだ。クラン全体で見れば総長の次に偉い人となる。本来はクランに加入して、クランの中で実績を積み上げた結果、幹部になるのが通例だ。

クラン加入時から幹部というのは、異例の大抜擢《ばってき》と言える。

仮に俺が幹部となった場合は、セルマさんと二人でクランに所属している探索者をまとめることになるのかな？

この話は非常に魅力的だ。俺のことを剣士として迎え入れてくれるなんて、思っていなかった。

（さて、どうしたものか……）

《夜天の銀兎》が欲しいのは南の大迷宮の九十二層と九十三層攻略に必要な情報や、これまで俺が蓄えてきた知識やノウハウだろう。

それらは俺が必死に、ときには文字通り命を懸けて手に入れて来たものだ。

それを簡単に差し出すのは、少し面白くない。

「……急な話だったな。答えは今すぐでなくても問題ない。一度ゆっくり考えてみてくれないだろうか？」

俺が迷っているのを察してくれたのだろう。ヴィンスさんが助け船を出してくれた。

「ありがとうございます。では、しばらく考えさせてください」

そう告げてから、俺は《夜天の銀兎》の本部を後にした。

◇

何気なく街の中を歩いていると、見慣れた店の前に着いた。そこはじいちゃんが経営している雑貨屋だった。

（自分の中でモヤモヤしているものもあったし、じいちゃんと話してみようかな）

そんなことを考えながら店内に入っていく。

「おぉ、黒竜を討伐した英雄様ではないか。良いのか？　こんなところで時間を無駄にしていて」

俺を見たじいちゃんが、早速からかってきた。

「英雄って……。俺はそんなものになってないよ。それにしても、もう俺が黒竜を倒したこと知ってるんだ？」

「ほっほっほ。深層のボスを一人で倒したんじゃ。英雄と呼んでも遜色《そんしょく》ないじゃろ。それに今街ではこの話で持ちきりじゃぞ？　耳の遠い儂《わし》にも噂が届くくらいにのぉ」

耳が遠い、ね。

「倒せたのは運が良かっただけだよ。もう一回同じ場面に出くわして倒せるかはわからない」

「そうなのか？　オルンは一度も攻撃を受けていないと聞いたぞ？」

いや、そんな情報まで出回ってるわけないだろ……。

じいちゃんはたまに、現役の情報屋顔負けの情報収集能力を発揮する。じいちゃんとは長い付き合いだけど、未《いま》だに底が知れない。

ま、勝手ながら、じいちゃんのことは家族みたいな存在だと思っているから、どんな人だろうが気にしないけどね。

「それで？　今日は何用じゃ？」

「ちょっとじいちゃんに話を聞いてもらいたくて」

「ほぉ。言うてみ？」

「さっき、《夜天の銀兎》から勧誘を受けたんだ」

じいちゃんにはこれまで何度も愚痴を聞いてもらっている。じいちゃんに隠し事をするつもりもないし、俺は正直に先ほどのことを話す。

「まぁ、当然じゃろうな。黒竜を討伐できるほどの剣士を、前衛アタッカーを喪《うしな》った《夜天の銀兎》が見逃すはず無いだろうからのぉ」

「……うん。まぁ、十中八九じいちゃんが言ったことが理由だと思う。それにかなり魅力的な提案ではあったんだ。セルマさんのパーティの前衛アタッカーとして迎え入れてくれるし、幹部の席も用意するって言われた」

「ほぉ、それは好待遇じゃな」

「うん。――でも、迷っているんだ」

「……それは、なんでじゃ？」

「俺はさ、オリヴァーたちとパーティを組んでいた時、自分を押し殺してパーティに尽くしてきた」

この街は大迷宮があるから、他の街よりも賑《にぎ》わっている。一獲千金を狙って常に若者が街に入ってくる。そのためこの街はカジノなんかの娯楽も充実している。

「この都市には色んな娯楽がある。それらに興味はあったけど、各方面との交渉や諸々《もろもろ》のパーティの裏方の仕事は、ほとんど俺がやっていた。ルーナが手伝ってくれることもあったけど、自分の鍛錬もあったし、遊んでいる時間は無かった。俺は強くなりたくて、理不尽なことがあっても泣き寝入りしないようにと思って探索者になったから、それに不満は無かった。……でも、最終的にパーティを追い出された」

人によっては追い出されたことを理不尽だという人もいると思う。

でも俺はそれを理不尽なことだと思っていない。

俺が所属していたパーティは大迷宮の攻略を目的にしていたし、それについていけない人を追放するのは何もおかしいことじゃない。それは単にその人に実力がなかっただけの話だ。

そう頭ではわかっている。でも感情はそう単純なものではない。やっぱり悔しいし、これまで尽くしてきたのにどうして、という気持ちはある。

「《夜天の銀兎》の作戦に参加して、あのクランが居心地の良いクランだということはわかっている。加入したいという気持ちは強いんだ。でも、《夜天の銀兎》が欲しいのは俺の知識。利用されて、不要になればまた捨てられるかもしれない。そう思うと怖くて……、踏ん切りがつかなくて……」

「ほっほっほっほっほ！」

俺の話を聞いていたじいちゃんが突然笑い出す。

「突然笑ってすまんのぉ。いつも大人びて見えていたオルンじゃったから、年齢相応の考えも持っていると思うと嬉しくて、ついのぉ」

「年相応？　俺の考えは若いってこと？」

じいちゃんの発言にムッとしたが、努めて冷静に質問する。

「そうじゃな」

俺の質問をあっさり肯定する。

「いいかオルン、儂はこの社会は互恵関係《ごけいかんけい》で成り立っていると思っとる」

互恵関係っていうのは確か、お互いに利益を与え合う関係、という意味だった気がする。

「人は一人では生きられん。皆が誰かしらに支えられ、自分が知らないうちに他人を支えていることもある。オルンと儂の関係もそうじゃ。オルンは儂を利用し欲しいものを手に入れる。儂はオルンを利用し金稼ぎをしている。確かに『利用する』という言葉は、前向きに捉えられにくい言葉じゃ。じゃが、オルンの言っている『利用する』は『足りない部分を補い合う』と言い換えることができる」

「足りない部分を補い合う……」

「そうじゃ。オルンは、クランに入ったら自分だけが、何かを提供するのだと考えているようじゃが、本当にそうなのか？　クランはオルンに何もしてくれないのか？」

じいちゃんの話を聞いて目から鱗が落ちたような気分になった。

俺は自分が利用されることしか考えていなかった。

俺だってクランに加入すれば、クランの伝手《つて》を頼ることもあるだろう。俺はクランの大迷宮攻略に力を貸し、クランは俺に様々なサポートをしてくれる。

クランや固定のパーティに加わることに後ろ向きだったけど、じいちゃんの話を聞いて捉え方が変わった。

これまで本格的な迷宮探索は、勇者パーティでしかやったことが無い。

《夜天の銀兎》のメンバーとの迷宮探索は、楽しそうだと思っていた。

確かに俺はクランに利用されることになるだろう。でも、その後捨てられるかどうかは、俺の努力次第なんじゃないか？　俺の持っているものを全て渡した後でも、俺のことを必要だとクランに思わせるほどに、俺が不可欠な人材になればいい。

俺の顔を見たじいちゃんが笑顔になった。

「どうやら考えは変わったようじゃの」

「うん。やっぱり、じいちゃんはすごいや。話を聞いてくれてありがとう。もう少し真剣に考えて答えを出すよ」

「どういたしまして、じゃ。いいか、オルン。迷ってから決断したことは、必ず後悔する。だから、オルンが《夜天の銀兎》に入ろうが、入るまいが、いつかは何かしらの形で後悔することになるじゃろう。だからこそ重要なのは、後悔する未来の自分が少しでも納得できる選択をするべきだと思っておる。まぁ、未来のことが分からないから今悩んでいるんじゃがな」

必ず後悔する、か。選択肢があるということは未来が分岐するということだ。『もしもあの時こうしていれば』なんて思うのは、誰しもが日常茶飯事であるはずだ。だからこそ、そう思った時に納得できる選択をするべきなんだろう。

やっぱり年長者の言葉は重いな……。

「肝に銘じておくよ。アドバイスくれてありがとう。今度はちゃんと何かを買いに来るよ」

「うむ。待っておるよ」

◇

じいちゃんの店を出た俺は、街から少し外れた場所にある丘の上へとやってきた。

西の空は夕焼けの名残をとどめているが、既に黄昏月《たそがれづき》が空に昇っている。

「……」

「――オルン、さん?」

月を見上げながら物思いにふけっていると、この数日間毎日のように聞いていた声が聞こえた。

その声の方へ顔を向けると、予想通りソフィアが居た。

「ソフィア？　こんな時間に一人でここに来て大丈夫なのか？」

努めて優しい声音でソフィアに話しかける。

昨日は怖い思いをさせているからな。セルマさんは普段通りだったけど、ソフィアもそうだとは限らない。もしも俺のことを怖がっているなら――。

「大丈夫です。お姉ちゃんにはここに来ることは言ってますし、クラン本部からそこまで距離も離れていませんので。オルンさんはどうしてここに？」

怖がってはいないのか？　というよりむしろ昨日よりも距離感が近い気が……。

「少し考え事をしてて、風当たりの良い場所を探してたらここにたどり着いた。そういうソフィアは？」

「私も少し考え事をしに来ました。ここ、私のお気に入りの場所なんですよ。何かあった時は、ここで月を見上げるようにしているんです。――あっ！　すみません、オルンさんに会ったら言おうとしていたことがあったんです」

「……なんだ？」

「その、昨日は私たちを助けてくださりありがとうございました！」

そう言いながら、ソフィアは深々と頭を下げてきた。

本当に怖がっていないんだな……。というより、なんで俺はこんなにも人に怖がられることを、恐れているんだ？

「引率者として当然のことをしただけだよ」

「オルンさんならそう言うと思っていました。それでも、私たちがオルンさんに助けられたことは事実です！　昨日だけじゃなくて、オークに襲われていた時も……。私はオルンさんに返しきれないほどの恩があります！　私なんかがオルンさんのお力になれるかわかりませんが、私にできることがあったら何でもします！　何かありましたら、遠慮なく言ってください！」

ソフィアが真剣な表情を向けてくる。

「……うん、ありがとう。その時が来たらソフィアを頼ることにするよ」

「はい！」

真剣な表情から一転、満面の笑みに変わる。

「ソフィアは月が好きなのか？」

会話を続けるために、取り留めのない質問をしてしまった。

今は一人で考え事をしていても、同じことをぐるぐると思考してしまいそうだから、ソフィアとどんな内容でもいいから会話をして気を紛らわせたい。

「そうですね……。好きなんだと思います。私、子どもの頃から月を見上げることが多かったんです」

ソフィアが懐かしむような、それでいて寂しそうな、何とも言えない表情で語り始める。

「月って真っ暗な場所でも、それに負けないくらい明るく輝いているじゃないですか。だから月を見ていると、なんか力を貰えるような気がするんですよね！　オルンさんは《夜天の銀兎》の由来って知っていますか？」

「『夜空に浮かぶ月』っていうのは知っているけど、由来までは知らないな」

「月は『夜の道しるべ』とも呼ばれているんです。《夜天の銀兎》が探索者の道しるべになるようにという意味が込められているみたいですよ」

「道しるべ、か」

なんでだろう、昔そんな話を誰かとしたことがある気がする。そんなことあるはずないのに。

「はい。大げさに聞こえるかもしれませんが、私は《夜天の銀兎》に入って、世界が変わりました。まだ、将来のことは何も分かりませんが、このクランに居れば、何かが見つかりそうな、そんな気がするんです！」

「そうか。それは大げさじゃないと思うよ。環境はその人の価値観に大きく影響するものだから。《夜天の銀兎》のように人が大勢いるところに居れば、それだけ人と接する機会が増える。それは言い換えると、自分とは違う考えに触れる機会が増えるとも言える。それをたくさん経験したから『世界が変わった』って思ったんじゃないかな」

「オルンさん、すごいです……。私では言葉にできなかったんですけど、今のオルンさんの言葉がスッと心の中に入ってきました。そっか。みんなに出会えたから私の世界が変わったんだ……」

ソフィアは呟きながら、スッキリしたような晴れ晴れした顔をしている。

失礼な言い方だけど、ソフィアは人見知りみたいだし、パーティメンバー相手にも必要以上に遠慮をしているように見受けられたし、精神的に未熟な子どもだと思っていた。

でも、ソフィアにも信念があるのだとわかった。どうやら彼女自身はそれに気づいていないみたいだけど。

「……なぁ、ソフィア、一つ聞いてもいい？」

「はい。何でしょうか」

「ソフィアにとって、《夜天の銀兎》ってどんな場所なのかな？」

「そうですね……。私にとって《夜天の銀兎》は、私を救ってくれたところで、私に様々な道を示してくれたところで、私に笑顔をくれたところで、——胸を張って『私の帰る場所』と言える、そんな場所です！」

ソフィアが曇りのない表情で、力強く回答してくれた。

そんなソフィアに他の場所以上に月光が当たっているように見えて、ある種の神々しさを感じる。まぁ、完全に俺の思い込みだけど。それに——。

「そっか。答えてくれてありがとう」

——答えは出たな。

俺がどちらを選択しても将来必ず後悔する。じいちゃんは未来の自分が少しでも納得できる選択をするべきだと言ってくれた。

だけど、いくら未来の自分を想像しても、その時の自分が絶対に納得できるなんて断言できる選択肢は無かった。

だったら、今の俺の気持ちに従って、選択する。

それが一番納得できる未来が待っている気がするから。

「いえ、でもなんでそんなことを聞いてきたんですか？」

「俺がこれから所属するかもしれないクランのことを知りたくてさ」

「え、それって――」

「さ、完全に日が落ちちゃったし、クラン本部まで送るよ。俺もそこに用事があるからね」

「は、はい！」

俺はソフィアと一緒に《夜天の銀兎》の本部へと向かった。

◇

《夜天の銀兎》の本部に着いた俺は、ソフィアと別れた後、すぐさまヴィンスさんと面会する。

「どうやら考える時間を与えたのは、英断だったようだ」

俺の顔を見たヴィンスさんが、笑みを浮かべながらそう呟いた。

「ヴィンスさん――いえ、総長。先ほどのお誘い、受けさせていただきます。是非俺を《夜天の銀兎》に入れてください」

総長に頭を下げながらそう告げる。

すると扉が開き、セルマさんが部屋に入ってきた。セルマさんは畳まれた布を俺に渡してきた。

つい受け取ってしまったが、どうすればいいかわからず困惑していると、セルマさんが口を開く。

「広げてみてくれ」

セルマさんに言われた通り広げる。

「これは……」

広げるとそれは黒と青を基調としたフードの付いたロングコートだった。

形こそ違うが、それは《夜天の銀兎》のメンバーが、探索中に着ている団服と酷似している。左胸に当たる部分には、《夜天の銀兎》の紋章が刺繍《ししゅう》されている。

「オルンが羽織っていたロングコートを参考に作ってみた。袖を通してみろ」

ロングコートを羽織ってみる。当然だけど、サイズなんて教えていない。そのためサイズが合っておらず、ぶかぶかだった。

（折角作ってくれたところ申し訳ないけど、これを迷宮探索に着ていくことはできないな……）

そんなことを考えていると、コートがどんどん縮んでいって、ちょうどいいサイズになった。

（え、なにこれ……）

見たことも聞いたこともない現象に戸惑いを隠せない。

「ふっ、キミでもこれは知らなかっただろう？　これは我がクランの秘匿技術の一つだ。これ以外にもいくつもあるが、それは追々教えてやる。当然だが、他言無用で頼むぞ？」

「こんな技術があるなんて知りませんでした」

俺は素直な感想を口にする。

これを見ただけでもここにきて良かったと思った。

俺はこれまでにさまざまな知識や技術を貪《むさぼ》ってきた。でも、やはり独学じゃ限界がある。俺の知らない知識、技術を知る事ができると思うだけで、すごくワクワクしてくる。

総長が真剣な表情で俺に語りかけてくる。

「キミは先日、信頼していた仲間に手ひどく裏切られたばかりだ。私にはキミの心の傷を推し量ることしかできないが、相当深いものだということはわかる。だからこそ我々は言葉だけではなく、行動でもキミに誠意を見せたいと思っている。キミに我々を信頼するに値すると思ってもらえるように。《夜天の銀兎》は必ず、オルン・ドゥーラの信頼を勝ち取ってみせる」

確かに俺は思っていた以上に、勇者パーティを追い出されたことが堪えていた。パーティやクランに所属するのが怖いと思うくらいには。

その考えを変えてくれたのは、じいちゃんのあの言葉だ。

だけどそれだけじゃなくて、教導探索で五十層のフロアボスを倒した後のお互いを称《たた》え合ってい
た、あの光景。全員が心の底から笑えているような、傍《はた》から見ても心温まる光景だった。
——俺もその輪の中に加わりたい、そう思ってしまった。
俺にも心の底から笑い合えるそんな仲間が、友だちが欲しい。これは俺の、子どもの頃からの望み、
みだ。なんでそう思っているのかはわからない。——あれ？　本当にどうしてだっけ？　ど忘れと
は珍しいな。
「……そう、ですか。では、見極めさせてもらいます。このクランが真《しん》に信頼のおける組織なのか
どうかを」
「望むところだ」

探索者になって早九年。
始まった時から一緒だった仲間からパーティを追い出された俺だけど、探索者としての第二の人
生が、これから始まろうとしている。

エピローグⅠ　世界の中心で

◇　◇　◇

とある建物の一室。そこは全てが黒で統一された執務室となっている。

その部屋で二人の男が対面していた。

片や、執務室にある椅子に腰かけている、二十代半ばに見える若い男。彼は左腕を失《な》くし、右目には眼帯をしている。

片や、元々の黒髪に白髪が交ざり始めている四十代後半の男。普段の温厚さは鳴りを潜め、彼本来の雰囲気を纏《まと》っている。

外見だけで判断すれば、後者の方の立場が上のように見えるが、どうやら前者の立場が上のようだ。

「アポイント無しで訪問した非礼をお詫《わ》びします、グランドマスター」

「お前のことだ。それほどの内容なのであろう？」

「はい。内容が内容なだけに、すぐにグランドマスターの耳にも入ると思いますが、その時には尾ひれがついている可能性が非常に高いため、私が報告に上がった次第です」

「ふむ。それで、内容は？」

「三日前、私の管轄である南の大迷宮でイレギュラーが発生しました。九十二層に存在するフロアボス、通称黒竜が、ボスエリアの範囲外で活動している姿を探索者が目撃しました」

「…………なるほど。西が無くなったことによる不具合か、はたまた意図的か。解析を続けてみなければ答えはわからんな」

「僭越《せんえつ》ながら、前者だと愚考《ぐこう》いたします」

「ほおう。何故《なぜ》そう思う」

「フロアボスは強力な防衛機構であるはずです。あれだけのリソースを割いて強力な魔獣をその場に縛り付けているのですから。仮にフロアボスが階層内を自由に動けた場合、深層ほどの広いエリアであれば、ボスと遭遇せずに次の階層へ行ける可能性もあります。わざわざそのような危険を冒すでしょうか？」

「一理あるな。今回は西が消えたことによる一時的な不具合と見るべきか。であればすでに修正されているだろうな。次に消せそうなのは東か？」

「だと思われます。西と東には深層がありません。北はわかりませんが、南はしばらく階層を進むことは無いでしょう」

「東が消えたらすぐに連絡をするようにしておく。今回のような不具合があったらすぐに俺に報告するようにしろ」

「畏《かしこ》まりました」

「報告は以上か？　確かに早めに知っておきたい情報だったが、お前が急ぐほどの内容では無かった気がするが」

「報告はもう一件あります。むしろこちらの方がグランドマスターには有益な情報かと。不具合の件はおっしゃられた通り、既に修正されていると思われますので」

「有益、か。どんな情報だ？」

「先の不具合に関連するのですが、例の黒竜を単騎で討伐した探索者が現れました」

「ほう……。それはすごいな。黒竜を討伐したのは《勇者》――オリヴァー・カーディフだろ？　そうか、ついに開花したか」

「いえ、彼ではありません」

「…………なんだと？　あいつ以外に深層のボスを単騎撃破できる存在なんて――まさか……。おい、そいつの名前は、オルン・ドゥーラじゃないだろうな？」

「ご存じでしたか。彼は勇者パーティに所属していましたが、これまで無名でしたのに。流石《さすが》でございます」

「嘘《うそ》だろ……。まさか……。いや、ありえない、ありえない……。仮に深層のボスを単騎撃破できる力を有しているなら、討伐するなんて選択をするはずがない、ない」

「……如何《いかが》なさいましたか？」

「そいつに最近変わったところは無かったか？」

「いえ、担当の者からも、特にそういった報告は上がっていませんが」

「じゃあ、そいつのギルドに対する態度は？」

「至って普通だったかと。先日黒竜について報告を貰《もら》った時も、今までと変わらなかったです」

「だとすると、アイツはあのまま何らかの方法で、深層のボスを倒すに至るほどの力を手にしているということか？　くくく、あはははは！　どこまでイカれてんだよ！　にしてもこいつは傑作だ！　だったら、このまま俺の救世主になってくれ！　オルン・ドゥーラ！　そうしたら、俺にしたことはきれいさっぱり水に流してやるよ！　あはははは！」

「あの……グランドマスター……？」

「あぁ、すまない。少し興奮してしまった。もう大丈夫だ。確かに深層ボスを単騎撃破したなんて内容は尾ひれがつくかもしれないな。それに、くくく、これは俺にとって有益な情報だ。感謝する」

「勿体《もったい》なきお言葉です」

「もう報告は無いか？　では、下がって良いぞ」

「はい。では、失礼いたします」

白髪交じりの男が一礼してから退室する。部屋に一人となった、グランドマスターと呼ばれていた若い男が呟《つぶや》く。

「夢から覚めることなく、このまま踊り続けてくれ。俺の野望のために！　あははははは！」

エピローグⅡ　少年が夢見た世界を実現するために

◇　◇　◇

場所は変わって、東の大迷宮の九十五層。

そこには激しい戦闘の跡と血痕、そして二十体を超える死体が転がっていた。

そして、その場に立っているたった四人によって、この光景は作り出されていた。

「だぁぁ、やっと終わった。くそっ、無駄に数を増やしやがって。どうせ結果は変わらないってのによ」

立っている四人の内の一人である、筋肉が隆起し身長が二メートルに届きそうなほどの大男が、心底嫌そうな声を零《こぼ》す。

「流石《さすが》にトップレベルのパーティが五組も結託するのは予想外だったわね。まぁ、こっちにはシオンさんが居るわけだし、負ける要素は無かったわけだけど」

女性の一人が大男の発言に同意する。

「いずれにしても、こちらに損害が出なくて良かった。いくらシオンさんの異能があったとしても、死んだら終わりだったわけだしな。……シオンさん、これで一通りこの大迷宮で活動している有望な探索者は駆逐できたわけですが、これからどうしますか？」

　大男とは別の男が、四人の中でも、一際存在感を放っている銀髪の女性に問いかける。

「そうだねー。今のところ九十層以降に行ける見込みのある探索者はこの街にいないし、西の《英雄》のような探索者は現れていないから、しばらくはここを離れてのんびりしたいかな。ま、《英雄》みたいなのが何人も居るわけじゃないから当然だけど――」

「シオン様、申し訳ありませんが、その要望を叶《かな》えることはできません」

　シオンと呼ばれた銀髪の女性が男の問いかけに答えると、いつの間にか現れていた五人目が発言する。

　その人は頭から、だぼだぼのローブを被《かぶ》っていて顔やボディラインが分からないため、男性か女性か判断が付かない。声も中性的な声色で、こちらに関しても判断が付かない。一言で表現するなら『怪しい者』だった。

「通達屋《メッセンジャー》か。何の用？」

　突然現れた『怪しい者』にさしたる驚きも見せずに、シオンがメッセンジャーと呼んだ怪しい者に質問を投げかける。

「本部より通達です。シオン様、並びにギブア、アグネス、ズリエルは南の大迷宮に向かい、《夜《や》天《てん》の銀兎《ぎんと》》所属の《竜殺し》を――殺害するように、と」

「……南の大迷宮に、私が？　南は今、教団が幅を利かせているし、私は面が割れているんだけど。そんな状況で、何故《なぜ》私が行かないといけないのかな？　そもそも《竜殺し》って誰？　南で一番の有望株は《勇者》――オリヴァーでしょ。オリヴァーを殺せない以上、南には関わらない方がいいと思うけど？　すぐに攻略されるわけでも無いんだしさ」

「シオン様のご意見は尤《もっと》もです。しかし、事態は一刻を争います。《竜殺し》と呼ばれている者は、先日単騎で深層のフロアボスを討伐した探索者の異名です」

「一人でフロアボスを……？　もしかしてその人は――」

「はい。シオン様や《英雄》と同じだと考えられます」

「なるほど、それで私に白羽の矢が立ったわけ、か。オリヴァーの状態を聞いた限り、南が攻略されるのは最低でも十年は先の話だと思っていたけど、本物が現れたのであれば、あっという間に攻略される可能性もあるね。こればっかりは私じゃないと手に負えないことは、西の件でわかったわけだし、仕方ないかなー。でも、私と同じなら殺すんじゃなくて、こちらに引き込むべきじゃない？」

「『《竜殺し》は既に教団側に付いている』、これが本部の見解です。《竜殺し》が本当にそうであれば、確実に消しておくべきです」

「……そうだね。どの程度の実力を有しているかはわからないけど、手を抜いて倒せる相手じゃないか……。ということで、南へ行くことになるけど、三人ともそれでいいかな？」

「はっ、強《つえ》ぇやつと戦えるのであれば、俺様は構わないぜ！」

「私もいいわよ。ただ、南の大迷宮には行ったことが無いから、一層から地道に攻略していかないといけないってことよね。それだけが、億劫《おっくう》ではあるわ……」

「そこは仕方ないだろう。ギルドカード無しで迷宮に入れるだけマシだ。強制送還されることは無いわけだしな。——シオンさん、俺も異存はありません」

「ん、決まりだね。それじゃあ、準備してからツトライルに向かおうか。メッセンジャー、君が被ってるローブ、私の分もあるかな？　南方面にいるときは、正体を隠しておきたいからさ」

「勿論《もちろん》、用意しております」

シオンがメッセンジャーから、その者が被っているものと同じローブを受け取る。

「ん、ありがと。それじゃあ、各人今日中に準備を済ませるように。明日の朝一でこの街を発《た》つよ。南方面では私は派手に動けないから、情報収集はお願いすることになるかな。とりあえず、街に着いたらすぐに大迷宮の攻略を開始しよう。そうだね、目標は三日で九十一層到達、かな」

「はいよ」「わかったわ」「了解しました」

シオンの声掛けに他の三人が応答し、大迷宮の入り口へと移動を開始した。

メッセンジャーは話すべきことを話し終えると、現れたときと同様に音もなく姿を消していた。


シオンはその場に立ったまま呟《つぶや》く。

「《竜殺し》って探索者も、可能ならこちらに引き入れたいところだけど、教団に与《くみ》しているなら殺すしかないね。………《英雄》や《剣姫》、不完全な《勇者》に害悪なあの女、そして《竜殺し》、か。役者が揃《そろ》ってきたかなー。《英雄》に関しては帝国のためにしか動かないから、うちと教団の争いに介入してくることはない。《剣姫》は味方だし、オリヴァーが、『力』を十全に扱えるようになれば戦力の問題は解決できる、かな。うん、無理してまで《竜殺し》を引き入れる必要はないね。害悪なあの女だけでも相手にするのは面倒だし、《竜殺し》には早々に退場してもらおう。
――私は、死んでしまったオルンの遺志を引き継いだんだ。絶対に成し遂げると誓った。そのために邪魔な教団は必ず叩《たた》き潰す。そしてオルンを死に追いやったあの老害は――絶対に殺す……！」

信念の宿っているシオンの瞳が見据えている先は、かつて――いや、今も愛している少年が思い描いた夢の光景だった。

今回ターゲットとなった《竜殺し》こそが、最愛の人物である――オルンであること――。

それを彼女が知るのは、もう少し先のことである。

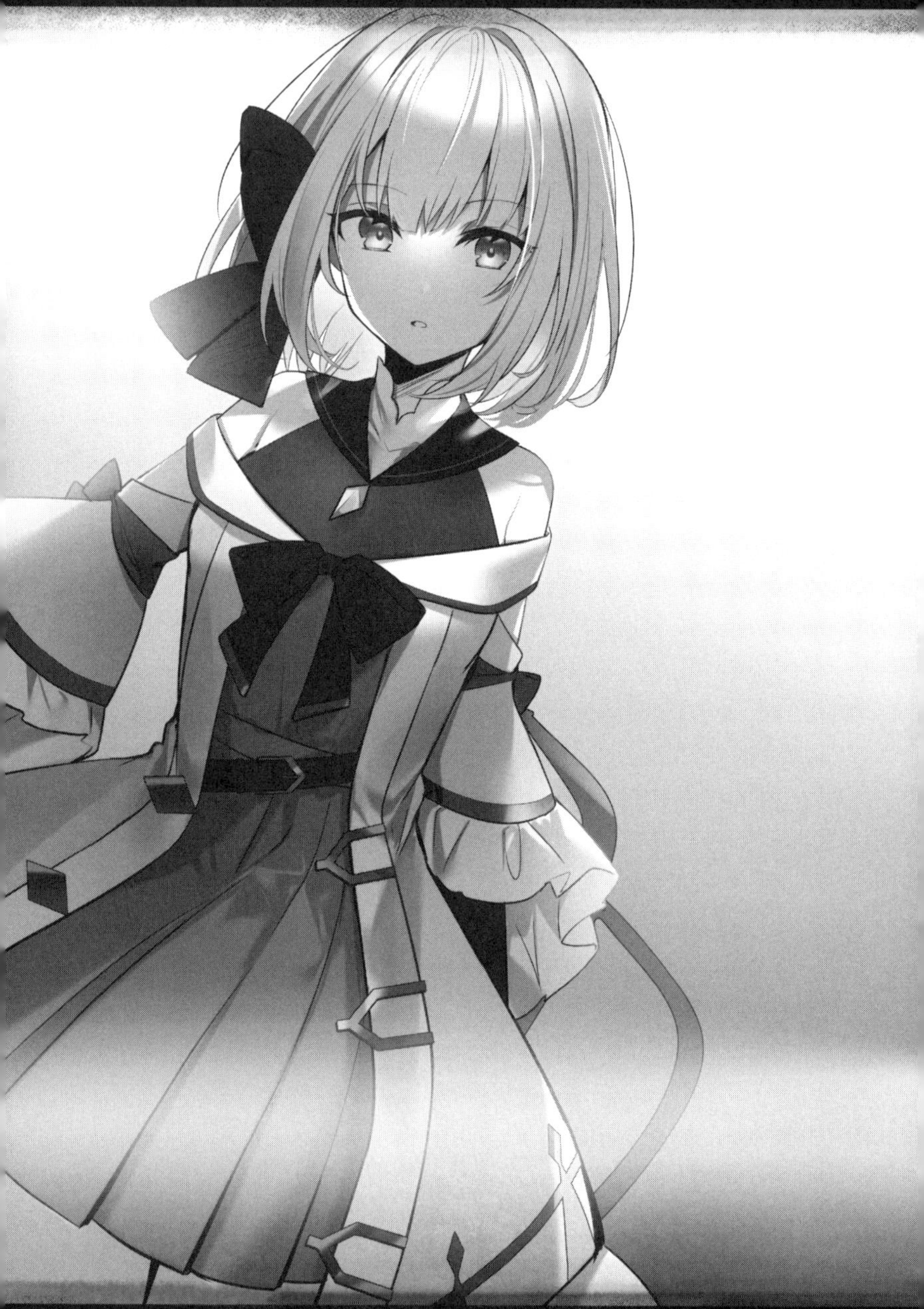

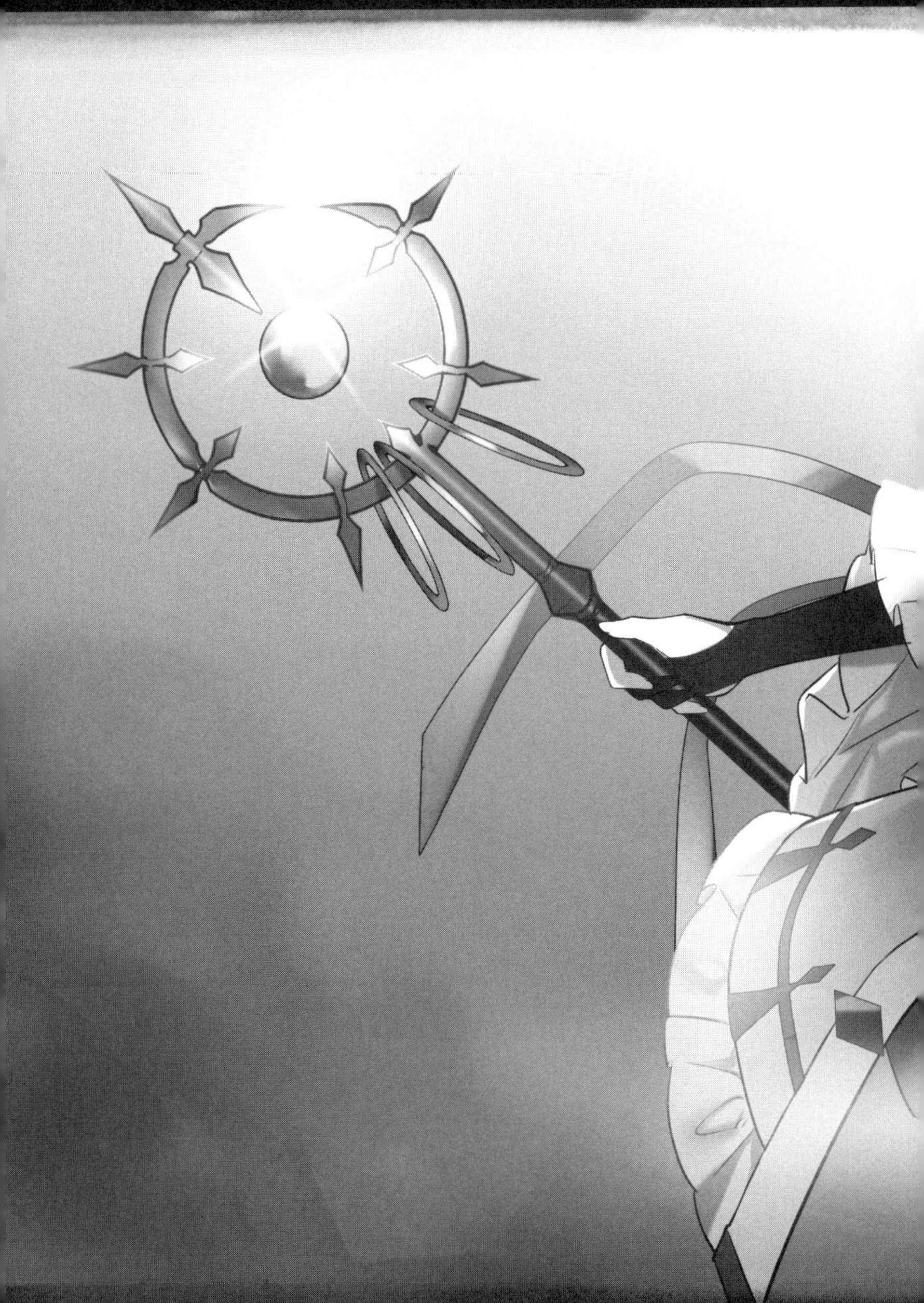

あとがき

この度は、本作をお手に取っていただき、ありがとうございます！

初めまして（小説家になろう様で本作をお読みくださっていた読者様は、お久しぶりです）。本作の作者の都神樹《とがみいつき》と申します。

本作はいかがでしたか？　多少なりとも読者様の感情を揺さぶることができたのであれば、とても嬉しく思います。


有難いことに書籍化打診を頂き、今日まで原稿の執筆や改稿など様々な作業をしてきましたが、現在、私は大きな壁にぶち当たっています。

――それは、このあとがきの執筆です。

編集さんからあとがきを書くよう言われてから約一週間が経過していますが、全く案が思い浮かばず困り果てています（汗）。


というわけで、無難ではありますが、本作の裏設定を語ろうと思います。

あとがきに苦戦している私ですが、当然ながら本文の執筆時も苦戦していました。

その中でも一番大変だったのが〝登場人物の名前〟です。読者様の中には「そんなことが？」と思われる方もいらっしゃると思いますが、どうも私にはこれが難題でして、勢いとノリで命名したキャラも数名います。

その代表が、本作の主人公でもあるオルン・ドゥーラ君です。

実は彼の名前は『オールラウンド』のアナグラムになっています。それもアルファベットではなく、カタカナの！

最初は、「主人公だし、色々な想いを込めた名前にしてあげたい！」と思っていましたが、考えれば考えるほどドツボに嵌《は》まってしまって、最終的にはシンプル（？）な感じに落ち着きました（笑）。

その他にも、教導探索の引率者として登場したアンセム、バナード、キャシーの三人ですが、こちらは頭文字がＡＢＣになっていたりします。

さて、裏設定を語ったところで、一つ宣伝をさせてください。

本作は書籍化と併行してコミカライズ企画も進行しています！　媒体はＷｅｂコミック誌の『水曜日のシリウス』様となり、今秋連載開始予定です！

是非チェックしてみてください！

では最後に、本作を素晴らしいイラストで彩ってくださったきさらぎゆり先生、本作の書籍化にご尽力いただいた庄司《しょうじ》さん、そして、本作に携わっていただいた全ての方々、本当にありがとうございます。

そして読者様、改めて本作をお手に取っていただき、ありがとうございます。

また機会がありましたら、お会いしましょう。その日が来ることを願っています！

都神樹

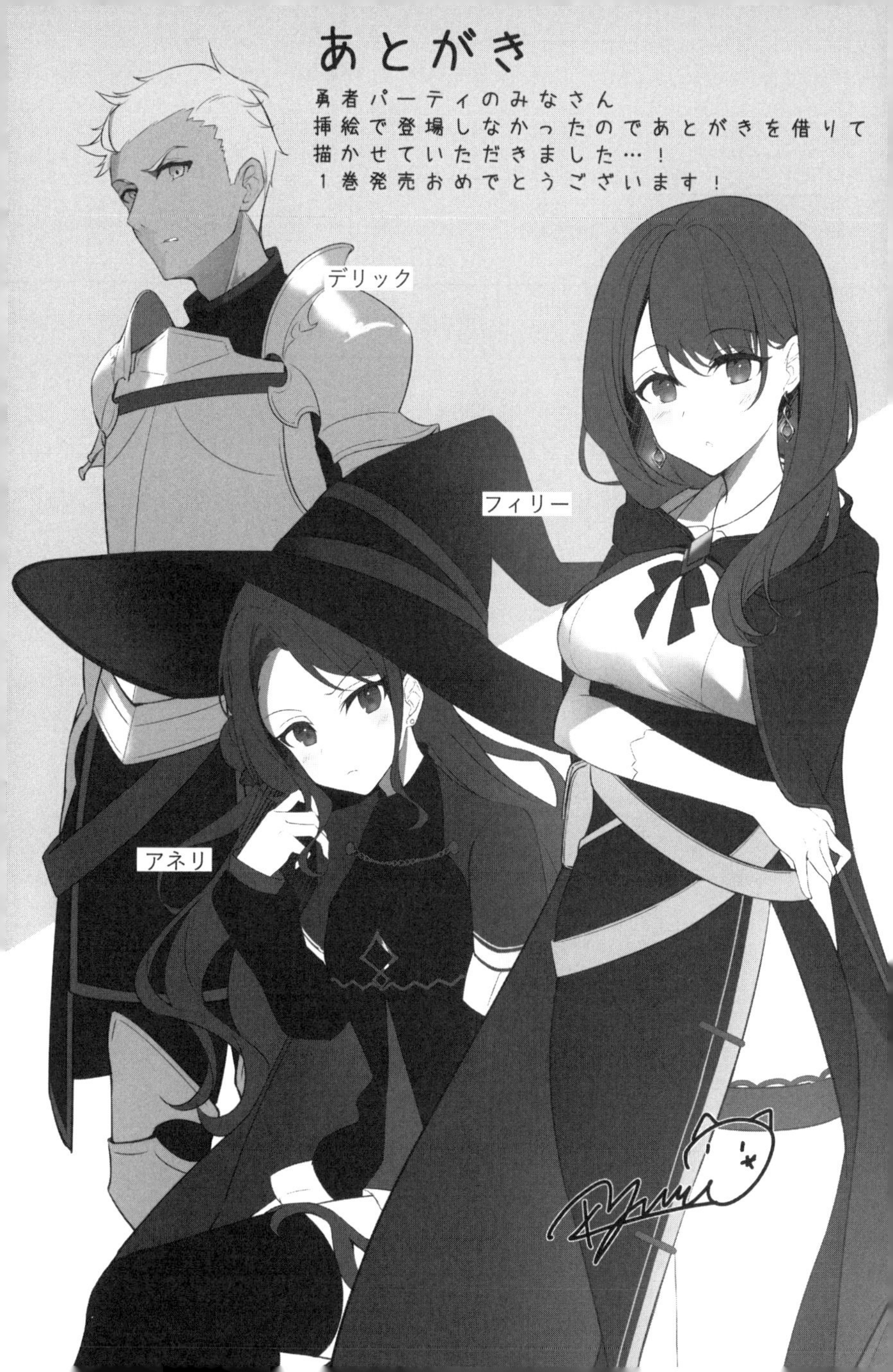
あとがき
勇者パーティのみなさん
挿絵で登場しなかったのであとがきを借りて
描かせていただきました…！
１巻発売おめでとうございます！
デリック
フィリー
アネリ